院長室だより

熊本地震にどう対応したか

河野《かわの》 文夫《ふみお》

熊本出版文化会館

推薦のことば

国立病院機構　理事長　楠岡　英雄

このたび、河野文夫先生が「院長室だより」を出版されました。河野先生はご承知の通り、平成二四年四月から平成二九年三月までの五年間、国立病院機構熊本医療センターの院長を勤められました。院長になられてから一年後の平成二五年四月に、院長の思いを院内ランを使って職員の皆さんに伝えようと思い立たれ、以後、四年間、院長退任の日まで、毎週一回、合計二〇一回、「院長室だより」を書き続けられたそうです。この「院長室だより」を出版されるおつもりはなかったとのことですが、やはり、周りの多くの方々から出版を待つ言葉が寄せられ、今回の出版となったとのことです。

お読みになればすぐに判ることですが、たいへん優しい語り口で書かれており、河野先生のにこやかなお顔が浮かんできます。患者さんへの接遇や病院の広報活動など、職員の方々への期待もあれば、「こうのとりのゆりかご」や選定療養費、地域医療構想、医療制度など、社会的に重要な問題について解説されるなど、幅広い分野をわかりやすく書いておられ、職員の皆様にはたいへん有用な情報源だったろうと思います。

収載されている「院長室だより」はどれも興味深いものですが、なかでも平成二八年四月の熊本大地震に関しては、病院の状況や活動、被災者の方々への気配りなど、今読んでも緊迫感が伝わってきます。私も理事長に就任して三週間目でしたが、熊本医療センターが先頭に立って救援活動に邁進されている様子を伺い、たいへん頼もしく、安心させられました。この場をお借りし、河野先生はじめ熊本医療センターの職員・関係者の皆様にあらためて感謝申しあげます。

私個人としてもう一つ興味を引かれたものがあります。それは平成二七年度の「薬剤耐性菌：ＭＲＳＡからＥＳＢＬ、そしてＣＲＥ」です。この中に「国立病院機構の某病院の事例」とありますが、これは当時私が院長であった大阪医療センターで発生したＭＢＬ産生腸内細菌科細菌のアウトブレーク事例です。この事例は発生を覚知してから収束宣言まで一年以上かかり、多くの教訓を得ました。河野先生は感染管理の専門家でもあり、国立病院院長協議会では感染対策委員会の委員長を勤めておられ、この件でもたいそうお世話になりました。

河野先生は平成五年から平成二〇年まで国立熊本病院の臨床研究部長をされていました。私は平成一〇年に国立大阪病院の臨床研究部長として大学から赴任いたしましたが、当初、国立病院のことも臨床研究部のこともよくわからず、手探り状態でした。しかし、この年、金沢で開催された臨床研究部長協議会に出席し、河野先生とも知り合うことができ、その後もいろいろご教授いただき、たいへん助かりました。また、院長協議会でもご一緒させていただきましたが、河野先生の丁寧な物腰とにこやかなお顔にいつも感銘を受けており、ぜひ、見習わねばと思っていました。

このたび、「院長室だより」の出版にあたり、推薦のことばのご依頼をいただきましたことはたいへん光栄に思いますし、河野先生からいただいた恩恵に多少とも報いることができれば存外の喜びです。河野先生をご存じの方にはぜひ読んでいただきたいと思いますし、これから病院のリーダーシップを取らなければならない方には格好の参考書になると思い、推薦する次第です。

はじめに

どんな病院でも管理職の院長は、その責務と責任の重さから皆さん大変だろうと思います。私は、国立病院機構熊本医療センターの院長を五年間務めましたが、退職した平成二八年三月三一日の午前〇時まで、気が休まることがなく、正直安眠したことがなかったように思います。いつ何時、医療安全担当の高橋毅副院長（現院長）から電話がかかってくるかもしれないのです。高橋副院長の「院長すいません、あまりいい電話ではありませんが」の枕詞を聞くと、血圧が急上昇するのです。退職後は、おかげで毎晩ゆっくり休むことができるようになり、その落差を実感しています。

さて、私が院長になりましたときから、当時の石橋薫看護部長（後の九州医療センター看護部長）は、新米院長の私に、いろいろ教えていただきました。石橋看護部長は、当院の前は、嬉野医療センターの看護部長を務められており、その提案の一つが、前病院で行なわれていた院長と事務部長、看護部長の三者会議を毎日行なうことでした。私は、それはとてもいい考えとすぐに取り入れました。私の院長時代の日常は、早朝まず管理課長との予定（当日とその後）の確認、続いて副院長二人との三者会議、その後、統括診療部長（医療連携室長）、医療連携係長（看護師長）との三者会議、ついで医療安全係長（看護師長）、院内感染担当ＩＣＮ（副看護師長）からの報告、そして最後が、事務部長、看護部長との三者会議で、三〇分から一時間かけて、一二時頃までゆっくりなんでも話し合いました。そして一年が経過したころ、石橋看護部長から、再び、「院長の考えとか思いがもっと職員の皆さんに伝わるようにすればいいですね」と言われました。確かに、私の考えとか病院に対する思いは、毎日会議で話す病院幹部の方には伝えていましたが、それ以外の皆さんに直接お話しする機会は年に数えるほどしかありません。看護部長さんの言われるとおり、院長は何を考えているのか多くの職員の皆さんはご存じないと気がつきました。そこで、院内ランを使わせていただき、時々私の思いを職員の皆さんに直接お伝えしようと思いました。この院内ランを使うアイデアは、国立病院機構南九州病院名誉院長の福永秀敏先生が長年毎日院内ランで続けておられた〝院長雑感〟から思いつきました。私の場合、毎日はできませんが、月に何回か書けるときにのせたいと思ったのです。そして、毎週金曜日にテーマを決めずに〝院長室だより〟として、私が伝えたいことを書くようにしました。その当時もその後も、私が最も気にかけていたのは、患者さんに対する安全・安心な医療の提供でした。当院の基本理念である、医療安全の風土をこの病院に根付かせたいと思いました。もう一つは患者さんに対する温かい対応、接遇の向上でした。急性期病院で救急医療に忙しいのはわかりますが、その中でも、もう少し患者満足度を上げたいと思いました。

そのようにして始めたこの〝院長室だより〟は、一度もかけることなく、退職前日まで計二〇一回掲載しました。この間、平成二八年四月には熊本地震を経験し、その一部始終を〝院長室だより〟に掲載し、記録することができました。

この駄文が、当初もくろんだ院長の考えや思いを職員の皆さんに充分にお伝え出来たのかわかりませんが、何らかの効果はあったのではと思います。

退職後、この〝院長室だより〟を本にするのでしょうと何人かに言われましたが、正直いって、こんなものを本にしてなんか役に立つのかなと迷っておりました。ところが、退職後一年が経とうとしたころ、内田正秋事務部長（現九州医療センター事務部長）と苦楽を共にし、院長の私を四年間にわたりしっかり支えていただいた佐伯悦子看護部長から、強い口調で「先生、早く〝院長室だより〟を本にせんといかんですよ」と背中を押していただきました。その時、佐伯看護部長が言いたかったのは、「〝院長室だより〟には、その時々の病院の日常と職員の活動が記されており、先生個人だけの記録じゃありませんよ」と聞こえたのです。これで私も踏ん切りがつきました。〝院長室だより〟を、私個人の記録でなく、院長職五年の間、苦楽を共にした幹部職員の皆様をはじめ、同時期に病院を支えていただいたすべての職員の皆さんと職員の一人としての私の記録としてまとめようと思いました。そう考えると少し楽になりました。

早速、熊本高校時代の同級生・廣島正君（熊本出版文化会館）に依頼して出版作業を開始しました。相談の結果、二〇一篇の中には、同じ内容のものや、あまりにも病院内部の人にしかわからないもの、医療制度に関するむつかしい記述などが含まれていましたので、それらは省略しました。

一般の方には、公的病院の院長が患者さんに対してどのように考えているのか、また同じ医療に携わる方々にも、トップの院長がどのように病院をよくしようと考えているのか、優先順位をどのように思っているのかがご理解いただけるのではと思います。

また、いま医療、保険、年金、介護などのいわゆる社会保障は多くの問題を抱え、今後我々日本人の社会保障の進む道はどうあるべきか、問題提起も行ないました。この本を通じて、現在の地域医療の現場と日本の医療について少しでもご理解をいただけましたら著者の望外の幸せです。

最後に、国立病院機構理事長として大変な激務の中、快く、身に余るような推薦の言葉を賜りました楠岡英雄先生に心より深謝致します。

楠岡先生には、臨床研究部長時代から院長時代まで私と同じ年代を共有し、私はいつも先生の卓越されたご見識に大変感銘を受けてまいりました。特に国立病院院長協議会では、楠岡先生は会長として全国一四三病院を温かく、また心細かくご指導いただきました。そして、国立病院機構理事長ご就任直後の熊本地震の際には、対策本部を瞬時に、東京と現地熊本の当院に立ちあげられ、物心両面で多大なるご援助をいただきました。お陰で、我々は、心置きなく震災後の救急医療に邁進できました。ここに改めて楠岡先生に感謝申し上げます。

平成三〇年　秋

国立病院機構熊本医療センター　名誉院長
学校法人立志学園九州中央リハビリテーション学院　学院長
河野　文夫

院長室だより　目次

平成26年度

平成27年度

平成28年度

平成25年度

接遇 Ⅰ

皆さん、こんにちは。院長の河野です。早いもので院長になりましてから一年が過ぎました。その前に副院長を六年ほどやりましたので、院長の仕事は大体分かっていたつもりでしたが、院長になってみて、院長という職業は、副院長の時、考えていたこととは全く違った仕事であることが分かりました。とにかく全責任がいつものしかかってきて、とてもストレスを感じ、当初は自然と体重が減少しました。それでもいつも温かく支えていただく病院スタッフの皆さんのおかげで何とか一年が過ぎました。

病院の運営は家庭と同じで日々何らかの問題が起きますが、それをみんなで一つ一つ解決していくわけです。以前、石橋薫看護部長さんから〝院長の考えとか思いがもっと職員の皆さんに伝わるようにすればいいですね〟といわれました。私の考えとか病院に対する思いは、毎日会議で話している病院幹部の方には伝えていますが、それ以外の職員の皆さんに直接お話しする機会は年に数えるほどしかありません。看護部長さんの言われるとおり、院長は何を考えているのか、多くの職員の皆さんはご存じないと気がつきました。そこで、この院内ランを使わせていただき、時々私の思いをお伝えしようと思います。

今日が記念すべき第一回ですが、接遇についてお話しします。まず私自身のことをお話しすることで接遇とはどういうものかを考えるきっかけにしていただければ幸いです。私は団塊《だんかい》の世代（昭和二二年から二四年の三年間に生まれた人たちのことを小説家の堺屋太一が〝団塊〟と名付けました）の真ん中の生まれです。開業医の長男で、あまりしっかり躾けもされず、苦労という苦労も経験せず、平々凡々と大きくなり、内科医になりました。今の医学生や研修医が受けていますシステム化された研修を受けることもなく、本当に世間に疎く、生意気な、信用のおけない青二才の医師だったと思います。その後、ご多分に漏れず言うに言われぬ苦い経験や、先輩医師の叱責のおかげで何とか形ができて参りました。医師になり七〜八年経ったときでしょうか、私どもの熊本大学医学部第二内科に新しく高月清教授が京都から赴任されました。この先生は、成人T細胞白血病を発見し、世界でも高名で、とても偉い先生でした。大学病院では教授回診というのがあり、教授が医局員の医師たちを連れて、毎週患者さんを見て回られます。当時の多くの教授は、ほとんど患者さんと会話されることはなく、担当医とだけ話をして診察されていくのが普通でした。ところが、高月先生は、患者さんに会われますとまず一礼され、〝高月です、いかがですか〟と話かけられ、診察が終わりますと〝もうすぐ退院ですね〟とか簡明に説明され、必ず最後に〝お大事に〟と声をかけられました。この光景は、私達医局員には衝撃でした。恥ずかしながら当時の私は、患者さんに〝お大事に〟という言葉すらなかなか出てこなかったのを覚えています。しかし、いつからか思い出しませんが、気がついたときは、〝お大事に〟どころではなく、〝お待たせしまして申し訳ありません〟など普通に話せるようになっていました。いかに指導者の態度が部下の教育に影響するかを経験すると同時に、〝接遇は言葉から始まる〟のだなと実感しました。皆さんで接遇に自信のない方は、まず簡単で丁寧な言葉かけから始められるといいと思います。ぜひ言葉を大事にして、患者さんにやさしい接遇を行ないましょう。

接遇 Ⅱ

前回の接遇の話の続きです。恥ずかしながら引き続き私の体験談です。

その後、私もいっぱしの専門医になり、年令も五〇過ぎとなり、自分でも脂がのっている時期と自覚するようになりました。患者さんや、周りの人からも信頼され、やや自信過剰になった時期でした。

その頃、ある時から外来での私の説明に十分納得されない患者さんやご家族が、何人かおられるようになりました。そのような事例が数件続いたとき、このようなことはそれまであまり経験したこともありませんでしたので、私はとても困惑しました。

そして、私は自分の診療態度のどこかに、何か不適切な部分があるのではないかなと疑問を持ちました。しかし、自分ではわかりませんので、外来のいつも一緒に仕事をしている看護師さんに、私の疑問を尋ねてみました。その時、看護師さんが言うには、〝最近になって先生の患者さんや家族が、先生の説明を十分理解されていないように思います〟とのことでした。そこで数日、じっくり考えました。そして偶然、研修医や若い医師が患者さんに説明しているのを見たことから、自分の診療姿勢に問題があることに気づきました。私の患者さん、ご家族に対しての説明が十分でなく、いい加減になっていました。患者さん、ご家族が私の説明に十分に納得されたかどうかの確認も、おざなりにしていました。

それは患者さんに対するおごりでした。いつの間にか自分におごりがあり、〝あなた方にいくら説明しても、どうせあんまり理解できませんよ。専門医で経験豊富な私が言うのだから間違いないです。任せておきなさい〟というような気持ちだったようです。

このことに気がついたとき、私は本当に心から自分が情けなくなり、震えが止まりませんでした。その理由は、私が最も嫌いなタイプの医師に、まさに自分がなっていたことに気付いたからです。残念で、数日間眠れませんでした。

その時、思い当りましたことは、〝患者さんが求める医師とは、自分のために、わかりやすく説明してくれて、正しい治療を施し、病気を治してくれる医師のことです。納得のいく医療をしてくれるならば、医師の肩書きなどどうでもいい〟ということでした。

それに気が付いてから、私は医師になった頃の自分に立ち返ることにしました。どんな患者さんにも同じように、研修医が行なうようなわかりやすい説明を心がけ、検査資料に加えて、わかりやすい自分で作った説明書や、教科書のコピー、さらにはがんセンターなどが出している説明書などを示して、患者さんがわかる言葉で、納得されるまで説明するようにしました。そして、それらの資料をすべて、患者さんに渡すようにしました。同じ資料は、紹介していただいた医師の方にもお送りしました。

このようなことを、心がけるようになってから、患者さんとの関係はすごくうまくいくようになり、外来が楽しみとなりました。年齢を重ね、医師の肩書きは変わっても、患者さんと対峙するときは、いつも患者さん対一《いち》医師の関係は変わらないということです。

年配の先生方には同じ経験をされている方もおられると思いますが、若い先生方もいつかこのようなことが起こりえますので参考にしていただければ幸いです。この話は医師の話でしたが、医師以外の職種でも同じようなことがありませんでしょうか。ご参考になればと思います。

平成二四年度患者満足度調査結果に満足できません

病院の評価を行なう上で、もっとも大事な指標とされるのが患者満足度調査です。毎年一〇月頃に全国の機構病院でこの調査が行なわれています。今般、昨年一〇月に行なわれました患者満足度調査の結果が発表され、六月号の院内紙Kumabyoに、当院の結果を経営企画室長が解説を添えて掲載しました。皆さん読んでいただきましたでしょうか。

その結果を簡単にまとめますと、当院は機構の五〇〇床以上の一三病院の中で、外来は六位、入院は八位でした。

当院の点数で、今回とその前の年を比べますと、外来は、三・九六（五点が満点です）から四・一一と大幅に改善し、入院は四・五〇から四・五一とわずかに改善しました。入院も外来も昨年より改善して喜ばしいのですが、機構一三病院の中での順位には正直満足できません。特に、長崎医療センターは入院二位（四・五七）、外来は三位（四・一八）でした。ちなみに入院のトップは水戸医療センターで、四・六〇、外来は岡山医療センターで、四・二二でした。どの病院も、入院のほうが点数が高く、外来に厳しい採点となっています。

当院の入院アンケートで昨年の点数を下回ったのは、五つの点に集約されました。第一は、患者さんへの説明不足：入院時のオリエンテーション、検査結果、治療法の説明とその治療を選択する理由、術前の説明と術後の報告、内服薬・点滴注射の内容と必要性、退院時などの説明が不足していると指摘されました。第二は、接遇です。：言葉使いや態度が不適切である。これはどの職種でも指摘されています。第三は、プライバシーへの配慮がみられない。患者目線での恥ずかしい思いへの配慮がなされなかった。特に他の患者さんがいる前での会話（大きな声で説明された）などです。第四は、医療行為・手術への不満：手術や処置への不安とその結果への不満。第五は、チーム医療の不備：何度も同じことを聞かれた。指示をまちがえる。職員同士の私語が多い、などでした。

一方、外来については、ほとんどの項目で昨年の点数を上回りましたが、その中で、会計窓口での待ち時間が長い、売店が狭く使いづらいなどの指摘が見られました。

これらの指摘事項は、日常、我々が気が付かない、改善すべき行為を的確にとらえたもので、これらを改めることで、当院は素晴らしい病院になること請け合いです。これらの指摘事項こそ、よりよい病院になるための、とても有益でありがたいアドバイスに他なりません。謙虚に反省して、今日からの臨床・看護・介護に役立てたいと思います。

当院は患者満足度世界一の病院を目指しますが、ぜひ近い将来、まず機構一三病院トップの患者満足度を獲得しようではありませんか。

国際医療協力

当院は昭和六〇年より、国際医療協力を病院の一つの柱として、途上国の医療施設との交流を活発に展開しています。

現在、途上国への定期的な海外派遣は、ＪＩＣＡ（日本国際協力機構）から委託を受け、海外協力専門家としてエジプト・スエズ運河大学（イスマイリア市）での感染症コース、エジプト・ファイユーム大学（ファイユーム市）での院内感染対策コースに講師を派遣し、講義を行なうとともにコース自体へのアドバイスを行なっています。これらのコースには、これまで当院の多くのスタッフが派遣されています。

また、最近はＪＩＣＡの委託を受けず、病院単独でも国際医療協力を進めています。たとえば、今週、当院を訪問中のタイの公立コンケン病院との交流です。

公立コンケン病院との交流のきっかけは、熊本大学医学部とコンケン大学医学部との交流でした。熊本大学医学部エイズ研究センターの岡田誠治教授の教室に公立コンケン病院から留学生の方が来られていました。また、当院で毎年行なっています集団研修コース〝エイズコース〟の講師を岡田教授に依頼しております。その関係で、岡田教授から〝エイズコース〟のコースリーダーである武本重毅臨床検査科長に、当院と日本の医療施設との国際交流を希望している公立コンケン病院との国際医療協力を勧められました。これをきっかけとして四年前に、公立コンケン病院から院長はじめ多数の訪問団が来熊され、当院と公立コンケン病院は姉妹病院となりました。

その後、当院は多数の公立コンケン病院のスタッフの研修を受け入れましたが、昨年末には、当院からも院長、看護部長を含む訪問団が公立コンケン病院を初めて訪れ、約一週間滞在しました。そしてタイの医療事情を視察するとともに研修も行ない、さらに公立コンケン病院内で第一回の国際医療シンポジウムを開催しました。そして国際協力ならではのお互いのいいところを学びあってきました。その時、病院の設備で特にベッドや車いすなどの医療機材が旧態依然としていることに気づきました。ベッドは丈が高すぎても低くできないことや、車いすもタイヤ以外はすべて金属でできているなど医療機材の違いに驚かされました。そこで、この四月には友情の証として、当院で不用となったベッド六三台（電動ベッドを含む）をコンケン病院に船便で搬送提供しました。このベッドは無事にコンケン病院に搬送されました。このベッドがタイの患者さんの役に立つことを祈っています。

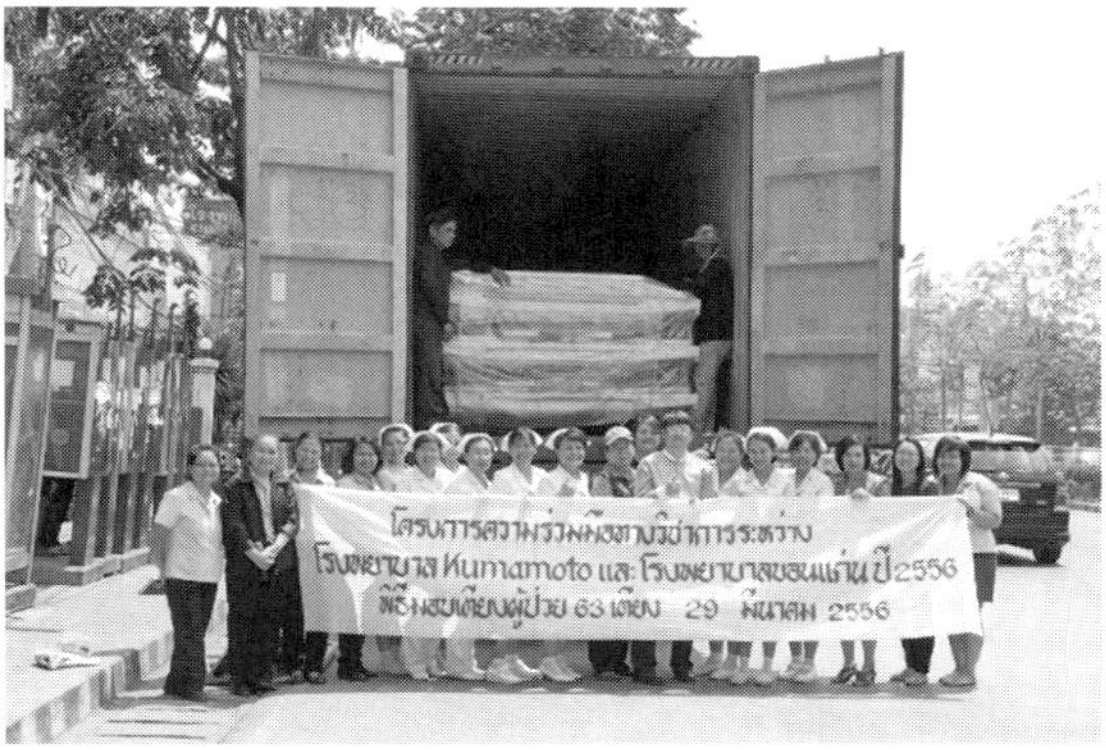
โครงการความร่วมมือทางวิชาการระหว่าง
โรงพยาบาล Kumamoto และ โรงพยาบาลขอนแก่น ปี 2556
พิธีมอบเตียงผู้ป่วย 63 เตียง 29 มีนาคม 2556

当院より姉妹病院のタイ国公立コンケン病院へ、ベッド 63 台（電動ベッド含む）を提供（船便で輸送、無事到着した）

今週、公立コンケン病院から救命救急センター長を団長とする研修訪問団一三名の方が当院を訪問し、六月七日には午後二時より第二回国際医療シンポジウムを行なう予定です。昨年、公立コンケン病院を訪問し大歓迎を受けた、当院の訪問チームが公立コンケン病院受け入れ計画を何回も会議を開いて企画し、素晴らしい研修計画が立てられています。これには院内の多くの職員や、院外の多数の病院の協力があり、とても感謝しています。また来年はこちらから訪問団を派遣する予定です。国際医療協力に興味のある方は、ぜひ今回のコンケン病院訪問団との交流に参加して下さい。研修プログラムなどは、院内ランで公表されています。六月七日の国際シンポジウムの後には、教育研修棟四階で歓迎会を盛大に行ないます。当院の職員であればだれでも参加できますので、ぜひ皆さんの参加をお願いしたいと思います。また国際医療協力に興味があり、自分も参加したい方はいつでも武本臨床検査科長（国際医療協力室長併任）まで申し出て下さい。

当院は今後も、さらに国際医療協力に力を入れ、エジプト、タイに続くいろんな国々の医療施設との国際医療協力を展開するつもりです。

DPCⅡ群病院という言葉を知っていますか？

皆さん、最近、ＤＰＣという言葉を聞かれることがあると思いますが、その意味を知っていますか。

ＤＰＣ（Diagnosis Procedure Combination）とは、病院間の医療の質を相対的に評価するために新たに開発された、わが国独自の診断群分類のことです。

たとえば胃がんの手術を例にとりますと、ＡとＢの病院でどちらが質のいい医療をやっているかを比較する場合、まず、医療費と入院日数を比べます。その結果Ａ病院のほうが、医療費も安く、入院日数も短いので、Ａ病院のほうが質のいい医療をやっていることになりますでしょうか。正解は、必ずしもそのようにはなりません。なぜなら、同じ胃がんの診断でも胃がんの重症度が異なっていれば、当然、治療・処置に違いがあり、それが入院費や、入院日数に反映されるからです。Ｂ病院の患者さんの胃癌は、進行がんで、すい臓にも転移していれば、大きな手術になり、医療費も高くなり、入院日数も長くなります。従って、同じ胃がんの診断でも、一概に、どちらの病院の医療費が高いのか比べられません。

しかし、このような場合でも比較ができるように、病名、年齢、意識障害レベル、手術・処置の有無、副傷病名の有無など、診断名と重傷度及び処置などを組み合わせた一四桁の数値で構成された診断群分類（現在まで二九二七種類作成されています）が作られたのです。

そして、厚生労働省は、この診断群分類を医療費に活用することにし、診断群分類ごとの一日あたりの医療費を定めました。ですから、この診断群分類を使いますと、同じ診断名で、どちらの病院の医療費が高くて、入院日数が長いのかを比べることができます。

このようにＤＰＣは本来、病院間の医療の質を相対的に評価するために開発されたものですが、一般には医療費の包括請求制度（患者の病名「診断群分類」によって治療費が決まる）と同義語として使われています。すなわち、ＤＰＣといえば、重症度を加味した病名によってきまる医療費制度のことと理解して結構です。

平成二四年五月に当院のＤＰＣ係数が届きました。ＤＰＣ係数は、直接診療報酬に関わってきますのでとても重要です。非常に大雑把にいいますと、診断群分類に一致する診療報酬点数にこの係数をかけたものがその病院の医療費になります。従ってこの係数が大きい方が患者さん一人あたりの医療費が高くなります。

昨年の診療報酬改定で急性期病院をこの係数の多い順に三群に分けることになりました。つまりⅠ群：大学病院本院（八二病院）、Ⅱ群：高度急性期病院（約一〇〇病院）、Ⅲ群：それ以外の一般病院です。私は当院がⅡ群になることを期待していましたが、残念ながらⅢ群でした。Ⅱ群には国立病院機構からは、一四四病院の中でわずかに三病院（九州、名古屋、岡山）しか入りませんでした。また、熊本県では唯一、済生会熊本病院が入りました。前述しましたようにⅡ群とⅢ群では係数が異なり、医業収益に大きな差が生じます。言い換えますと同じ診断名で同じ治療をしても施設によって医療費が異なります。大学病院が最も高く、次いでⅡ群、Ⅲ群の順になります。

このⅡ群、Ⅲ群の区別は機能評価の六項目の指数で決まります。当院は五項目をクリアしましたが、「手術一件あたりの外保連手術指数」が基準値一四・六九に対し一三・三〇でⅡ群の基準に達せず、この項目だけがクリアできませんでした。しかし、当院はこの指数さえクリアできればⅡ群になれるのです。

この指数は入院患者さん（外来手術はカウントされません）の難易度の高い手術の比率で決まります。この結果から当院での手術が難易度の低い手術ばかりかというと、そうではありません。心臓手術や、脳の手術や、脊椎の手術、がんの手術などは指数が高く設定されています。当院でも指数の高い手術もたくさん行なっています。しかし、当院が行なっている〝断らない救急医療〟を行ないますと、患者さんを選べませんので、指数の低い手術もたくさんしなければならず、総計しますと、基準値に達しないのです。逆に、例えば脳外科専門病院や、心臓に特化した病院などでは容易に基準値をクリアできるのです。

この指数に関しましては、当院のような診療科の多い急性期の救急総合病院にはかなり不利な制度になっています。しかし、そのほかの指数は逆に当院のような病院には有利な面もあり、制度に対しての不満を言ってもはじまりません。

対策としては、入院を要しない日帰り手術を増やしたり、がん患者や、難易度の高い疾患の紹介患者さんを増やすなどが考えられます。現在、外科系各診療科に毎月、科別の外保連指数を提供し、協力をお願いしています。徐々に点数は上向いてきていますがまだ一四には達していません。

この目標を達するには、外科系診療科だけの努力ではむつかしく、外科へ患者さんを紹介していただく内科系診療科の協力がどうしても必要です。また、外科系各診療科はそれぞれ努力をしていただいていますが、場合によっては院外から医師を招いたり、または他の病院へ習いに行ったりしてより高度手術の技術を獲得する必要があると思います。

（当院は次年度に、待望のＤＰＣⅡ群病院に認可されました。）

医療・介護の現状と二〇二五年モデルについて（社会保障と税の一体改革）

最近、医療の話題で、しばしば二〇二五年問題という言葉が目につきますが、これは何を問題にしているかご存知ですか。

政府は、我が国の世界に例を見ないほどの高齢化が進む中、わが国の将来の医療・介護システムが、今のままの状態で継続可能かどうかのシミュレーションをおこなってきました。

そして、人口構造から見て、医療・介護サービスの需要が高まる七五歳以上の高齢者の人口の動きが最も重要であることがわかりました。七五歳以上の高齢者の人口は毎年増加し、二〇二五年（この年に、私のような団塊の世代八〇〇万人が七五歳に達します）に二一六七万人となり、その後は、二一世紀半ばまで二一〇〇〜二二〇〇万人で推移すると予測されています。従って、二〇二五年の時点で必要とされる医療・介護サービスの提供体制がきちんと整備できれば、その後は長期にわたり安定した医療が提供できることになります。

政府が計画していますす医療・介護システムに関しての「社会保障と税の一体改革」は、まさに二〇二五年時点で必要とされる医療・介護などのサービス量を積算し、これを解決すべき政策とそれに要する費用を示し、その捻出法を示したたものです。

この社会保障と税の一体改革を可能とするためには、多額の費用が必要です。この多額の費用をねん出するための改革関連法は、今は全く不評をかこっています民主党の野田前首相が政治生命をかけて、昨年八月一〇日に民主、公明、自民三党などの賛成多数で成立しました（実際に野田前首相は政治生命をかけることになり、民主党は惨敗しました）。この改革関連法こそ、消費税増税を含む法律です。つまり、消費税の税率を二〇一四年四月に八％、二〇一五年一〇月までに一〇％にまで引き上げることを柱としています。そして野田前首相は、消費税の引き上げ分はすべて社会保障（社会保険：医療・年金・労災・雇用・介護、生活保護、社会福祉、医療・公衆衛生、老人保健など）として使われることを約束しました。肝心なことは、現政権の自民党もこの関連法にはもろ手を挙げて賛成し、現在の安倍内閣もこの改革を押し進めていることです。すなわち、現在のところ、この改革以上の政策はないということなのです。

このモデルでは、高齢化の進展により増大する医療ニーズに対し、現在の病床数は増やさず、「入院医療の機能分化・強化」、「医療機関間および医療と介護との連携の一層の推進」、「在宅医療の充実」などにより、対応していくことにしています。これを一言で言いますと、医療費が高くつく入院をこれ以上増やさず在宅で対応するということです。したがって、二〇二五年モデル実現に向けたキーワードは、「医療から介護へ」「施設から地域へ」。具体的には、特に機能分化の遅れている一般病床（一〇七万床）から、「高度急性期：DPCⅡ群に当たる：在院日数：一五～一六日」（一八万床）、「一般急性期：DPCⅢ群に当たる：在院日数九日程度」（三五万床）を担う病床を厳選し、その他は「亜急性期等」「長期療養（慢性期）」への機能転換を促すこと、要するに医療費が高くつくであろう病床数を削減するということです。

急性期に医療資源（財源・人材）を集中投入して（医師、看護師の増員）機能を強化し、短期集中的な医療をより多くの患者に提供します。急性期から早期に退院してくる患者に対しては、亜急性期・慢性期医療の機能を強化し、病気になっても早期に社会復帰可能な医療体制をつくります。

増大する介護ニーズには、介護施設の増設を進めますが、できるだけ在宅医療・在宅介護の充実により対応し、医療や介護が必要になっても、住み慣れた地域・在宅で暮らし続けられる「地域包括ケア」を目指します。

在宅の受け皿として、二〇一一年一〇月には「サービス付き高齢者向け住宅」（サ高住）が創設され、補助金、減税などにより整備が図られています。熊本市では、この「サ高住」を二〇一七年までに五三〇〇戸を目標に挙げ、二月現在ですでに約四二〇〇戸が供給されています。今後、最終的な二〇二五年モデル実現に向けては、二〇二五年までに七回の診療報酬改定（二年ごと）、うち三回の介護報酬との同時改定（六年ごと）、三回の医療計画の見直し（五年ごと）などを通じて、医療機関における自主的な対応を促していくことになっています。

今後、今のままの計画がすんなり進むとは思えませんが、当院としましては、現状の医療政策の下では、高度急性期病院（ＤＰＣⅡ群）を目指さざるをえません。Ⅲ群のままですと、在院日数九～一〇日などの過酷なハードルが待っています。病院をあげてⅡ群病院を目指す理由がここにあります。

新外来棟・教育研修棟建設計画について

新病院移転後、丸三年が経過しました。旧病院は建設後約四〇年が経過していましたのでそれと比べますと、それはそれは素晴らしい病院です。しかしながら、この素晴らしい病院も実際に使用してみますと、いろいろと不都合なところが見つかってきました。

それで、できるところはその都度手直しをしておりますが、外来受付、総合医療センター外来診察室、相談室、相談窓口の不足、化学療法センター、レストラン・売店などが狭いなどの問題が出てきました。また、外国人医療従事者の宿泊・研修を行なう教育研修棟も古くなり、さらに部屋が狭いと指摘されてきました。加えて、東日本大震災後から、災害に備えた院内体制の整備が求められ、当院でも自家発電設備・食糧貯蔵庫の増設が必要となりました。一方、教育研修の面からは、各種のシミュレーション機材を用いたスキルアップラボなどもこれからは必須とされています。そのシミュレーション機材を展示・使用する部屋が現在はありません。

これらを一挙に解消するために、現在のレストラン・売店・教育研修棟を撤去し、六階建ての新外来棟・教育研修棟ビルを建設することにしました。総床面積は約五〇〇〇㎡に達する巨大なビルとなります。この中に、手狭な総合医療センター・循環器科・小児科の外来、化学療法センターを移転拡張し、日帰り手術センターを新設します。さらに、外来受付、救命救急センター、地域医療連携室、患者サポート相談センターも大幅に拡張します。レストラン・売店は倍以上の広さになり、コーヒーショップも計画しています。吹き抜けで巨大な空間を持つ患者待合スペースが出現し、三・四階の移動にはエスカレーターを利用します。また、外国人医療従事者の宿泊・研修を行なう教育研修棟も一新され、不足していた会議室・研修室も新設します。最下層には、自家発電設備、食糧貯蔵庫を含めた大型の倉庫室、十分なスペースのスキルアップラボ室を作る計画です。これにより患者さん・職員のアメニティーを一新するつもりです。

すでに機構本部の承認も得ており、基本設計の入札を開始しています。入札が決まれば、関係職員の皆さんにご協力をお願いして基本設計を作ります。基本設計ができれば、早ければ年末、遅くとも来年初めから工事が開始されます。しかし仮設工事、撤去作業、本棟建設工事など複数の工事が必要なため、思った以上に時間がかかります。順調にいけば三年後の平成二八年の初めには面目を一新し、広々とした新外来で患者さんをお迎えできると思います。しかし、工事中は、職員はもとより患者さん・ご家族にも大変ご迷惑をおかけすると思います。どうぞご理解とご協力をお願いします。

平成二五年度新人看護師リフレッシュ宿泊研修

四月に採用された新人看護師の皆さんのリフレッシュ研修が、六月七、八日、一四、一五日、七月五、六日の三回にわけて、南阿蘇のホテルグリーンピアで行なわれました。一回につき約三〇人の新人看護師が参加し、一三時に送迎バスで病院を出発、バス内でお互いに他者紹介でアイスブレイクを行ないました。

グリーンピア到着後すぐに部屋割り。一五時半よりオリエンテーションに続きグループワーク〝メンタルヘルス〟を開始。就職して二～三ヵ月が経過した今、新人看護師には、戸惑い、悩み、自信喪失、不安などが出てくる頃です。参加者全員で、いろいろな問題点を挙げ、共有を確認し、対策をグループ毎に、みんなで検討し、発表しました。参加者の感想は、「自分だけじゃなかったんだ。あなたもそうなんだ。一人で悩まずみんなで話し合おう。先輩や、先生を怖がらないで、わからないことを尋ねよう」。中には、ことあるごとに勝負、勝負と現実に立ち向かう勇敢なグループなどユーモアあふれる発表があり、いろんな解決法が見つかり、提案されました。最後にタスクフォースの先輩看護師がそれぞれに感想を述べて元気づけていただき無事終了。

一九時から、夕食を食べながら意見交換会。院長（一回目、二回目はそれぞれ副院長が出席、院長は三回目に出席しました）の乾杯でスタート、グループ（六人）ごとに院長（または副院長）、副看護部長、タスクフォースや先輩を囲み、いろんな話をしました。ただし院長自身は、あまりに大勢の新人看護師に囲まれ、ビールがすすみ、何を話したのかほとんど記憶にありません。最後に、出来あがり、ご機嫌になった院長のしまりのない挨拶があり終了。二二時になぜか点呼があり、その後はめいめいの部屋で遅くまでいろんな話をしたのでしょう。

翌日は七時からバイキングの朝食、肉料理が豊富で箸が進みます。八時半から体育館でゲーム・運動・ドッジボール、一〇時半から一二時までグループワーク〝日頃自分が行なっている接遇について〟。そして、昼食でおなかが満腹になりましたが、一三時より一六時まで接遇の専門家から講義「看護師に求められる医療接遇」とロールプレイをしていただきました。一六時一五分、研修のまとめで終了。くたくたになりバスにて帰路につきました。

果たして新人看護師の皆さん、リフレッシュできたでしょうか。間違いないのは、知らなかった同僚と友達になれたこと。思いっきり悩みや不安を言い合ったこと。割と料理がおいしかった、特に朝のバイキングが？　昼食もたくさんでお腹がはちきれそうになりませんでしたか？

リフレッシュ研修は今年が初めての試みでしたが、皆さん楽しそうでしたので来年も実施する予定です。反省会を開いて皆さんの意見を入れてさらに素晴らしい研修会にするつもりです。新人看護師の皆さん、これからもがんばってください!!

看護師宿舎新築開始

当院は、旧病院のころには看護師宿舎がありました。古い写真で確認しますと旧病院の玄関の前で、今の病院では救命救急センターにあたるところに三棟からなる看護師宿舎がありました。私が赴任した平成元年頃は、老朽化が激しくほとんど入居している看護師さんのいない、空家同然の看護師宿舎でした。その後、新病院建設のためにその古い看護師宿舎は撤去されました。従って当院には約二〇年ほど、看護師宿舎はありませんでした。

三年前に新病院が完成しましたが、前にも書きましたように、病院機能を充実するために現在の食堂、売店、教育研修棟の敷地に外来・教育研修棟の新設を予定しています。それと同時に今まで遅れておりました職員のためのアメニティの向上の一環として看護師宿舎を新築することにしました。しかし、病院の敷地には看護師宿舎を作る余裕はありません。そこで近隣地で、建設予定の新築マンション四五室すべてを借り上げることにし、機構本部に申請しました。その結果、五月中旬に機構本部の最終承認が得られました。このように機構本部の許可がすぐに得られましたのも長年にわたり当院が健全経営を継続しているからこそであり、職員の皆様の日頃の努力の賜物です。

すでに鍬入れ式も終わり、工事は始まっており、来年三月までに一〇階建ての看護師宿舎が完成します。来年度の新規採用の看護師さんから入居を予定しています。これで借り上げマンションは、研修医・レジデント用のマンションと併せて二つになりました。今後も職員のQOLの向上、アメニティの充実に向けて努力していく予定です。

看護学校学生のボランティア

当院の看護学校は、設立されてから本年で六七年目を迎えます。これまで多くの卒業生（二五一三人）を輩出してきた伝統のある看護学校です。

さて、近年、学生はボランティア活動を行なうことが勧められ、本校生もいろんなボランティア活動を行なっています。その中で、地域の一新校区住民の方から依頼されるボランティアがあります。今年も七月一五日の精霊流し、七月二〇日、二四日の地蔵祭りにボランティアとして参加しました。

精霊流《しょうろう》しは、初盆を迎えた故人のご家族が、盆提灯や造花などで飾られた精霊船と呼ばれる船に故人の霊を乗せて川に流すものです。「熊本城・城下町精霊流し市民の会」の精霊流しは、熊本城の長塀の前の芝生のところから、船を坪井川に流します。本校生は、集められた精霊船のろうそくに火をつけたり、川まで船を運んだりしました。薄暗くなった午後七時ごろから故人の名前がマイクで呼ばれ、お名前を呼ばれるたびにその故人の船を流しますが、船は何百とあり、午後九時頃まで延々と作業が続きます。船は「流し場」と呼ばれる終着点まで流れ、そこで回収され、トラックで本妙寺に運ばれ、翌日お祈りがささげられたのちに燃やされます。本校から一五名の学生が参加し、とても喜ばれました。

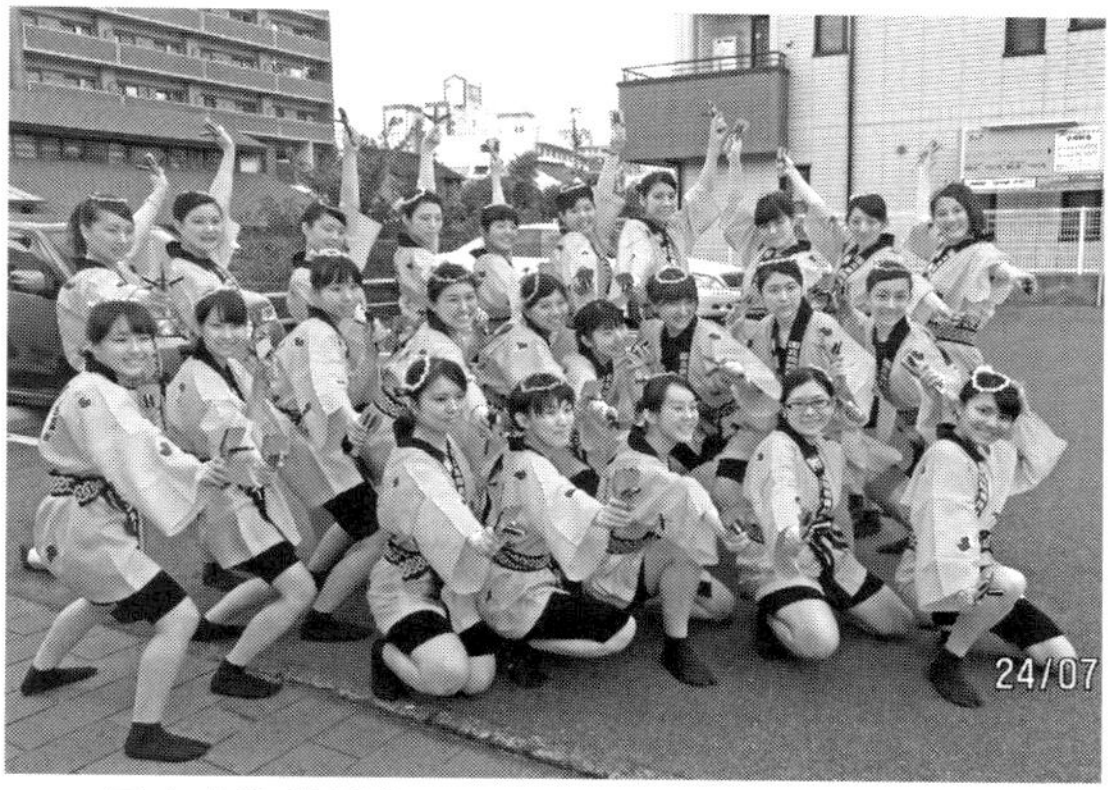

国立病院機構熊本医療センター附属看護学校生徒のボランティア。毎年、新町地蔵祭りで“よさこい踊り”を熱演している。

七月二〇日の地蔵祭りは、地元の町内会の依頼で、八名が参加し、抽選会、かき氷、ビール売りなど屋台の売り子のボランティアを、愛嬌いっぱいで行ない、おかげで大盛況でした。

七月二四日の地蔵祭りでは、明八橋の上で、第一高校生の白梅太鼓に続いて、本校生が法被を着て〝よさこい踊り〟を熱演しました。一昨年は八人の踊りでしたが今年はなんと二四人の大人数の参加で、会場の明八橋が小さく感じたほどでした。もちろん依頼された地元の町内会の皆さんは大喜びで、大満足でした。

このように、当院と地域の皆さんとの交流に本校生が大変貢献してくれています。地元の皆さんからとても感謝され、お返しに本校の文化祭「花粋祭」にはいつもご協力いただだいています。病院にとって、地域の皆さんとの交流はとても大事なことで、地域の皆さんのお支えがあっての当院と考えています。したがって、地域の皆さんのお役に立っていただく本校の学生の皆さんには感謝の気持ちでいっぱいです。ぜひ本校生のボランティアに応援をお願いします。

二の丸モーニングセミナー

ゲリラ豪雨が終わったと思ったら再び猛暑となり、日本全国、熱中症が増えています。この暑い中、昨日から甲子園では夏の高校野球が始まりました。郷土代表の熊本工業の活躍を祈っています。

さて、二の丸モーニングセミナーは、木曜日の朝七時半より八時一五分まで、研修センターホールで各診療科の専門医がそれぞれのテーマで講義を行なっています。昨年までは研修医だけのための講義（研修医セミナーと呼んでいました）を研修室で行なっていました。しかし、その講義の内容がとても素晴らしいものが多く、しかもわかりやすく講義していただきますので、私は研修医だけの聴衆では、もったいないと思っていました。そして、医師だけでなくあらゆる職種の医療従事者にも大変役に立つのではと思いいました。そこで、研修医担当の教育部長と相談し、対象を当院で働く職員すべてとし、さらに院内はもとより院外にも開かれたセミナーとしていただきました。会場も大ホールでの開催となりました。

テーマは研修医に必要な臨床の基礎的事項を中心としましたが、〝研修医の心構え〟みたいなものから輸血、輸液療法、抗菌薬の使い方、画像診断など多岐にわたっています。また研修医の希望を聞いて、テーマについては毎年改めることにしています。昨年の研修医のアンケートでは、救急医療にかかわる各科の対応に関する希望が多く、今年度からは、救急に役立つ内容を加味していただくようにしています。また、講師の先生方にはできるだけ資料を作っていただき、その資料も同じ様式で作ってもらい、後からまとまった書籍となるような工夫もなされています。

朝が早く少し大変ですが、出席者は研修医のほかに、医師、コメディカル、医療秘書、外来クラーク、院外医師の参加もあります。医師の中には遠く芦北町から毎回ご出席いただく先生もおられます。そして出席者は徐々に増加しています。最近は出席者が五〇人を超えることが多くなりました。当初の目論見が実現し、喜ばしい限りです。皆さんのために、益々役に立つ内容となるようにと願っています。

平成二五年度診療科・病棟・各部署ヒアリングについて

本年度第一回目の診療科、病棟、各部署のヒアリング（七月三日から八月二六日）が、ほぼ終了しました。当院では、各診療科や各部署のヒアリングを、毎年六月頃と一一月頃の二回行なっています。しかしながら、これまで当院のヒアリングは、管理者側からの発言が主で、診療科の意見を聞く時間は少なく、また看護部のヒアリングはありませんでした。このため診療科、病棟、各部署との十分な意見交換が不足しているように思いました。そこで今年から、ヒアリングの時間を一時間予定し、じっくり話を伺い、その後にこちらから質問を行なうような形式に改めました。さらに各病棟師長のヒアリングも始めることにしました。ヒアリングでは短時間に要領よく説明していただくため、事前に経営企画室で作成した各診療科の診療業績資料を配布し、各科でその分析を行なってもらい、さらに一〇を超える項目について、文書にまとめて提出してもらいました。実際のヒアリングでは医長と師長にそれぞれ、項目に添って一五分くらいで発表していただき、そのあと質疑応答を行ないましたが、一時間でも足りないほどのお話ができました。ただ、聴く側はヒアリングが終わる度に、どっと疲れが出ましたので、予定にはない五分間の休憩を取るような状況でした。このヒアリングを通じて、各診療科、病棟、各部署の現状の問題点、今後の改善点、希望事項などが明確になり、今までにないほど有意義な内容のヒアリングができました。ヒアリングを行なったメンバーは院長、副院長二名、統括診療部長、臨床研究部長、看護部長、事務部長、経営企画室長の八人で、それぞれの立場から質問を行ない、その結果、診療側、管理者側全員で問題点を共有できたと思います。

ヒアリング全体を通じての私の感想は、医長をはじめ各診療科の幹部の方は、十分に自分の診療科の状況と問題点を理解しておられ、かつそのための方略や今後の希望についても非常に明確なビジョンを持っておられるということでした。さらに、各病棟の師長の方々も、的確に病棟の現状と問題点を把握しており、どの病棟師長もその当該診療科医長との密接な信頼関係を構築されていました。同様に各部署の担当責任者の方々もしっかり現状を認識し、今後の展望及び要望を話していただきました。今回のヒアリングで、今まで気付いていなかった多くのことを教えていただきとても勉強になりました。聴取させていただいた多くのことを整理し、しっかり頭に入れて今後の病院運営に当たりたいと思います。なお、各診療科の希望する医療機器は、一二月頃に改めて最終的な来年度の要望調査を行ない、本年度末の三月には購入機器を決定し、次年度早々には購入を開始する予定です。また、今回のヒアリング方法に満足することなく、さらに満足のいくヒアリングにしていきたいと思います。最後に、ヒアリングの準備のためにたくさんの資料作成をしていただきました経営企画室の皆さん、事前に各診療科で検討して文書や自前の資料を準備いただきました各診療科医長・部長、さらに病棟師長・副師長、各部署の担当責任者の皆さんに感謝申し上げます。

海外研修派遣

このところの長雨がやっと終わり、すっかり涼しくなりました。もうすぐ秋を実感しますが、熊本の秋は藤崎八旛宮の祭、随兵《ずいびょう》がすんでからといわれていますので、もう一度くらいは暑い日々のぶり返しがあると思います。

夏バテ対策として、夏期休暇を積極的に取るように勧めていますが、まだの方は、一〇月一杯まで取得できますので、ぜひ取得して英気を養ってください。

当院は、ご存じのとおり国際医療協力を臨床研究部の柱として、今までも、現在もエジプト、中国、タイなどの大学病院、国立病院との活発な交流を行なってきています。しかしこれらの国はいずれも発展途上の国であり、その交流を通じて新しい医療とか新技術を学ぶものではありません。新しい医療技術や考え方などについては、医療先進国である欧米などから学ぶ必要があります。当院は、そのような理由から、医療先進国へのスタッフの海外派遣を積極的に勧めることにしました。

昨年度は、腎臓内科の富田正郎部長を熊本市医師会の米国サンアントニオ市医療視察団の一員として派遣したのを皮切りに、ハワイ大学への救急医療研修に、循環器内科の宮尾雄治医長、泌尿器科の瀬下博志医長、外科の森田圭介医長を派遣、さらに機構本部主催の米国在郷軍人病院へのレジデント短期留学生として選抜された外科の泉大輔医師を派遣しました。今年度もこの機構本部主催の米国短期留学生に精神科の吉田庸子医師が選ばれ、来年一月に派遣が決まっています。今後もこのようなすぐれた欧米派遣プログラムがあれば医師に限らず積極的に派遣するつもりです。また、国内だけでなく国際学会への発表も大いに奨励したと思います。

研究者のロマンとセレンディピティ

朝、夕はずいぶん涼しくなりました。読書の秋というわけではありませんが、最近読んだ本に、「セレンディピティと近代医学、独創、偶然、発見の一〇〇年」(中央公論新社)という翻訳本があります。著者はモートン・マイヤーズというニューヨーク州立大学医学部の名誉教授です。私は、この本を読んだ後で、もう一度医学生から人生を始められるのであれば、自分も研究とセレンディピティによる発見にチャレンジをしてみたいなと思うほどにこの本に感激しました。ぜひ、若い医師、医学生、あるいは高校生に読んでもらいたいと思います。読んでいくうちに、こんなことなら自分も大発見ができるのではと錯覚を起こすから不思議です。今でも、まわりはわからない不思議なことだらけです。それに気がつけばとてつもない大発見を見つけられるのではと思ってしまいました。

以下この本が伝えたいことのほんの一部を要約して紹介したいと思います。セレンディピティ(serendipity)という言葉は、イギリスの政治家にして小説家であるホレス・ウォルポールが一七五四年に生み出した造語です。セレンディピティとは、何かを探しているときに、探しているものとは別の価値あるものを見つける能力・才能を指す言葉だそうです。平たく言えば、ふとした偶然をきっかけにひらめきを得、幸運をつかみ取る能力のことです。日本語では偶察力と訳されています。現代医学で重要なブレークスルーの多くは、一見関係のない分野の、予期せぬものから生まれているそうです。そのことは、実際はあまり知られていません。なぜなら、発見者当人も、あまりに有名になりすぎて、目的意識を持って研究したのではなく、本来の目的とは全く違う結果を得ることになったとは言えなくなるのだそうです。そして、ブレークスルーを起こすような研究は、必ずしも潤沢な研究費がある大きな研究所で行なわれたのではなく、むしろ多くの場合、恵まれない施設で、わずかな予算しかない不遇な状況での研究であり、幸運、偶然、そして過ちから生まれたものです。

セレンディピティ的発見史は多くの物語で明らかなように、幸運以上のものが必要です。発見の機会は毎日あります。しかし、誰もがそれをつかめるわけではありません。パスツールは、「チャンスは備えあるところに訪れる(Chance favors the prepared mind.)」と述べています。日頃よりたゆまず研究していなければなりませんが、それに加えて細かな観察や予期せぬ実験結果を大切にし、粘り強く追求しなければなりません。例えば①多くの研究者は、カビが細菌の生育を妨げる現象を観察していました。しかし、アレクサンダー・フレミングが一九二八年にペニシリンを発見する前には、誰もその意味や有用性を認めませんでした。そして、エルネスト・チェインとハワード・フローリーがペニシリンを他の目的で研究し、偶然強力な抗菌活性に気付いたのはさらに一二年後でした。②胃の中に細菌のコロニーがあることはバリー・マーシャルが見つけるずっと前から観察されていましたが、汚染によるものだと片付けられていました。これが今有名なピロリ菌の歴史の始まりです。③アメリカの化学メーカーである3M社の研究員スペンサー・シルバーは強力な接着剤を開発中に、たまたま非常に弱い接着剤、しかし乾かない糊を作り出してしまいました。当然のことながら乾かない糊は糊本来の用途からすると失敗作です。しかし、その失敗作から五年後、同僚の研究員アーサー・フライはこの乾かない糊を本の栞に応用できないかと考え、苦労に苦労を重ね、その六年後に商品化し、ポスト・イットとして今では世界中で使用されています。皆さんももちろんお使いと思います。

このようなセレンディピティを働かして大発見をした研究者に共通のものがあります。ひとつは精神的な強靭さです。そして彼らは自分あるいは他人が予想していた以上のところまでしつこく観察しようとします。最後に彼らはどんな常識や、他人の教えにも盲従しません。

ところで、近年の我が国では、このようなセレンディピティを働かすような研究は生まれにくい環境になっています。現在では、日本もアメリカと同じように研究費は国家が負担し、研究は中央志向となり、官僚主義に覆われるようになってきています。すなわち研究は大きなチームでなされるようになり、集団思考を強いる環境で高度な技術を使って進められています。この新しい科学行政システムでは、科研費の獲得競争があるため、研究者は、研究費を獲得しやすい流行のテーマを選択することが多くなります。そして、短期間での結果を求められ、より成果の上がりやすい計画の立案と膨大な報告書や論文作りに追われます。このような環境はイマージネーションや創造的なアイデアがわく雰囲気とはほど遠いものです。このような環境では、個性的な、セレンディピティ的発見をする人は育ちにくいようです。新しい研究テーマについてはグループで吟味を繰り返すことにより、最初の創造的なアイデアが消失し、より安全で無難な提案になっていきます。奇抜な、独創的な研究の提案は最初から取り上げられることはありません。さらに、元々大きな発見をするような研究者は個性的な人が多く、独創的で人からの指示を嫌います。そのような人は今のチームでの研究体制にはなじまず除外されてしまいます。

今後の医学研究、教育において大事なことは、過去の偉大な発見におけるセレンディピティの役割を教えることではないでしょうか。そして独創的で、批判的な考え方や、予期せぬ結果に寛大な心こそ研究者に欠くことのできない要素であることを教えることが大事と思われるのです。また、管理者は、目先の利益に囚われず、自分が持たない特殊な能力を有する人をいち早く見抜き、励ましてより創造的な研究に邁進させることが大事と思われます。

若い研究者には、日常の地道な研究の中で、セレンディピティを働かせて、自分でも予想できないすばらしい発見をするというロマンをもって研究していただきたいと思うのです。そして最後に、臨床家も全く同じです。毎日、毎日患者さんを診る中で、セレンディピティを働かせて、いつの日にか新しい疾患や新しい臨床症状を見つけるというロマンがあります。我々はいつもセレンディピティにもっと注意を払うべきではないでしょうか。これこそロマンです。

当院の医療安全対策 Ⅰ

過日、近くの大病院で患者取り違えの手術が行なわれたとの報道があり、医療安全を改めて問われています。当院も過去には、大きな医療事故を体験しています。今回の事故を「対岸の火事」としてでなく、「他山の石」ととらえ、当院でも油断すればいつでも起こり得ることだと考えて、今一度、医療安全対策を再点検する必要があります。

ということで、今回は当院の医療安全対策についてお話しします。当院では、前院長が就任された年と、その次の年に相次いで大きな医療事故が起こり、二年続けて全国に大きく報道されました。このことから、前院長の池井聰先生が基本理念を作られ、その中で〝良質で安全な医療を〟を目標にすることを明らかにされました。私はその時、副院長として、院長の指示のもと、医療安全を最大の使命と考えてとりくみました。具体的には、それまで公表していなかったＩＲ（インシデントレポート）のすべてを院内掲示板に毎週掲示して周知することから始めました。そして、おもなＩＲ事例については、各種委員会で繰り返し報告するようにしました。これは今でも継続され、毎月、少なくとも医局会を含む委員会で三回以上同じ内容を医療安全担当の副院長が報告しています。

私が院長になりましてまず取り組みましたのは、医療安全のためのハードの充実でした。すべての人工呼吸器にカプノメーター（CO_2モニター）の取付、ハイリスクな部署及び全病棟へのモニターの大幅な整備、ＡＥＤの整備拡充、輸液ポンプのフルモデルチェンジと統一化、院内感染防止のための全病室への手袋などの設備、転倒・転落防止モニターの導入などです。さらに、前院長は余裕ある職場、無理のない業務、職員のＱＯＬの改善こそ良質で安全な医療の前提であるとの信念から、職員の大幅な増員を始められました。職員の大幅な増員は病院経営上、非常なリスクを伴います。しかし、当院では、良質で安全な医療の提供のため来年度も今まで以上の増員を計画しています。

当院の医療安全対策　Ⅱ

前回に続き、医療安全についてお話しします。

今では、医療安全のためにどの病院もインシデントレポート（incident report：IR）を利用しています。インシデントレポートとは、医療現場で患者に傷害を及ぼすことはなかったものの、日常診療の現場で〝ひやり〟としたり、〝はっ〟とした経験に関する報告書のことです。その目的は、事例を分析し、類似のインシデントや、医療事故・医療過誤の発生を未然に防止することです。当院では、毎週、水曜日の朝八時半より医療安全対策委員会を開催し、すべてのＩＲの検討を行ない、対策を立案して実行に移しています。毎週検討するＩＲの数は三〇件ほどです。昨年は年間で一二〇〇件、その前の年は九〇〇件程度でした。現在は、半年ですでに七〇〇件の報告があります。このように年々報告数が増えてきました。これは困ったことでしょうか。私はそうは思いません。当院に入院される患者数は、ここ数年は微増であり、ほぼ同じくらいです。にもかかわらずＩＲ報告はどんどん増えています。インシデントを報告者名を記して、書類に書いて報告することはとても面倒でいやなことだと思います。にもかかわらず多くの職員の方がＩＲ

を報告していただいています。その報告がどれほど医療事故の発生を防ぐことに貢献しているかを私は高く評価したいと思います。多忙な中、ＩＲを書いていただく職員の方に心より感謝しています。検討されたＩＲは、すべて電子カルテの掲示板に掲示されています。ぜひ皆さん、目を通していただきたいと思います。人間は誰だってミスを起こします。他人が間違ったら自分も起こす可能性があります。必ずＩＲを見て注意してください。

ＩＲ報告の内容ですが、一番多いのは、投薬ミス（注射を含む）です。次が患者さんの転倒、チューブの自己抜去、検査ミスと続きますが、最も怖いのが患者誤認です。大きな医療事故の大半は患者誤認から起こっています。患者誤認を防ぐためには、①意識の鮮明な患者さんには、自身で名乗っていただく。②リストバンドで氏名、ＩＤ番号を確認する。この二点を徹底する必要があります。そして外来では、常に同姓同名の人がいることを念頭に置き、誕生日、ＩＤ番号などを確認する必要があります。また、当院の手術室では、患者誤認や手術部位の誤認を防ぐために、タイムアウト（タイムアウトとは、ある時点で全ての作業を中止し、今回の手術について再確認する作業）、マーキング（手術室入室前に手術部位の目印をつけること）の徹底が行なわれています。

当院の医療安全対策　Ⅲ

前回、「人間は誰でもミスをする」と書きました。それでは、ミスをしないためにはどうすればいいのでしょうか。

〝患者取り違え〟は大事故につながります。そのための方策については前回お話ししました。今回は主に医療行為で、ミスをしないための注意点を述べます。その前に、医療ミスや医療事故に遭われている人は、どんな人かと言いますと、当院では、そのほとんどが中堅でバリバリ活躍している人達でした。人は誰でも、忙しいのと、毎日同じような仕事をしているという慣れから気が緩んだり、〝自分が間違いをするわけがない〟という思い込みや過信から、医療ミスが起きることが知られています。リスクを伴う医療行為を行なう際は、常に患者さんのことを考え、あくまで慎重に事に当たることが重要です。

研修医、レジデントの皆さんは、リスクのある検査や医療行為では必ず指導医の下で実施するようになっています。

医療ミスを起こす場合は、心が落ち着いていないとき、焦っているときが多いようです。時間の余裕を持って、自分の体調を整えてから落ち着いて行ないます。体調が悪いときは躊躇せず、他の人に代わってもらうか、中止してください。

話は変わりますが、当院では初めて輸血をする場合、日本輸血細胞治療法学会の輸血ガイドラインに従い、時間を変えて二回血液型の検査を行なっています。これは、患者誤認防止対策のためです。採血時に誤って試験管を取り違えても、もう一回時間を変えて採血し、血液型を検査することにより患者誤認による不適合輸血を防止できます（ですから、採血時二回分の検査をするための採血をしても全く意味がありません）。このように、患者さんが初めて輸血を受けられる場合は、採血を二回行ないますので、あらかじめ患者さんにはそのことを伝えておいてください。そうでないと、繰り返し採血することで患者さんに不信感を与えることになります。

また、夜間など時間外の胃管の自己抜去では、再挿入は原則禁止になっています。イレウスなどで受持医が胃管の再挿入の必要を認めた場合はもちろん挿入してもらいますが、受持医、当直医または医師の立ち会いの下、挿入後は必ずレントゲンで気管への誤挿入がないか確認することになっています。高齢者で、気管へ誤挿入し、流動食を流して、嚥下性肺炎をおこす例が多数報告されていますので、当院ではこのような取り決めになっています。

当院の医療安全対策 Ⅳ

前回、医療事故を避ける方策について述べました。

しかし、それでも不幸にして医療事故を起こしたときはどうするかです。当院ではその対策や対応の仕方を定めています。当院の基本的な考え方は、患者さんのために、よかれと思って行なった医療行為や看護、処置での医療事故や過誤は、最終的にすべて病院が責任を持ちます。皆さん安心して仕事に励んでください。

病院では、軽微な医療ミス、重大な医療過誤など、あってはいけないいろんなことが起こり得ます。それが病院の、また医療者の宿命です。しかし、万一そのようなことが起こったら、すぐに上司に報告してください。入院の場合、軽微なミスで上司とともに対応が可能であればそのまま対応して、ＩＲ（インシデントレポート）で報告してください。重大な医療事故や過誤と思われる場合には、患者対応後、あるいはその途中でも上司と相談し、直ちに医療安全係長に報告してください。医療安全係長は関係各部署及び医療安全担当副院長に報告します。担当副院長を通じて院長に報告されます。外来の場合も基本的に同じです。上司から、外来師長、医療安全係長、後は入院の場合と同じです。いずれの場合も初期対応は当該部署並びに当該診療科が行ないますが、責任を感じて自分たちだけで抱え込まないようにお願いします。

また、患者の治療、処置などの対応が終了したら、担当副院長が臨床研究部長（九州グループ医療安全対策委員）、及び院長と相談の上、できるだけ早急に臨時医療安全対策委員会を開催し、関係者すべて参加の下、事例検討を行ないます。ここで重大な医療事故及び医療過誤と認めますと、九州グループへ連絡し、拡大医療安全委員会の開催を請求します。この委員会では、機構の他の病院医師、あるいは必要であれば機構外の専門医も参加し、医療事故の原因、再発防止の対策、そして患者さん・ご家族への謝罪を含めた対応などを検討してもらいます。

一方、患者さんからのクレームの場合は、担当医及び担当科医長で最初対応しますが、手に負えないようであれば、医事専門職に連絡してください。必要に応じて、ＭＳＷ、及び安全相談専門官が加わります。さらに外来師長または病棟師長から医療安全係長、さらに担当副院長に連絡します。クレーム内容が長引くようであれば、医事専門職をはじめ医療安全対策チームが病院として対応します。いずれの場合も、当初は現場に任せますが、現場で対応できないと判断した場合は、病院として対応しますので、自分で抱え込まないようにしてください。そのような場合はまず、上司に報告して上に上げてください。

また、明らかにこちらに非がある場合は、当事者が患者さん、ご家族に直接謝罪をしてください。謝罪してしまい、後で困るようなことはありません。しかし、原因が分からないときなどは、こちらに一方的に非があると思っていても、後で検討すると不可抗力であったり、全く当事者には非がなかったりすることもありますので、そのような場合は冷静に判断して、事実を患者さんやご家族にわかりやすく丁寧に説明してください。

（平成二七年一〇月から医療事故調査制度が施行され、重大な医療事故の場合、医療事故が発生した医療機関において院内調査を行ない、その調査報告を第三者機関：医療事故調査・支援センターに調査を依頼することができるように法律で定められました。）

当院の認知度と広報活動

当院は、平成一六年四月に、独立行政法人化に伴い病院名が国立熊本病院から、国立病院機構熊本医療センターに変わりました。従って病院名が変わりましてから約九年が経過しました。もうかなり熊本医療センターの名前が浸透したのではないかと思い、先日、タクシーの運転手さんに、「当院を熊本医療センターと呼ばれる方はどのくらいいますか」と尋ねました。そうしますと答えは、「県外から来られる方は熊本医療センターといわれる人もたまにいますが、地元の方はほとんど国立と言われます。医療センターといえば、普通は本荘の熊本市医師会熊本地域医療センターと思います」とのことでした。そして、地元の人は、地域医療センターと言わずに医療センターと呼ぶことが多いそうです。私は、熊本市医師会熊本地域医療センターと呼びます。一般の人も、地域医療センターと呼んでいると思っていましたので、軽いショックを受けました。これではいつまでたっても当院を熊本医療センターと呼んではもらえないなと実感しました。また、私の住んでいる熊本市東区の小、中学生の子供さんに、熊本医療センターのことを聞いても半数以上は、その名前を知らないと言います。国立病院の名前すら知りません。これは由々しき事態です。もっと当院の名前を宣伝する必要があると痛感しました。当院は、やはり、国立病院という名前を使った方がいいと思います。名乗るときには国立病院機構熊本医療センターというか、縮めるときは国立病院を使った方がいいようです。

今まで、広報活動としてホームページのリニューアル、院外誌（くまびょうニュース）、院内誌（Kumabyo）、ミニ医療情報誌「くす通信」の発刊をおこなってきましたが、これだけでは充分ではないようです。今後は、広報活動にもっと力を入れていくつもりです。手はじめに、大変評判のいい市民公開講座を、院外のより多くの人にお知らせすることにしました。また、当院で行なわれている様々なトピックや行事で、市民の皆さんに知っていただきたいことをテレビ、新聞、雑誌などに積極的に伝えたいと思います。職員の皆さんで、いろいろなところで講演する機会がありましたら、ぜひ当院の宣伝をお願いします。

当院の現状と評価：当院の医療レベルと目指すもの

一一月八日は立冬で、初めて冬の気配がする頃だそうです。これから冬に入り、本格的に寒くなると思います。皆さん体に十分注意ください。

さて、当院の現状と評価ということで、当院に対する私見を述べます。まず医療レベルについてです。国立病院の使命は、その歴史及び公的病院という性格上、国民に対して、国の標準的な最高の医療を提供できることと考えています。医療には医療保険が使えない先端的な医療や、学問的とはいえない低レベルの医療など様々なものがありますが、国立病院機構の目指すものは、保険診療で可能な最高レベルの医療、診療ガイドラインに合致した標準となる医療、国民が安心して任せられる医療の提供と思います。そういった意味から、国立病院機構のネットワークほど医療レベルが均一化され、病院間の医療レベルの差がないネットワークは少ないと思います。当院の医療レベルを考えてみますと、すべての診療科が大学を除けば熊本県でトップランクにあります。疾患によっては本邦のトップテンにランクされる診療科も複数あります。しかしこれで満足していてはいけません。今の世の中、交通が便利になり、すばらしい医療をやっているところへはどんなに遠くても患者さんが受診する時代です。そのようなすばらしい診療科へは、どこだろうと患者さんは受診します。各診療科は、日本のトップレベルの医療を目指すように努力していただきたいと思います。

また、救急医療は当院のもう一つの看板です。熊本県の救急車の搬入台数で、日赤、済生会などとトップを競い合っています。そして、その二つの病院と当院との違いは、三六五日、二四時間、全診療科で救急医療を断らない点です。もちろん当院のベッド数が他の病院よりも多いこともありますが、なんと言っても職員一同協力してこのモットーを実践していることが重要と思います。このような病院は日本広しといえどもそんなに多くはないはずです。この一点で当院の皆さんはしっかり胸を張って当院を誇りに思っていいと考えます。また、優秀な医師、優秀な職員ばかりであることも皆さんおわかりと思います。急性期の病院で断らない救急を支えていただく職員は、ただ優秀なだけではありません。皆さん使命感を持ってがんばっていただいています。残念ながら、当院の医師のＱＯＬをよくするための医師の増員がままならない状況が続いておりますが、それを補うべく、看護師、コメディカルスタッフ、医療秘書、病棟クラーク、外来クラークなどの大幅な増員を行ない、少しでも医師及び職員の負担を少なくしようと取り組んでいます。

私が赴任した平成元年頃の当院は、職員の身内が急病になっても当院を受診せず、他の病院で治療を受けるような状態でした。いつの日にか職員の家族が当院での治療を希望して受診するような病院にしたいと思っていました。そして今その目標は、とっくにクリアーできていると思います。これからは益々すばらしい病院にしていきたいと思います。そのためには、患者満足度を世界一にしようと思います。患者満足度は医療レベルの向上だけでは増加しません。職員の満足度も上げなければなりません。職員の増員と職員の日頃の希望を実現するよう努力するつもりです。最後に医療の本質は、「すべては患者さんのため」にと思います。患者さんのための温かい医療、看護の実践を行ないたいと思います。皆さんそんな病院にしていきましょう。

国民皆保険制度崩壊の危機

今年の文化勲章受章者に、医学者として京都大学名誉教授の本庶佑《ほんじょたすく》先生が受賞されました。私のように免疫学の研究を少しでもかじったものにとっては、先生が成し遂げられたかずかずの業績にただ驚くばかりです。さて、そのような基礎医学に造詣の深い先生が、なんと最近は、日本の医療制度の未来についての提言をこの五年間ほど続けておられます。その提言を「日本医事新報」のプラタナスという欄に載せておられましたので抜粋し、一部追加してご紹介します。

まず、日本の医療の現状ですが、我が国の医療費はすでに三八兆円に達し、介護費用と合わせますと四七兆円を超えます。これはほとんど我が国の税収に近い金額です（平成二五年の一般会計予算は九二、六兆円、税収は四三兆円、そのほかはすべて公債です）。すなわち税金はほとんど医療に消えていることになります。つまり個人でいえば、給料はほとんど医療費に消え、食べてゆくには誰からか借金をしていく必要があります。日本はこのため毎年借金を繰り返しその額が約七五〇兆円ということで、個人であればすでに破産しています。ただし、日本の赤字国債はそのほとんどを日本の国民自身が買って保有しています（銀行や生命保険会社が国民の預金で国債を購入してその利子で利益を得ています）。ここが財政破綻したギリシャなどと異なります。つまりギリシャなどは自国の公債をフランスやドイツに買ってもらっています。日本は、自国民に借金していますので今のところ財政破綻が来ないのです。しかし、それにも限界があり、このまま赤字国債が増え続けるといつか破綻します。それを何とかするための手段は、税収を増やしたり、支出を減らすことです。そこで、今回やっと消費税を上げることになり、税収の増加を図っています。消費税一％で約二兆円が税収として増えるそうです。今回の増税は最終的には一〇％ですので、五％上がるとして約一〇兆円の増加になると思われます。しかし、これでもまだ足りません。このままでは世界に誇る国民皆保険制度の崩壊は確実です。

このような事実に対しての国民の間での認識が十分でありません。このことを踏まえて、先生は医療費を削減するための三つの提言をされています。

第一は、国民一人ひとりが病気にならないように予防医療に務めること。国はそのことへのインセンティブや仕組みを促進する。医師は、病気になった人を治療するだけでなく、病気の予兆を発見し、的確な指導を行ない国民の健康を守る。健康診断が重要な意義を持ってきます。

第二は、公的保険制度に適用される医療技術や医薬品が次々と拡大することへの再検討です。今後、高齢者の割合が急速に増大することを考えると、限られた医療資源をどのような形で使うのかみんなでしっかり検討すべきです。効果があるからといってどんなに高い薬でも使うのでなく、相対的な費用効果も考えて最も有効で標準的なガイドラインを作る必要があります。

第三は、終末期医療に関する国民的な理解と医師に無理な負担を負わせない尊厳死に関わる法制度の整備が必要です。問題は一人ひとりが、自分はどのように死ぬことを望むかという明確な死生観を持つことです。一方で、明確な尊厳死を認める法制度がない現状では、患者の希望に沿うつもりが殺人罪に問われることもあります。終末期医療費を無駄に使わず、個人の尊厳を保った死を迎える環境を整える必要があると思われます。

つい最近、知り合いの老人病院の老院長先生が亡くなりました。担当医からは胃瘻の相談もありましたが、ご本人の遺言通り胃瘻を作らず大往生されました。医療従事者の家族ではそのような選択が多くなってきたように思います。

以上の三点を、本庶先生は明確に提案されています。皆このようなことをうっすらとは思っているのですが、このようにはっきりと意見を言えない状況があります。しかし、もう私達もそろそろはっきりしないといけない時代に入っていると思われます。

日本の医療を巡る課題：チーム医療について

先日、岡山市で開催されました全国医師会勤務医部会連絡協議会に熊本県医師会勤務医部会の担当理事として出席しました。その特別講演で、自治医科大学学長の永井良三先生のお話は大変興味深いものでした。日本におけるチーム医療は欧米に比べあまりに異なっているのではというお話でした。永井先生の抄録をもとに発表の一部を紹介したいと思います。

平成二四年に三党合意のもとに決定された社会保障・税一体改革大綱では消費税増税とともに、子供子育て、年金、社会保障制度の改革が謳《うた》われました。これを受けて設置された社会保障改革国民会議は本年八月に報告書をまとめました。

この中で、特に勤務医にとって、医療職種間の職務見直しによるチーム医療のあり方が関心を呼んでいます。

日本では、医療職種間のチーム医療が不備なために、病院勤務医には多大な負担を生じています。このため一定数の医師の増員は必要ですが、外科医などでは医師だけを増やしても問題は必ずしも解決しないといわれています。日本の人口一〇万人あたりの外科医数は米国の一・七倍、心臓外科医数は三倍、脳外科医数は四倍ですが、一人の外科医あたりの手術数は、心臓外科医は米国の三分の一、脳外科医は二五分の一といわれています。その理由は、米国では、医師を助ける多数の診療助手（Physician assistant）、診療看護師（Nurse practitioner）などが医療を支えているからです。米国では、日本の若手医師が行なっている手術前後の医療行為を他職種が分担することにより、質の高いチーム医療ができています。

我が国の医療現場でも職務分担を見直す時期にあると思われます。しかし、米国と我が国では医療事情が異なりますので、米国のシステムをそのまま導入するには多くの問題がありすぎます。今後、一定期間研修を受けた看護師の医療行為の拡大などを含めて、他職種の職務についても制度の検討がなされる予定です。

一日亭《いちじつてい》

いつもタイムリーな話題を提供するようにしていますが、時々話題に事欠く時もあります。そこで、今日は、少し病院と関係のある歴史の話です。

江戸時代、現在の附属看護学校があるところは、細川藩の家老・松井家の下屋敷があったところです。当時、その場所はまわりより一段高くなっているため、北西方向から南東に至るまで眺望が開け、たいそう眺めのいいところでした。そこで、その眺めを楽しむ瀟洒《しょうしゃ》な二階建の家屋が作られました。この建物は一日亭と呼ばれ、まわりには松を配した立派な庭作りがなされていました。今の院内のローソンの傍にある灯籠などもこの庭にあったと思われます（一日亭につきましては、その写真と絵図が残っていますので、実際に確認することができます。灯籠なども絵図中に描かれています）。この建物の豪華さは世に聞こえていたらしく、熊本城が軍用地になり明治四年に一日亭が撤去された後も数奇な運命をたどりました。今日はそのことを記してみたいと思います。

明治四（一八七一）年の廃藩置県後、二の丸の松井家別邸（一日亭）は、長崎生まれの緑屋栄造という人が、これを買い受けて京町本丁（新堀町）に移し、翁屋《おきなや》という名前の料理屋を営業しました。その後、三浦栄次という人（緑屋栄造と同一人物？）が、坪井立町に移し、一日亭と昔の名前をつけ多くの芸子を抱えて遊郭を営業しました。しかし、明治一〇年の西南戦争で焼失しました。

戦後、すぐにまた新たに建築し営業を再開していましたが、明治一三年に遊郭が二本木に移された時、一日亭も二本木に移りました。一日亭は、盛時には一〇〇人を超す娼妓をかかえていたという東雲楼《しののめろう》と比較されるほど大きく、明治四二年刊行の『熊本の遊びどころ』には「熊本の地、旗亭多けれども、最も古くして、最も大なるものは、二本木遊郭内の一日亭本店と為す」と記されています。その豪壮な構えから政治家や官僚達の好みに合って、よく利用されていたといわれています。

三浦栄次の後を継いだ、養女で女将の三浦ジンは男勝りで侠気があり、中国革命に奔走する宮崎滔天を密かにかくまったり、滔天からの借金の依頼にお金を送ったりしています。相場師・中島茂七の東雲楼の東雲券に対抗して一日券を作り張り合ったのも有名でした。

三浦ジン（一八七七〜一九四八）は伊予松山、堀江（今の松山市）の忽那家に生まれました。一〇歳の時、親類である熊本の三浦家養女となり、一日亭の娘として育ち、一生を独身で過ごしました。この三浦ジンをモデルに、二本木が舞台の映画が、五社英夫監督、樋口可南子主演の「陽炎」です。熊本大学医学部解剖学教授で、熊杏会（熊本大学医学部同窓会）の会長も務められた忽那将愛氏は、三浦ジンの甥にあたります。また、熊本医科大学の学長であった山崎正董氏は、同じ四国出身ということで大変ひいきにされ常連客だったそうです。なお、一日亭はジンの死後取り壊されました。ジンは、二本木、常通寺の三浦家の墓に眠っています。

（以上の内容は、参考文献によりましたが、いずれも正確な検証はなされておりませんので一部不正確な記述もあるかもしれません。ご容赦ください。）

参考文献：（1）井上智重：滔天が頼った「一日亭」の女傑　三浦じん、『異風者伝』熊本日日新聞社、二〇一二　P二三四‐二三八。（2）富田紘一：「熊本城の歴史と探訪」第二八回　二の丸（9）古城・桜馬場（1）、「熊本城」復刊第九〇号、二〇一三　P四‐五。

ノロウイルス・インフルエンザによる院内感染とその対策

今週に入り、全国的な寒波が来て、毎日寒い日が続いています。例年、〇℃以下になると、入院患者が激増します。今年も例外でなく、精神科病棟の七南病棟を別にしますとほぼ満床の状況です。救急からの入院受け入れに支障をきたしますので、転院・退院の促進をお願いします。

この時期には、ノロウイルスによる感染性腸炎、インフルエンザが流行します。病院でもっとも危惧しますのが、院内でのこれらの感染症の蔓延です。

ノロウイルスは、もともと乳幼児下痢症の原因ウイルスですが、最近は、遺伝子型「GⅡ/4」と呼ばれる感染力の強いウイルスがあらわれ、今や全世界で成人や老人にも感染します。感染経路は、感染者の糞便や嘔吐物から手指を介する経口感染がほとんどで、ドアノブ、カーテン、リネン類、日用品などを介して感染します。従って、予防は、食前の手洗いと、環境整備が重要になります。また、病棟では嘔吐物や乾燥したゴミに付着したウイルスによる飛沫感染や空気感染も起こりますのでマスクの着用が必要です。新聞などで毎日のように、ノロウイルスの院内感染事例が報道されますが、当院でも過去に、とてもひどいノロウイルス院内感染を経験しました。私はこの時の院内感染対策委員長でしたので、その時の苦労を忘れることができません。ノロウイルスには特効薬などありませんので、患者を隔離し、ひたすら感染を防止することしかありません。この時は、複数の病棟を閉鎖し、連日病棟ごとの感染者（患者及びスタッフ）の詳細なデータを作り感染経路を特定しながら対応しました。沈静化するのに一ヵ月以上かかったと思います。

また、ノロウイルスは食中毒の原因ともなり、今日も静岡県で、給食により九〇五人の子供に食中毒を起こしたとの報道がありました。この感染経路は、二つ考えられ、食品取扱者（食品の製造等に従事する者、飲食店における調理従事者、家庭で調理を行なう者などが含まれます）がノロウイルスに感染しており、その者を介して汚染した食品を食べた場合と、もう一つはノロウイルスに汚染されていた食材（カキなどの二枚貝などが多い）を、生あるいは十分に加熱調理しないで食べた場合などです。当院の調理室でも、食中毒には十分な注意が払われています。

インフルエンザの院内感染事例は、当院でも毎年あります。面会者や、スタッフによる持ち込み事例が多く見られます。インフルエンザは、ほとんどが飛沫感染ですが、ドアノブなどからの接触感染もあります。インフルエンザ院内感染の場合の対応は、患者を隔離するとともに、インフルエンザ罹患患者と接触した可能性のある患者やスタッフへのタミフルの予防投与が最も効果があります。

二つのウイルスとも、スタッフからの持ち込み感染がありますので、症状の出たスタッフは、必ず上司に届けて（感染経路を調べる上で最も重要です）、患者さんに感染させないように、速やかに休んでください。届出を受けた上司の方は、感染制御室へ報告してください。

亡くなった患者さんのご家族からの手紙

大寒も過ぎましたが、寒い日が続きます。

さて、私のところには、時々患者さんや、患者さんのご家族から直接手紙が届きます。

今までは、そのほとんどが苦情・クレームなどで、封を開けるのも気持ちのいいものではありませんでした。ところが、先日いただいた手紙は、今までとは全く異なる内容でした。私は、この手紙を読み、震える程ど感動しました。それは、一ヵ月半ほど前に亡くなられた患者さんの娘さんからのお手紙でした。そのお手紙を原文のまま記します。

「私の母は、昨年まで、国立病院で治療を受けておりました。先日亡くなりまして、手つかずだった母の部屋を片付けておりましたら、入院中のことが書かれていた日記が見つかりました。そこには○○さんという○○○科の受付をされている方と思われる名前が沢山ありました。とても明るく、とても丁寧に、どのような方にも同じように接しておられ、細かい部分にも目の行き届く仕事ぶりに感心すると。長い待ち時間の中、母の近くに座っておられた他の方も○○さんを誉めていたこと。まるで自分の娘のことのように嬉しかったと。母の日記の中には、○○さんに会いにいくのを楽しみにし、会えば、笑顔で励まされ、辛い治療も頑張れると書いてありました。母を病院に行く気持ちにさせていただき、希望の光になるような方を受付という場所へ人事していただき、院長にどうしても感謝の気持ちをお伝えしたくて手紙を書いた次第です。母が亡くなり、私は心に大きな穴が開いているような心境だったのですが、この日記を読んでいたらとても心が和み、落ち着けました。母に代わり、有難うございましたと、○○さん、そして病院の皆様にお伝えします。本当にお世話になりました。」

この手紙を読んで、この病院には本当に素晴らしい職員がおられることを改めて知りました。正に病院の誇りです。○○さんには、お手紙をお見せして、心から御礼を申し上げました。○○さんは、とても驚いておられましたが、この患者さんのことがすぐには思い出せず、心当たりの患者さんが何人かおられるとお聞きし、さらに驚きました。お手紙の最後に書いてありましたように、娘さんのご希望により病院の皆さんにお伝えしました。

ＲＫＫ熊本放送局でテレビ収録

皆さん、寒さが続きますが、毎日元気で頑張っていただきありがとうございます。それでも、最近、晴れた日は、午後からはポカポカして日差しの強さで春が近いのを実感します。猛威を振るったインフルエンザもやっと下火になってきました。ソチオリンピックの浅田真央さんは残念な結果でした。でもフリーは素晴らしかったですね。さて、昨日（木曜日）は、以前よりＲＫＫテレビから依頼のありましたテレビの収録に出かけました。番組は、三月一日土曜日の報道特集前のローカル枠一〇分（正味七分です）に、当院の紹介をおこなってくださいとのことでした。従って、もちろん無料でしたので、喜んで収録に出かけました。私の原稿をもとに、放送局が番組に仕立ててくれます。

決められた時間に放送局に行きますと、すぐにスタジオに通され、収録が始まりました。司会は、ベテラン福島絵美アナウンサーです。全く練習などなしで本番です。スタジオはライトの加減でとても暑く、口がからからに乾燥して、それに緊張するものですから、一行か二行の文章が、なかなか宙で言えません。ＮＧの繰り返しで、かなり迷惑をかけました。最後は、紙に書いたカンニングペーパーを見ながらしゃべり、やっと収録が終了しました。ドッと疲れが出ました。おそらく番組内の私は、疲れ果てた顔で見られたものではないでしょう。今までもＴＫＵで、二回ほどテレビの収録をしたことがありますが、その時は司会者はおらず、最初から最後までカンニングペーパーを読むだけでしたので楽でした。今回は司会者と会話を交わしますので、そのことでとても緊張しました。

この番組は外部の人に見せるものですので、まあ皆さんは見ないで結構です。

平成二六年度診療報酬改定について

朝夕は冷えますが、日中は日に日に暖かくなり、〝春遠からじ〟と感じます。

二月も今日までで、明日からは三月です。今年度も、ひと月を残すのみとなりました。

さて、四月からは、二年ごとの診療報酬改定が実施されます。世界に類を見ない少子高齢化社会を迎えた日本では、団塊の世代が後期高齢者（七五歳）となる二〇二五年までに、抜本的な医療制度の改革が必至となっています。来年度は、このための医療制度改革の初年度となり、今までと大きく診療報酬内容が変わります。先の二月一二日に診療報酬改定の答申が中医協から厚労省に提出されましたので、改定のほぼ全容が明らかになりました。

特に今回の大きな変化は、病床の機能分化の推進です。現在、急性期病床といわれる看護配置七対一病棟は、全国で約三四万床ありますが、来年度は九万床を減らすことが見込まれています（最終的には一八万床に減らす予定です）。この「七対一看護配置」とは、入院患者七人に対して、常時看護師一人以上を配置するというもので、減らされる病床は、急性期後の受け入れを目的として新設された地域包括ケア病棟（一三対一）（今までの亜急性期病棟）への転換が見込まれています。また、在宅医療の推進も、もうひとつの柱で、七対一病棟の認定基準に、退院患者の七五％以上が自宅や在宅復帰機能を持つ病棟、介護施設へ退院することが盛り込まれています。

このように、今までにない大掛かりな改訂になっていますので、少しでも早い対応が必要になります。当院では、経営企画室を中心に、勉強会などを行ない対処していますが、専門的な事項に関しましては、各診療科並びに各職場の協力がぜひ必要です。昨日、各診療科長及び職場長に、診療報酬改定の変更点をまとめた資料を配布しましたので、各診療科及び職場で検討して下さい。後日、経営企画室と診療報酬改定に該当する各診療科及び職場とのうち合わせを行なう予定です。

平成二五年度看護学校卒業式・謝恩会

国立病院機構熊本医療センター附属看護学校・第六五期生の卒業式が、三月四日火曜日午前一〇時から、研修センターホールで厳粛に行なわれました。六五期生は四〇人で、開式の言葉の後直ぐに、全員に学校長から卒業証書が授与されました。最近の学生の名前は、むつかしくて読めないものが多く、昨年は、平仮名の名簿を横に置いて読み上げたのですが、一人だけ間違って読んでしまいました。それで今年は、すべての卒業証書の名前の横にポストイットを貼り、看護学校主事にそこに平仮名で名前を書いていただきました。これは効果抜群で、昨年のように横に置いた名簿を確認する必要もなく、間違いなく読み上げられました。

そのあとは、成績優秀者四名に学校長賞を授与し、続いて、皆勤賞、精勤賞をそれぞれ七~八名に授与しました。多くの生徒さんが、ほとんど休まないで通学していたことがわかり驚きです。いかに当院の看護学校の生徒さんが真面目で熱心であるかがわかります。

そのあと学校長式辞です。型通りの式辞ですが、要点は、「I、自分自身が身体的にも精神的にも健康であること。Ⅱ、患者さんやご家族の立場に立って、物事を考えることのできる心豊かな人間に成長してほしい。Ⅲ、社会に出たら、挨拶と接遇がとても大事であること」でした。今回は特に、最近感じているⅢを加えました。

そのあと、祝辞紹介、来賓紹介、花束贈呈、在校生式辞と続きます。在校生式辞は、二年生の代表が、卒業生に対して今まで大変お世話になったと感謝の気持ちを表した、とても丁寧で心温まる内容でした。その後、卒業生の答辞があり、お世話になった全ての人への感謝と、みんなとの別れに対する思いと、将来に対する決意を述べて、とても感動的でした。校歌斉唱の後、卒業生全員による別れの歌が歌われました。歌は、作詞・作曲　川島あいの「旅立ちの日に」でした。大変静かな歌でしたが、ハーモニーが素晴らしくとても心に響きました。みんな泣いていましたがとても綺麗に歌えていました。閉式のあとは、みんな明るく笑って退場しました。謝恩会は、一九時よりKKRホテル熊本で行なわれましたが、いつものように大変感動的で楽しい会となりました。詳細は、次年度参加されればわかります。

研修医旅立ち

本日、熊本地方気象台は、古町小学校の一つの桜の木で、五つの開花を確認したことで桜の開花を宣言しました。いよいよ今年も春がやってきました。市内の多くの小学校では卒業式が行なわれたそうです。幹部会議の送別会も昨晩行なわれましたが、いよいよお別れの日が近づきました。また、本日午前一一時から、研修医一八人（うち歯科研修医二名）の研修終了証書授与式が会議室で行なわれました。そして今晩は午後七時から、研修終了祝賀会が交通センターホテルで行なわれます。立食ですので、予約なしでも参加できます。時間がある方は、ふるってご参加願います。研修を終了された一七人（熊本大学のたすき掛けの一人も入れて）の先生方は、すべて、当院を去られます。医科の先生方一七名の進路は、熊大病院医局に一四名（消化器内科三名、消化器外科二名、循環器内科二名、泌尿器科二名、神経内科一名、小児外科一名、精神科一名、腎臓内科一名、代謝内科一名）、その他、福岡大学形成外科一名、九州大学耳鼻科一名、岡山済生会外科一名となっています。全ての研修医の先生が将来に向かって大きく羽ばたいていただきたいと祈念しています。また、研修医の先生方には当院を離れられても、当院のことを忘れずに、いつかは帰ってきて当院の職員となり我々と一緒に働いていただけたらと思っています。

次年度の研修医も、フルマッチで一六人、たすき掛けで熊本大学から一名、そして歯科研修医二名を含めますと、一九人の方が当院で研修されます。一昨日に医師国家試験の合格発表があり、当院の一六人は全員合格でした。

今後とも、職員の皆様方には当院研修医のご指導を宜しくお願い致します。

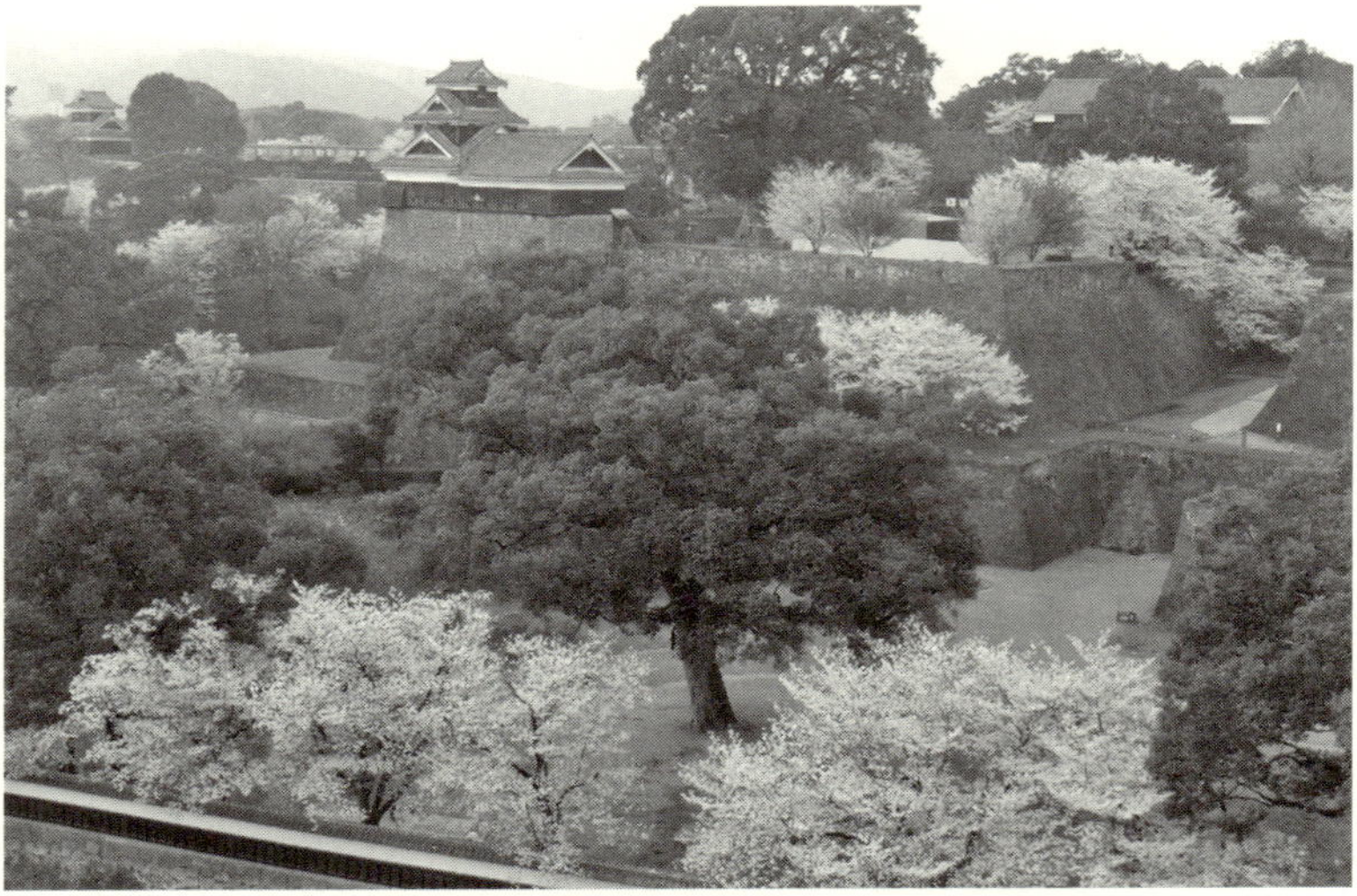

桜満開の熊本城内（熊本地震被災前）

平成26年度

平成二六年度新規採用・転入職員の皆さん、ようこそ

熊本の桜は先週末の風雨で散り始めました。その桜吹雪の中、当院は、新規採用及び転入職員を迎えることができました。三月三一日に当院を去られた職員数は約一五〇人でしたが、四月一日の朝に辞令を交付したのは約一八〇人でした。従いまして少なくとも三〇人の増員になります。また、当院の機関車であります常勤医師数も九五人から九九人にわずかですが増加しました。新規採用・転入職員の皆さん、新しい職場で、きっと戸惑いや不安があると思います。当院は、オリエンテーションでもお話しましたとおり、〝最新の知識・医療技術と礼節を持って、良質で安全な医療を目指します〟という基本理念のもとに患者さんのための医療を実践していきます。折しも四月からは、近年に見られないほどの改革を目指した診療報酬改定がなされ、かつ消費税の八％増税も始まりました。この二つの事項は、当院の経営環境にも大きな影響を与えます。しかしながら当院の歴史を振り返ってみますと、もっともっと過酷な状況は幾度もありましたが、いつも職員一丸となって荒波をくぐり抜けてきました。新規採用・転入職員の皆さん、どうぞ安心してこの病院の一員となっていただき、一緒に楽しく働きましょう。いつまでも初心を忘れず、それぞれの持ち場で、なくてはならない人になってください。また、新規採用・転入職員を受け入れる職員の皆さんは、慣れない仕事に十分な心配りをしてあげて、温かい気持ちで迎えてください。

社会人連携大学院博士号取得おめでとうございます！

当院の臨床研究部は国際医療協力をメインテーマとして途上国医療従事者の教育・実習や講師派遣、相互交流などを行なっています。また、臨床研究部には社会人のために連携大学院（熊本大学大学院医学教育部　外科再建医学講座　臨床国際協力学分野）が設置されています。当院に勤務する職員が、働きながら熊本大学大学院に在籍し、博士号を取得することができます。現在、当院は、客員教授一名（芳賀克夫臨床研究部長）、客員准教授二名（高橋毅副院長、武本重毅臨床検査科長）のもとに社会人大学院生を有し、平成二三年三月に初めての医学博士号取得者（小寺厚志先生）を出しました。そして今回、麻酔科の宮﨑直樹医長が、二人目の博士号取得者となられました。宮﨑先生は、大変多忙な麻酔科の日常診療にもかかわらず、当院の資料以外に、いくつかの協力病院を訪問しながら、せっせと資料を集め、芳賀臨床研究部長の指導の下に、臨床研究で立派な成果を挙げられました。本当に素晴らしいことです。誠におめでとうございました。

現在、タイ・コンケン病院からこられている大学院生ラティオンさん（看護師）も、既に英文論文を投稿し、三人目の博士号取得者をめざされています。そのほかにも四名の医師が社会人大学院生として在籍し、臨床研究に励んでいます。当院のような連携大学院は、県内にもありますが、実際に博士号取得者を輩出することは非常に稀と思われます。国立病院機構熊本医療センターは、これからも地域の急性期中核病院としての責務を果たすとともに、診療、教育、研修、研究にも力を入れていきます。

新任医師研修：ビジネスマナーについて

先週の金曜日と土曜日に、恒例の新任医師研修がエミナースで行なわれました。この中で、特に土曜日の午前中を使って、ビジネスマナーについての講習がなされました。

この研修には、新任医師の他、院長、副院長、統括診療部長、教育研修部長、教育研修科長、事務部長、管理課長などの幹部職員も多数参加しました。この講習は、社会人として知っておかねばならない普通の基礎的マナーの紹介と実習からなっていました。講師は、元日本航空のアシスタントパーサーの方でした。

恥ずかしながら、六〇歳を過ぎてほぼ公務員を終了しようとする私は、この〝社会人として知っておかねばならない普通の基礎的マナー〟が、知らないことばかりで、少し大げさに言えば、もっと若い時にこんなことを教えてもらっていたら自分の人生も、もう少し変わっていたのではないかと思った程でした。

例えばお辞儀の仕方、まず相手の目を見て、声を出して挨拶をしてからお辞儀に入ります。お辞儀はすばやく頭を下げ、ひと呼吸静止し、ゆっくり頭を上げ（このゆっくり頭を上げるのがポイントだそうです）、再び相手の目を見ます。この際、頭だけ下げるのではなく、首と背中が真っすぐなまま腰から上体を傾けます。お尻を後ろにつきだす要領で、上体を前に倒すと、美しいお辞儀になるそうです。またペコペコ何度も頭を下げる人がいますが、何度も頭を下げるのはよくなく、丁寧に一度行なうのが正しいお辞儀です。お辞儀の角度が、丁寧さの度合いを表します。一五度くらい頭を下げるお辞儀は「会釈（浅い礼）」、三〇度は「敬礼（普通の礼）」、四五度は「最敬礼（深い礼）」と呼ばれております。時と場合により使い分けます。お辞儀だけでもこれだけ学びました。

その他、正しい名刺交換の仕方、男性の身なり、特に背広やネクタイの仕方、女性の頭髪の染め具合、ヘアカラーの度数は五ないし六が限度で七はＮＧであるとか。また、名刺入れは名刺を差し出すお盆の役目もあることから、若い人がよく使う薄い金属の名刺入れはＮＧで、革などのちゃんとしたものを使うことが原則だそうです。また名刺入れは背広の左内ポケットにいれ、常に胸より上に掲げて、相手が読みやすい向きにし、正しくは名刺入れの上に置いて渡す。筆記具は背広の左内ポケットの下の小さいポケット、携帯はさらにその下方のポケットに入れると教わりましたが、その時着用していた背広に筆記具用や携帯用のポケットがあることさえ知りませんでしたので目からウロコでした。そういえば、背広にはいろんなポケットがあるなとは思っていました。以上の他にもいろいろ習いましたが、改めて、このような一般社会人が普通に使っているマナーを知っていることはとても大事だと思いました。こういうことを知っていることは、きっと立派な接遇にもつながると思います。

そういう話を看護部長さんと話しておりましたら、看護部長さんは以前にビジネスマナーについて厳しい上司に指導を受けたことがあり、その時すぐにビジネスマナーの本を買って勉強したそうです。みなさんも興味あるかたは、インターネットで簡単にビジネスマナーについて調べられますので、ぜひご一読いただきたいと思います。

看護宿舎完成・入居開始

四月も終わり、連休に突入し、早くも新緑の五月が始まりました。新任の職員の皆さん、もう当院に慣れられましたでしょうか。五月病などにならないように、連休はしっかり体を休めて英気を養い、休日後はまた元気で勤務してください。

さて、当院では、看護師さんの宿舎（借り上げマンション）を建設していましたが、予定より約一ヵ月遅れて完成し、四月二六日から入居が始まりました。この宿舎は、当院から徒歩四分のところにあり、一〇階建て、四五室あります。1LDK（三七・三四㎡）で、設備は、オートロック・バス・トイレ・カウンターキッチン・ウオークインクローゼット・エアコン付きで、一人で住むには十分なスペースがあります。既に早速三〇名の新規採用の看護師さんが入居されました。

当院には、ずっと以前には、今の救命救急センターにあたる所に、三棟からなる看護師宿舎がありました。しかし、老朽化して壊され、その場所に新病院ができましたので、約二〇年間、当院に看護師宿舎はありませんでした。

四年前に新病院が完成しましたので、今まで遅れていた職員のためのアメニティの向上の一環として看護師宿舎を新築することになりました。当初、三月には完成し、四月一日から入居できる予定でしたが、工事中に思わぬ地下水脈に当たり、その処理工事のために工期が遅れてしまいました。このために入居希望者の方には、入居開始までレオパレスなどに仮住まいをしていただきご迷惑をおかけしました。入居後は、快適な環境で、楽しんで暮らしていただけるものと思います。当院では、今後も職員の満足度向上を目指した取り組みを行なっていくつもりです。

患者様の声シートから

梅雨というのになかなかまとまった雨が降りませんね。他の地方では、大雨で避難したなどのニュースが入ってきます。

今年の夏は、エルニーニョ現象のため異常気候で、冷夏が予想されています。皆さん体に注意されて体調を崩さないようにしてください。

さて、幹部会議では、毎週患者様の声シートをみて、当院運営の参考にしています。そして必要であればすぐに改善するように努めています。

以前、当院の患者満足度調査の結果をお知らせしましたが、接遇がまだまだ改善されていないとお話ししました。そして職員同士の挨拶は向上しましたが、患者さんへの挨拶をお願いしたいと要望しておりました。

以前は、投書はほとんどが苦情のお言葉が多かったのですが、最近は三~四割は感謝の投書です。このような場合、その都度、現場の皆様にお知らせします。もちろんお咎めの投書も現場にお伝えしています。

最近の患者様の声シートで、特に私がうれしかった二つのお褒めのお言葉を皆さんに披露します。まず最初は、東七病棟への無記名の投書です。

「忙しいお仕事の間に、通り過ぎる時、どのスタッフの方も頭を下げてくださるので、温かく迎え入れられた気分になり治療をがんばろうと支えになりました。きちんと教育を受けた方が働かれている職場なんだなと印象深く感じました。またこれからも治療をがんばろうと決心しました。」

職場の皆さんの患者さんへの温かい雰囲気と思いやりが、患者さんにとっていかに支えになるのかと改めて感じました。

次は、外来への無記名の投書です。

「つらい化学療法を受けに来ることは精神的にも落ち込んでしまうようになってきましたが、帰りに車椅子を押してくれながら立ち止まり、〝全面的に支えていきます〟と心を寄り添ってくださった看護師さんの顔を思い出しながらやっぱりがんばろうと勇気をいただきました。」

看護師さんの温かい言葉は、患者さんの診療にいかに大きな影響を与えるか、本当に驚きます。

医療従事者の優しく温かい態度や言葉が患者さんをどれだけ助けてあげられるか、私達はもっともっと認識するべきだと思いました。

〝患者申出療養〟(混合診療)について

混合診療という言葉を知っていますか。

混合診療とは、公的医療保険が使える診療と、保険で認められていない自由診療を組み合わせることです。今まで、国は混合診療を原則禁止しており、もし自由診療を行なうならば、保険診療部分も含め全額が自己負担となります。例えば、歯科のインプラントなどが自由診療ですが、この場合、保険は全く使用できず全額自己負担となります。

安倍晋三首相は六月一〇日、今まで原則禁止していた混合診療を解禁すると発表しました。患者の申し出に基づいて外国では使用していても国内では使えない抗がん剤などの国内未承認薬を混合診療として使えるようにする新たな仕組み「患者申出療養（仮称）」の創設です。

患者申出療養の実施に当たっては、先例のない治療については全国一五の臨床研究中核病院（国立病院機構では名古屋医療センターです）が国に申請し、安全性、有効性を迅速（原則六週間、現行は平均六～七ヵ月）に審査。二例目からはさらに審査を短縮し、危険性の低い治療については患者に身近な地域の病院や診療所でも受診できるようにします。最終的には保険適用を目指すとのことです。

時期は、来年の通常国会に健康保険法の改正法案を提出する予定です。

日本医師会、日本歯科医師会、日本薬剤師会の三団体は、「国民皆保険制度の崩壊をもたらす」「医療の格差拡大につながる」などとして混合診療の拡大に反対してきましたが、「安全性の確認と将来的に保険適用を目指すことが盛り込まれ、最低限の担保がされた」と、政府の規制改革会議の答申を容認する姿勢を示しました。

混合診療拡大は、保険給付の縮小による患者負担の拡大、国の医療費負担削減、経済的理由によって新たな医療技術の恩恵を受けられない患者が出てくるなどの危惧も指摘されており、議論のあるところです。この制度が、すべての国民のためになるように、正しく運用されていくことが望まれます。

胃内視鏡検査：体験談

今、当院では職員の検診が行なわれています。その中で四〇歳以上の希望者は、上部消化管の内視鏡検査を受けることが出来ます。私は、還暦になるまで内視鏡検査は受けたことがありませんでしたが、最近は、ほぼ毎年受けています。私は、今週の木曜日にその検査を受けました。

杉和洋消化器内科部長が、前処置、鎮静剤ホリゾンでの医療事故が、全国の施設で多発することを重要視され、当院消化器内科ではホリゾンに代えて、ドルミカムを使用し、さらに検査中の点滴ラインの確保と、検査中、検査後の血圧測定、SPO2モニター着用により、より安全な検査システムを構築されました。今回は、この新しいシステムでの検査になりました。

私は朝八時一五分頃に、消化器病センターに行きましたが、すでにお一人先客がいらっしゃいました。その方が、検査室に入られて、少し経ってから看護師さんが、ガスコン®（消泡剤：白い液体で胃をきれいにします）をくれます。一気に飲みました。次に、点滴ルートの確保で、生食ロックを行ないます。今まででしたら次にキシロカインビスカス®（のどの麻酔）を三～五分間、のどに溜めたのち、ゆっくり飲み込みましたが、もうこの処置はしないそうです。また、胃の運動を止める痛い注射（ブスコパンなど）もありませんでした。

午前九時頃、前の方の検査が終わり、私の番となりました。促されて貴重品をロッカーに入れ、浴衣のような検査着をはおり、検査室に移動します。ベルトを緩め検査台の上で、左側を下にして横向きに寝ます。担当の先生に挨拶し、今の状態や、上部消化管内視鏡検査を受けたことがあるか、ピロリ検査をしたことがあるか、前処置の鎮静剤を希望するかなどの問診が行なわれました。その後、キシロカインスプレー®により、のどを麻酔し、マウスピースをくわえました。その後、先生の指示で、ミタゾラム（ドルミカム）二㎎を静注されました。今まで使っていたホリゾンの場合、血管痛を伴いますのですぐに静注されていることが分かりましたが、今回はその痛みはありません。しかし、ホリゾンほどではありませんが、少しからだが熱くなるような感じがあり、薬物を投与されていることを実感しました。その後、意識は遠くなりましたが、完全に眠ることはなく、テレビのモニターは途中まで見えておりました。しかし、その後の記憶はなく、いつの間にか気がつけば待機室のベッドに寝ていました。三〇分くらいで意識が戻ったと思いますが、少し眠気がありましたのでもう少し寝ようと思い、あと三〇分くらいまどろんでいました。そうすると、となりの患者さんのＳＰＯ２モニターのブザーが鳴っています。すぐに看護師さんがやってきて、そのモニターをつけた患者さんに、大きな息をしてくださいと声かけをしていました。患者さんは、「はい」と答えられ、すぐにブザーはやみました。看護師さんに聞きますと、鎮静剤のせいで、眠りが深くなると呼吸が遅くなり、ＳＰＯ２が九〇％を割るそうです。九〇％を割るとブザーが鳴るようになっています。なんと私にも同じようなことがあり、名前を呼んでいただいたそうです。声かけするだけで眠りが浅くなるそうです。これはこのモニターは大変重要で、医療安全にすごく役に立っているなと実感しました。

その後、起きましたが、丁度午前一〇時半でした。ホリゾンの場合と比べ、精神状態がはっきりしており、全く眠気など感じませんでした。担当の先生から丁寧な説明があり、ピロリ菌の抗体検査陽性の割には、胃の粘膜の萎縮もなく、立派な胃であるといわれ安心しました。最近お酒をひかえ、宴会がないのも影響していたと思います。いつも感じることですが、私の場合は鎮静剤を使うことで精神的にも安心できるのか肩の力も抜けて、この内視鏡検査はとても楽に感じております。喉の違和感など全くありませんでした。一一時半からは、定期の会議を行ないましたが、まったく普通でした。

消化器内科の先生、看護師さん、いつもながら有り難うございました。これで一年間安心です。

職員食堂の「トルコライス」

昨日は台風が直撃するということで、その前日の夜、事務をはじめとして多くの職員が台風対策をしていただき有り難うございました。また、遠方にお住まいの方は、当日交通が麻痺することを予想して、研修室Ⅱの〝にわか宿直室〟にお泊まりいただきご苦労様でした。幸い、雨・風もそれほどひどくなく助かりました。しかし、今後も天候不順が予想され、これからも台風の発生があると思います。今回のように台風などに対する準備をしておくことはとても大切だと思いました。

さて、最近、皆さんもお気付きのことと思いますが、当院の職員食堂のメニューが院内ランに紹介されております。特に本日のメニューは、写真付きです。私は、お昼は玄米食を食べるために市販の弁当を注文しております。ところが、昨日は台風のため、その弁当屋がお休みでした。それで久しぶりに職員食堂に出かけました。そこではほとんどの人が、おりに入った〝彩り定食〟を食べておられました。かなり豪華な作りで思わずそちらにひかれましたが、食券購入機をみて、メニューが増えているのに驚きました。その中に、「トルコライス」がありました。これは、以前テレビで見て、長崎に行ったら必ず食べようと思っていたメニューでした。早速頼みましたところ、食堂の職員が少し驚いた顔をされたので、「トルコライスありますか」と思わず確認しました。「あります」との返事で、ほっとしました。待つことしばらく、やってきました。大きな皿に、ドライカレー、スパゲッティナポリタン、豚カツ、野菜サラダ、キャベツのサラダがのっています。それにスープ。これこそ、まごうべくもない本物の「トルコライス」です。あとで調べましたところ、本当はピラフが普通らしいのですが、ドライカレーでも可ということでした。私は断然ドライカレー派でしたので大満足でした。豚カツもシャキシャキしてとても美味でした。これで四六〇円はかなりリーズナブルと思いました。

ご存じの方が多いと思いますが、「トルコライス」は長崎で一九五〇年代に出現したといわれています。初めて考案したと主張する店が複数存在していますが、命名も含めて正確な発祥は不明です。名称に「トルコ」とありますが、トルコには類似した料理はないとのことです。

「トルコライス」で最も一般的なのはピラフ（ドライカレー風も有）、スパゲティナポリタン、デミグラスソースのかかった豚カツというのが一般的な組み合わせで、盛り付けはピラフとスパゲティとサラダを皿に盛り、その上からカツカレーのごとく豚カツをのせることになっています。職員食堂の「トルコライス」もほぼそのままでした。少々カロリーは気になりますが、まだ未経験の方にはおすすめします。

医療は、やさしさだ

なかなか梅雨があけません。しかし、昨日からセミの鳴き声が聞こえました。もうすぐ真夏と思います。皆さん夏休みはもうとられましたか。数年前から、機構では、職員が休暇を取りやすいように、六月から一〇月までを夏季休暇期間として、この間、夏季休暇をとっていいことになっています。楽しい夏季休暇で英気を養ってください。また、各職場で、仕事に支障がないように計画的に夏季休暇をとってください。

昨日、当院の先輩の先生とお話をする機会がありました。その先生は、数ヵ月前に、当院の○○診療科を受診するのでよろしくと私にお願いされていたのですが、私は失念しておりました。そうしましたら、先生はすでに受診されておられました。私は、これはまたお叱りのお言葉を拝聴するのではと一瞬構えてしまいました。ところが、先生は思わぬことを話されました。

先生：「先日、○○科を受診しましたよ。○○先生は素晴らしいね。自分も開業して○十年、沢山患者さんを診てきたけど、自分が患者になって、改めて患者の気持ちがわかりました。結局、医師で大事なのはやさしさですね。」

私：「待ち時間はどうだったんですか。丁寧な診察と説明があったのですか。」

先生：「もちろんそんなこともありましたが、そんなことより○○先生の醸し出される笑顔とやさしさで、もう他のことはどうでもよくなりました。すべてお任せしますという気持ちになりました。」

この話を聞いて、私はとても気分がよくなりました。病院としては、接遇など多くの改善する点もありますが、根底に患者さんに対するやさしさがとても大事なんだなと改めて考えさせられました。患者様の声シートもそうですが、以前はクレームばかりでしたが、最近はクレームと同じくらいお褒めの言葉もあるようになってきました。少しずつではありますが、皆に愛される〝患者さんにやさしい病院〟になりつつあるように思います。職員の皆様には、今後もどうぞよろしくお願いします。

男女共同参画社会という言葉を知っていますか？

七月二一日午後四時五〇分に気象庁が、北部九州の梅雨明け宣言をしました。長かった梅雨が上がりましたら、翌日早朝から蝉の声が聞こえました。蝉は、梅雨明けを知っているのでしょうか？　本当に不思議です。

さて、私は、現在熊本県医師会の理事で、その担当分野に男女共同参画があり、一昨日、これを担当される熊本大学附属病院、熊本市医師会、熊本県医師会の皆さん方との会議に参加しました。そして週末には上京し、日本医師会主催の男女共同参画の協議会にも出席予定です。

皆さん、男女共同参画社会という言葉を知っていますか。Wikipediaによりますと男女共同参画社会とは、「男女が、社会の対等な構成員として、自らの意思によって社会のあらゆる分野における活動に参画する機会が確保され、もって男女が均等に政治的、経済的、社会的及び文化的利益を享受することができ、かつ、共に責任を担うべき社会」のこと。そしてこの理念を実現するために「男女共同参画社会基本法」が制定され、一九九九（平成一一）年六月二三日に公布・施行されました。「男女共同参画」は英語で公式に「gender equality」と表記されます。

特に医療で問題になっているのは、医師不足の問題です。医学部を卒業し医師となる方は増えていますが、女性医師の比率が増加しています。ところが女性医師は出産し、育児を行なうようになりますと、医療の現場から離れ、その後医師として復帰されない方が多いのが現実です。これではいくら医学部の定員を増やしても実際の現役医師の増加につながりません。出産・育児をしながら医師を続けるためには、病院、病院管理者、病院スタッフ、特に男性医師の理解と援助がぜひ必要です。これは一例で、当院に働く看護師さんはほとんどが女性です。また、当院の多くの職員は女性です。今後益々女性スタッフに対する配慮が必要と思います。男と女はすべての面で対等にしなさいといっても、すでに生理的な面でも男と女は異なっています。したがって社会での対等な地位を保つためには、女性に対する様々な細かな配慮が必要ですが、その端的な例が出産・育児の時期の配慮です。男女共同参画で大事なことはこのことです。私もこの方面は、とってつけた知識ですので、これから学んでいきたいと思います。ただ、私の家内は、この二五年間ずっと男女共同参画社会のボランティアをやっておりまして、妻亡き後も一本立ちできるようにとの親心とそのかされ、洗濯、掃除、ご飯の炊き方、アイロンなど一通りは出来るように鍛えられてはおります。

当院では、すでに定員一杯になっている院内保育園の大幅な拡充を計画し、おおよその建築計画の申請を熊本市役所に打診しています。また、病児保育につきましても設置の方向で検討しています。当院は今後、男女共同参画社会のモデル病院を目指すつもりですので、皆さんのご理解とご協力をお願いします。

エジプト日本科学技術大学学長来日、講演

つい最近、当院にとりまして近年にないビッグニュースが入ってきました。当院と二〇年以上にわたり国際医療協力のパートナーとして親しく交流し、私の大事な親友でもある、前エジプトファイユーム大学学長のアハメド・ゴハリー博士が、七月一日付で、アレキサンドリア近郊にあるエジプト日本科学技術大学の学長に就任しました。そして、国際協力機構（JICA：Japan International Cooperation Agency）の招きで来日し、熊本にも来てくれることになりました。

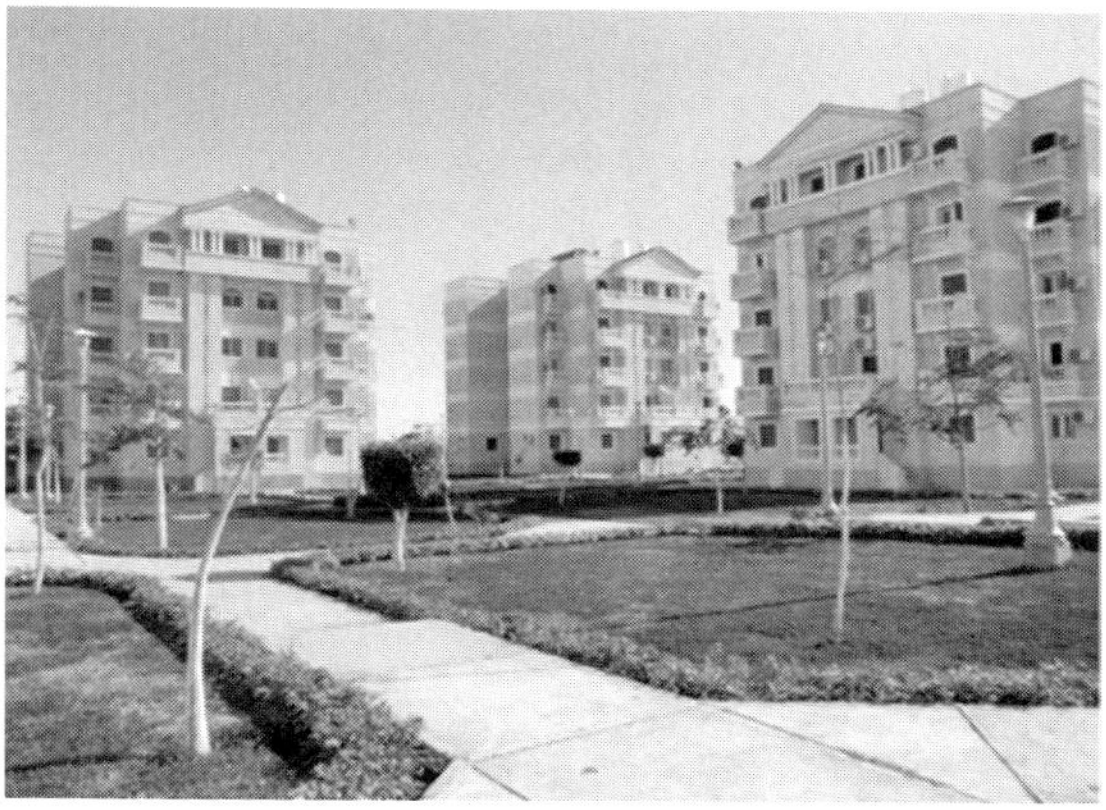

エジプト日本科学技術大学
アレクサンドリア県ボルグ・エル・アラブ市

彼と当院のつながりを簡単にお話しします。平成元年に、当院で、ＪＩＣＡの委託を受けて発展途上国の医療従事者を対象とした集団研修コース「血液由来感染症ＡＴＬ、エイズ、肝炎」が開始されました。翌年から私はコースリーダーとなり、研修員のお世話をすることになりました。研修員は上級の医師が対象で、アフリカ、中南米、東南アジアなどから一〇人程度のグループで、約二ヵ月間、当院の教育研修棟に滞在し、講義、実習、見学などを行ないますが、講師は日本のトップクラスの先生方に依頼しました。見学も東京や長崎、京都など日本各地を

回りました。このようなコースを毎年受け入れ、現在は、肝炎コースとエイズ・ＡＴＬコースに分かれ、肝炎コースを消化器内科部長、エイズ・ＡＴＬコースを臨床検査科長がコースリーダーとして継続しています。

通算すると二五年間続いています。この間、世界の途上国から約五〇〇人以上の医師がこのコースで研修したことになります。その中で、平成四年のコースに、研修員として当時エジプトスエズ運河大学病院臨床病理科助手のアハメド・ゴハリー医師が参加しました。彼は非常に熱心な研修員で、私にいろいろな注文をつけましたので仲良くなりました。当時の院長で、前ＷＨＯ疫学部長の蟻田功先生（この方が当院に国際医療協力を導入されました）が、このゴハリー医師に目をつけられ、「エジプトでこの研修と同じような集団研修コースを立ち上げたらどうか。ＪＩＣＡは、このような第三国での研修も助成している。エジプト人の講師に加え日本からも講師を派遣する。そうすれば、アフリカの人達はもっと簡単に集まることができ便利ではないか」と話を持ちかけられました。その後、同じ時に研修に来たウルグアイの医師から、ウルグアイでの国際医学シンポジウムに、ゴハリー医師と私が招待されたりして、個人的にもつながりが出来ていました。彼は、帰国後ずっとその第三国研修の立ち上げを企てていましたがうまくいかず、ついに私にエジプトに来てくれるように依頼してきました。それで、厚労省の学会派遣費をいただきエジプト血液学会に参加しました。学会には参加しましたが、ほとんどの時間、二人でカイロのＪＩＣＡ事務所と相談しながら、第三国研修の骨子を作り上げ、二年後には、スエズ運河大学での第三国研修を立ち上げました。以後毎年、当院から二名の講師を派遣しています。

スエズ運河大学は、スエズ運河沿いの町、イスマイリア市にあります。スエズ運河大学からは、我々のコースに累計で三〇人以上の方が参加し、また熊本県の国際協力事業で、当院に約一〇ヵ月滞在した人が七人、さらに熊本大学大学院に進学した人が五人以上おり、この大学を訪問すると懐かしい人達が会いに来てくれます。当院からも多くの方が講師として派遣されています。私も今までに九回エジプトを訪問しています。エジプトを訪れた人はほとんどがゴハリー医師の自宅に招待され、驚くほど沢山のエジプト料理をごちそうになります。この間、ゴハリー医師は、助教授、教授と昇進し、その後副学長、さらにカイロ近郊に新設されたファイユーム大学の学長に栄転しました。

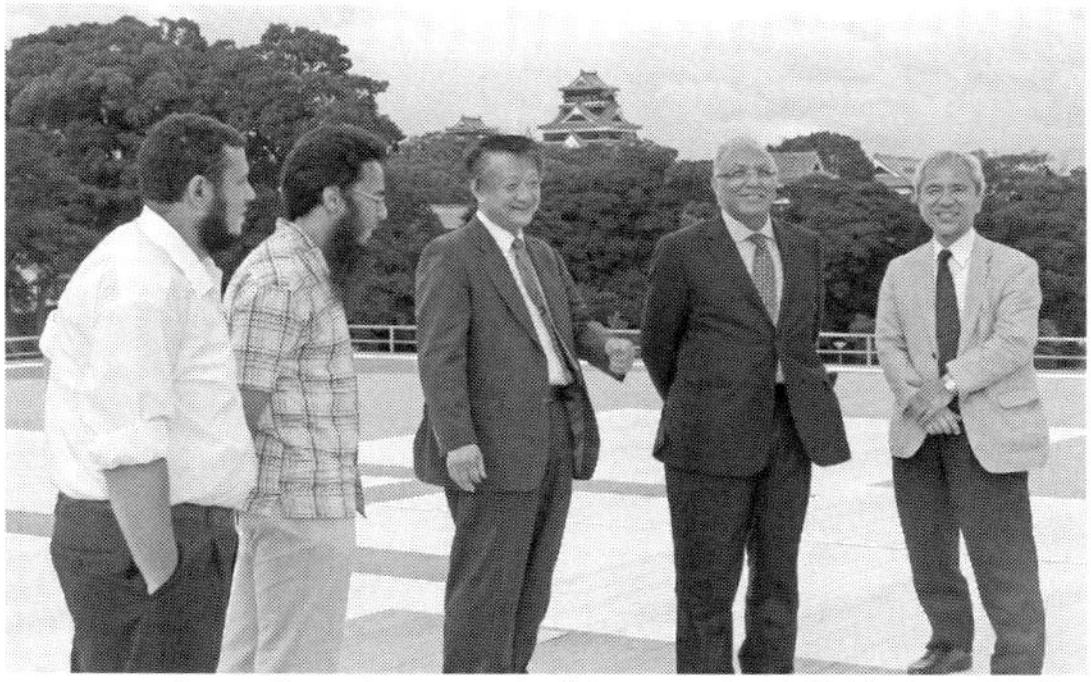
アハメド・ゴハリー エジプト・日本科学技術大学学長来院（元血液由来感染症コースの研修生）。
左よりエジプトから熊本大学への留学生２人、私、ゴハリー学長、吉浦伸二 E-JUST プロジェクトチーフアドバイザー

彼は、日本だけでなく、欧州、米国、東南アジアなど多くの国の人々と国際医療協力をおこない、世界の大学と交流しています。当院の紹介で熊本大学とも姉妹提携を結び、熊本大学開学一〇〇周年記念祝賀会にも招待されました。その時も新病院となりました当院を訪れています。しかし、アラブの春の政変で、大学学長を辞職し、再びスエズ運河大学の教授に戻っておりました。ところが、この度、エジプト日本科学技術大学学長選挙があり、見事選出されました。そのようなわけで、今回ＪＩＣＡ招請プロジェクトで、協力基幹施設である早稲田大学、京都大学、九州大学などを訪問します。大変ハードスケジュールですが、彼の希望で特に熊本まで足

を伸ばし、当院を訪問してくれることになりました。この機会に、ゴハリー教授の人となりを知っていただきたく講演を依頼しましたところ、快く引き受けてくれました。講演後は立食の意見交換会も予定しております。多数のご参加をお待ちしています。

節電の効果について

酷暑が続きますが、皆さん日々のお仕事ご苦労様です。

さて、以前、皆さんに当院の電気代が、他の機構施設に比べてとても高額であることをお話しし、節電を呼びかけました。その結果を発表します。昨年の七月と比較しました。七月は昨年と比べ大幅に節電効果がみられました。つまり昨年より多く電気を消費した日数はわずか四日間で、残りの二六日間は昨年の消費量を下回りました。総計で九・二％も下回りました。本当にご協力ありがとうございます。また、管理課長を中心とする節電ＱＣ活動グループの努力に感謝します。しかし、本当に大事なのは、最大電力使用量が消費される八月某日です。八月は七月よりも暑くなり、電力消費量も増加します。このピーク時の電力消費量が今年の電気料金の計算の基本になりますので、八月の節電対策こそ肝腎です。

皆さん八月も、より一層の節電をこまめにお願いします。私達に出来ることは、冷房、照明、パソコン、プリンターなどをこまめに調節することです。使用していない部屋の電気はスイッチをオフにしてください。また、冷房も適度な温度に設定してください。

皆さんのご協力をお願い致します。

熊本城・二の丸公園

今日は、お盆です。市内の医院などでは、お休みのところもあるかと思います。以前は、お盆はほとんどの診療所はお休みでした。従業員の方が里帰りされ、お盆をご家族で過ごされるからです。クラス会なども、この時期に開催されていました。

さて、昨日の朝のことです。この日は車で出勤し、駐車場から職員出入り口を通り院内の廊下に来た時です。ある入院患者さんと目が合いました。五〇歳代くらいの男性の患者さんで、当院の病衣を来ておられました。何かお困りではと思い、おはようございますとお声かけをしました。すると、少しうわずった調子で話しかけてこられました。

「病院の職員の方ですね。この病院は素晴らしいですね。今、二の丸公園に行ってきましたが、新緑の緑が素晴らしいです。近くにこんな場所があるなんて、いいですね。また、院内に沢山の絵が掲示してありますが、これをゆっくり鑑賞するだけで癒やされます。みんなこの病院がどんなに素晴らしいか、気付いているんでしょうかね。私は明日退院しますが、そのことを他の患者さんに伝えたい気持ちで一杯になりました。」

この話を聞いて、とてもありがたく思いました。思わず、「ありがとうございました。お大事に」とお礼を述べました。

私も、二の丸公園のすばらしさは、よく自覚しており、早春、桜の季節、新緑、黄色の季節など、たまに早く来た時には二の丸公園まで遠回りして病院に来ます。そういえば、外来の患者さんにも、よく声をかけられました。

「先生、今朝の二の丸公園は、本当に素晴らしいですよ。私は、二の丸公園をみるのが楽しみで通院しているようなもんです。」

しかし、働いていると、周りの景色などは全く目に入りません。頭の中は、患者さんのことで一杯で、あの患者さんの熱は一体何なんだろう、何が原因なのかなどと考えて病院に来ますので、通勤の途中のことなどほとんど覚えていません。今回、この患者さんのおかげで、改めてこれほど素晴らしい環境の中に病院があることを思い出しました。皆さんも何か困ったり、悩んだ時は、二の丸公園を散歩して、あの緑を満喫して、新鮮な空気を沢山吸い込んでみたらどうでしょう。きっと癒やされると思います。素晴らしい美術館とカフェテリアもありますよ。

熊本城・二の丸公園の歴史

先日、二の丸公園がどれほど素晴らしいかをお話しました。それで今回は、二の丸公園の変遷について調べましたので紹介したいと思います。

熊本城の二の丸は、当院の住所も二の丸ですので、かなり広い範囲を二の丸といいますが、本文では現在の二の丸公園に限ってお話しします。熊本城は、加藤清正が、七年かけて慶長一二（一六〇七）年に完成しましたが、その加藤時代、次の細川時代を通じて、二の丸公園は、今のようなきれいな芝生の公園ではなくて、藩主の一門や家老級など重臣の屋敷がありました。その敷地の中を豊前・豊後街道、薩摩街道が通っていました。その屋敷群の一部に、宝暦五（一七五五）年、初めて細川藩の学校である時習館が建設され、幕末まで藩校として幾多の人材を輩出しました。現在、時習館のあった場所に、「時習館跡」と示されています。

その後、明治維新となり、明治八年、二の丸公園の場所に歩兵第一三連隊が置かれ、歩兵の兵舎（歩兵営）などが建設されました。明治九年の神風連の乱では、今の桜の馬場城彩苑の場所にあった砲兵営と二の丸公園にあった歩兵営が主戦場となりました。その時の戦いの記念碑がいくつか建立されています。また、明治一〇年の西南戦争時、熊本城に籠城した官軍の将校家族避難跡も、時習館跡地の近くにあります。鎮台兵士の妻子達が弾丸の飛来を避けるためこの空堀に天幕を張って避難したそうです。

その後、第六師団歩兵第一三連隊は、大正一四年、現在の大江二丁目（熊本学園大学付近）へと移転し、その跡に、歩兵の下士官候補者を養成する熊本陸軍教導学校が設置されました。そして昭和一八年、熊本陸軍教導学校廃止に伴い、その施設は熊本陸軍予備士官学校となりました。昭和二〇年七月、熊本陸軍予備士官学校は、岡山県津山近郊に移転、津山陸軍予備士官学校と改称しました。

一方、昭和二〇年、米軍の空襲により当時の熊本医科大学と附属病院はその大部分を焼失しました。そのため、戦後、熊本医科大学基礎部門は二の丸公園の熊本予備士官学校跡に仮住まいし、昭和三七年五月、本荘地区へ移転するまで二の丸公園が熊本医科大学の基礎校舎でした。熊本大学医学部が誕生したのは、昭和二四年五月三一日、医学部、法文学部、理学部、工学部、薬学部、教育学部の六学部からなる綜合大学、熊本大学が発足した時からです。

昭和三七年四月、高校生が急増したため二の丸公園の元熊本大学医学部薬理学教室跡に普通高校（七学級）の県立第二高等学校が開校しました。そして昭和四三年七月に県立第二高等学校が東町に移転し、その後は、現在のような芝生の市民の憩の広場になりました。

このように、今のような広々とした芝生の公園になるまでには、いろいろな施設の変遷があったことが分かります。二の丸公園は、今後もずっと市民がくつろげる公園であり続けてほしいと思います。

イスラエルとパレスチナ

雨の多い夏が続き、いつの間にか八月も、もうわずか。今年は夏がなく梅雨がずっと続いた感じがします。そして熊本は、九月になれば藤崎宮のお祭りで、これが終われば秋になります。

さて、今回は、今とても困った紛争が続くガザ地区でのイスラエルとパレスチナの話をします。

皆さん、熊本にお住まいと思いますが、ある日突然、外国の方が全世界から熊本に来て、それぞれ私達の家を訪ね、「すいませんがこの土地は、約二千年位前、私達の祖先が住んでいた土地ですので、今日から私達が住みますので、あなた達はどこかに移っていただけませんか」と言われたらどうします？

第二次世界大戦後、このような話が実際に起こりました。すなわち、パレスチナ人が住んでいたパレスチナ地方に、全世界からユダヤ人が集まってきて、彼らのユダヤ教の聖書（旧約聖書）に記載されているように、「この土地は、約三〇〇〇年前に神が我々ユダヤ人に約束されたカナンの地である。だから、あなた方はここから立ち退きなさい。今まで我々ユダヤ人はこのカナンの地から追放され、世界中に散らばって、いろんなところで迫害されてきた。特にドイツではナチスにより六〇〇万人以上のユダヤ人が虐殺された。そこで、このカナンの地にユダヤ人の国・イスラエルを建国する」と言って独立国家を作りました。

その時、ユダヤ人が多く住んでいたイギリス、フランス、ロシア、アメリカなどの国々は、目障りなユダヤ人が自分の国から出て行ってくれるとむしろ喜んで、独立を支持したのです。

一方、パレスチナ人と同じ宗教を持つイスラム教徒の国々は、烈火のごとく怒り、特にエジプトが主力でしたが、イスラエルと戦争を始めました。それが中東戦争です。計四回大きな戦争が起きましたが、四回ともアメリカの強力な援助を受けていたイスラエルの一方的な勝利でした。

その後、エジプトは勝者のない戦争に気付き、イスラエルと国交を結び、表だった紛争は終わりました。しかし、現地のパレスチナ人は、地中海沿いの一番いい土地はイスラエルに奪われ、今はガザ地区とヨルダン川西岸地方に閉じ込められて住んでいます。但し、経済的には、イスラエルとは切っても切れない複雑な関係にあります。

今も、パレスチナ人やイスラム教徒の人々は、イスラエルという国家を認めず、占領されていると考え、イスラエルとの間はいつも緊張状態が続いています。一方、パレスチナは独立国家ではなく、イスラエルの認めるパレスチナ自治政府が存在し、その第一政党がヨルダン西岸地区を基盤とするファタハ（穏健派）

で、それと対立する政党がガザ地区を基盤とするハマス（急進派）です。今、イスラエルと深刻な紛争を起こしているのは後者のハマスです。パレスチナは、いつも独立して国家になりたいと主張していますが、イスラエルが反対し、それを支えるアメリカも認めませんので、パレスチナという国家はまだ正式には認められていません。ただし、二〇一二年一一月二九日には国連総会においてパレスチナを「オブザーバー組織」から「オブザーバー国家」に格上げする決議案が賛成多数で承認され、国連では「国家」の扱いを受けることとなっています。

我が病院は、国際医療協力を行なってきましたが、二〇〇七年、我が国のパレスチナ自治政府への援助開始に伴い、パレスチナ人医師の研修を五年間に渡り受け入れました。多くのパレスチナ人医師は、祖国の将来を不安視していましたが、少なくとも熊本滞在中は、充分楽しんでくれたと思います。どの医師もとても立派で、誇りを持った人達ばかりでした。今のような状況で、彼らはどうしているのか心配です。

ユダヤ人の子供の教育

前回、自分たちの土地を一方的に奪われたパレスチナ人のことを主に書きましたが、当然イスラエルにも言い分はあると思います。このような問題は複雑すぎますのでここでは触れません。

しかし、イスラエルという国家を作ったユダヤ人はとても異色の民族です。今回はユダヤ人についてお話しします。といいますのも、私は今から二八年前に家族とアメリカに二年間留学し、あるユダヤ人の家族とともて親しくなりました。その時、ユダヤ人の宗教や習慣の一端に触れることが出来ました。特に私の家内とそのユダヤ人家族の奥さんとは今でもメールのやりとりをするほど仲良くしています。それで、イスラエルのことが話題になるたびに留学時代に知ったユダヤ人に対する思いを今でも反芻しています。

ユダヤ人は優秀であると言われますが、どのくらい優れた民族かご存じですか？　ユダヤ人は、全世界に散らばっており、その総人口は約一三六〇万人（イスラエル五三〇万人、アメリカ五二七万人）といわれています。これは、世界の総人口約六五億人の〇・二％に当たります。しかし、ユダヤ人のノーベル賞受賞者は一五〇人で、これは全受賞者の二五％に当たるそうです。さらに様々の分野で、頂点をユダヤ人が占めています。私が留学した時の指導教授もユダヤ人の女性でした。特に医学者、弁護士などにユダヤ人が多いことが知られています。さらに調べますと、アメリカの代表的なメディアであるＡＢＣ、ＣＢＳ、ロイター、ミッキーマウスで有名なディズニー、ソフトウエア部門代表のマイクロソフト社、ハードウエア部門代表のデル社、半導体メーカーであるインテル社、コーヒーのチェーン店スター・バックス・コーヒー、玩具のトイザラスなど、これら大企業の経営者、創業者は皆ユダヤ人だそうです。また、我々がよく知っている巨大製薬メーカーはそのほとんどがユダヤ人がオーナーであることはよく知られています。

では、なぜこのようにユダヤ人が優れているのでしょうか。私は子供の教育と、ユダヤ教の戒律（掟）による生き方にあると思います。ユダヤ人は、原則すべてユダヤ教徒です。結婚もユダヤ人同士で行ないます。ユダヤ教の聖典は、キリスト教で言う旧約聖書と同じ内容です。このユダヤ人の聖典を「トーラ」といい、これはヘブライ語で書かれています。ユダヤ人の子供はこの「トーラ」を読むためにヘブライ語を学ばなければなりません。そのために、普通の学校が終わった後の放課後、あるいは仕事の後の夜学として、または休日にも熱心に「トーラ」の勉強をします。私の娘の友達のユダヤ人の子供も、週に二回夜学に、さらに休日に「トーラ」の勉強をしていました。アメリカのユダヤ人の子供にとってヘブライ語は全くの異国語で、さらに古い言語ですので、学ぶのは大変なことです。そしてこれを暗記することが要求されるのです。ただ嫌々ながらではなく、楽しそうに学びます。

ヘブライ語は、旧約聖書の時代に話されたユダヤ人の言葉です。紀元七〇年にローマ帝国によってユダヤ人の国が滅び、世界へ離散していき、日常会話としてのヘブライ語は失われました。約二〇〇〇年後、イスラエルという国家を作る時、世界中から集まったユダヤ人の言語はそれこそ様々で、公用語を何にするか問題となりました。英語、ロシア語、さらにはザメンホフというユダヤ人が作ったエスペラントなどが候補に上りました。しかし、すべてのユダヤ人は二〇〇〇年の間、ヘブライ語で書かれた聖典「トーラ」を祈祷に使っていました。彼らは、その二〇〇〇年前に使っていて死語になっていたヘブライ語をそれこそ大変な努力により日常会話に使う公用語として復活させました。現在のイスラエルの公用語は、ヘブライ語とアラビア語です。アラビア語は、イスラエルの人口の一七％を占めるアラブ人やパレスチナ人のためです。

先に述べたようにユダヤ人は「多言語幼児教育」を徹底しています。ユダヤ人は歴史的に世界に散らばっているため、各地のユダヤ人がコミュニケーションする言語は英語になります。そのうえ、例えばロシアに居るユダヤ人はロシア語を居住地語として学びます。さらにユダヤ人の基本語であるヘブライ語は三〜四歳から家庭で勉強します。ユダヤ人は原則として、少なくともトリリンガルとなります。

また、「トーラ」の中には様々な神の掟があり、この掟の中に「子供と家で共に座っている時にも、道を歩いている時にも、寝る時にも、トーラを語って聞かせ、覚えさせよ」という指示があるそうです。これには科学的な効果があり、幼少期の読み聞かせや読書は他の何よりも脳の成長を促進させるのだそうです。

ユダヤ人の生活の中で、安息日という日があります。これは週に一度金曜日の夕暮れから土曜日の夕暮れまで一切仕事をしてはいけない日です。その日一日はユダヤ人にとって勉強するために欠かせない大切な時間であり、食事と寝る時間を除いては、読書をし、沈思黙考し、そして家族で語り合うのです。彼らはこれを掟として守り続けており、このような掟はユダヤ以外どの民族にもないそうです。

アメリカを代表する企業の経営者、創業者や優れた科学者などにユダヤ人が多いのは彼らユダヤ人がユダヤ教の教えを通し、その掟を幼少期から徹底して守り続けてきた結果ではないだろうかといわれています。

ユダヤ人は、このようにユダヤ教信者であり、一生を通して「トーラ」という掟に従った日常を送り、また、ユダヤ人同士の結婚しか認めませんので、ユダヤ人は非常に結束が固く、一つのコミュニティーを作ります。日本人や中国人などユダヤ人以外の国の人は、移民しますと数代はその国固有のアイデンティティーが保たれますが、三代、四代となりますと、移民した国に同化して出身国のアイデンティティーは全く失われてしまいます。ところが、ユダヤ人は世界中のどの国にいても、また世代が変わっても、アイデンティティーを失わず、同化せず、まとまります。そして優秀で、裕福な人が多くなります。その結果、その国の国民からうらやましがられ、疎まれ、嫌われることになりがちのようです。これが、これまでの歴史で彼らが迫害されてきた理由の一つです。

それでも、私が親しくしたユダヤ人の友人は、「自分たちが敬虔なユダヤ教信者であるからこそ、異教徒の人には誤解されやすい。ユダヤ人をぜひ理解してほしい」と私達を教会に案内し、また様々なユダヤ人の催しにも呼んでくれました。私は、彼らを宗教に特別熱心なただの友人と思っています。

このようにユダヤ人は特別な民族ですが、彼らの生き方から我々が学ぶことが沢山あると思います。特に子供の教育などはとても参考になると思います。興味を持たれた方は、ぜひユダヤ人と彼らの文化について調べることをおすすめします。

平成二六年度開放型病院連絡会

九月一〇日に、本年度一回目の開放型病院連絡会を、くまもと県民交流館パレアホールで行ないました。参加者は、開放型病院登録医の施設から二二五名、当院から一七一名（うち医師七六名）、計三九六名の参加がありました。この連絡会を準備して頂いた当院職員の皆さん、また参加して頂いた皆さんに感謝致します。

開放型病院についてご存じでない方もおられると思いますので少し説明します。一言で言いますと、開放型病院は、医療連携を行なうための最も効果的な手段の一つです。開放型病院とは、厚生労働大臣が定める施設基準を満たし、知事に届け出、承認を得た保険医療機関で、病院の施設・設備を開放し、診療所・開業医の先生方に利用していただく病院のことです。診療所・開業医の先生方が診ておられる患者さんが、入院治療の必要となった場合、入院していただき、病院医師と共同で診察していただきます。また、手術や検査などを一緒にしていただくこともできます。開放型病院は医師会の合意を得て、二〇以上の診療所の医師基準を満たすと「開放型病院共同指導料」の算定が可能となります。当院のような開放型病院に紹介し入院となった患者さんを、紹介元の診療所の先生が病院においでになり、開放型病院の医師と共同で診療、指導などされた場合に指導料を算定できます（患者さんに指導料が請求されます）。開放型病院共同指導を行なうには診療所の先生方に登録医になっていただく必要があります。現在当院の登録医の先生方は医師一四三〇名、歯科医師三七六名、併せて一八〇六名で、我が国でこれほど登録医の数が多い施設はないと思います。

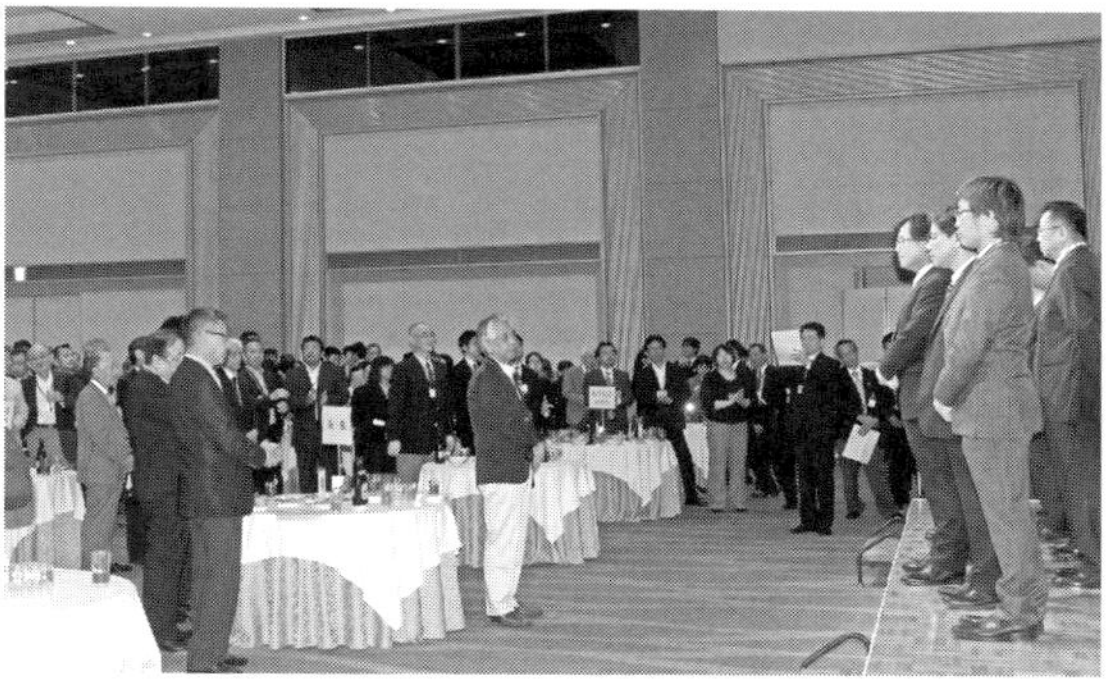

平成26年度第1回開放型病院連絡会
年に2回開催。1回目は診療科スタッフ紹介と意見交換会。2回目は院内で診療科による症例呈示とゲストによる講演会。

当院がこの開放型病院の施設基準を獲得しましたのは、平成八年五月です。当時熊本県では、熊本市医師会地域医療センターだけがその基準を取得していましたが、一般病院で開放型病院基準を取得しましたのは国立病院では初めてでした。当時の宮﨑久義院長の強力なリーダシップのもと、当院は平成六年から、それまでの主として慢性期医療を中心とした医療体制から、救急医療を行なう急性期病院への転換に舵を切りました。それを可能にするために医療連携が重視され、その手段として開放型病院を目指しました。また、開放型病院施設基準の取得は、急性期病院への転換を他の医療施設へ伝える大きなインパクトとなりました。この開放型病院の取得には、当院ＯＢで当時の熊本市医師会の柏木明医師会長など多くの先生方の協力を仰ぎました。その後、歴代の熊本市医師会長のご支援と熊本市医師会、並びに熊本市歯科医師会のご協力で、開放型病院が維持され、発展してきました。

現在、年に二回、二月と九月に開放型連絡会を開催し、症例報告、地域医療連携室からのお知らせを報告した後、二月は厚労省の行政官の特別講演、九月は意見交換会を行なっています。また、開放型病院の登録医の皆さんに、「熊病ニュース」を毎月発行し、当院の状況をお知らせしています。

今回の意見交換会では、顔の見える医療連携を目指しましたが、その目的がかなり実現できたのではないかと実感しました。今後も、機会を捉えて顔の見える医療連携を皆さんにお願いします。

タイ国・コンケン病院訪問

九月一三日から、私を含む病院職員六人でタイ国の公立コンケン病院を訪問しました。

メンバーは、私、佐伯悦子看護部長、武本重毅臨床検査科長、山口充医師、松村和季研修医、井上弘毅給与係長です。今回の訪問の目的は、ちょうど今年度末で姉妹病院の五年間が終了しますので、姉妹協定二期目の調印式を行なうことと、国際シンポジウムへの参加と発表、更にその最初の協定を結んだコンケン病院のウイラポン院長がこの九月で退官されますので、その挨拶も兼ねていました。

一三日の一一時に福岡空港から山口先生を除く五人は、タイ航空で一路バンコクへ、約五時間半で到着。

その日はバンコクのホテル泊。翌朝一〇時の国内線でコンケンへ。約一時間弱で到着。空港で、コンケン病院副院長以下多数の歓迎を受け、宿舎のプルマンホテルにチェックイン。すぐにホテルで歓迎の昼食会。夜はラティオンさんのお宅で夕食の歓迎会。そこに山口先生が合流しました。

翌一五日は、朝一〇時から、病院に大歓迎で迎えられ直ちに姉妹協定の調印式に参加。まず、コンケン県の衛生部長の挨拶に続いて両病院長の挨拶。そして調印式。その後国際シンポジウムで、佐伯看護部長が「熊本医療センターの看護体制、特に認定看護師などについて」、つづいて山口先生が「日本及び熊本医療センターの災害医療対策と現状」を発表しました。コンケン病院からも、看護部長、救命救急科医師が発表しました。それぞれに多くの質問があり、英語、日本語、タイ語が飛び交う活発な質疑応答となりました。つづいてトムヤンクンのスープや、タイカレーなどの美味しいランチを頂きました。午後は再び、シンポジウムで井上給与係長が、「熊本医療センターの管理体制について」を発表しましたが、スライド、講演の準備が完璧でとても好評でした。

シンポジウム終了後は、病院見学。主に外傷センター、救命救急外来、メディカルコントロールセンター（コンケン県全体の救急車の受付・指令を行なう）、看護部、臨床検査部など。その後一七時から、病院全体の歓迎・調印記念パーティーが院内のホールで盛大に行なわれました。一八時半に終了し、私と佐伯看護部長はコンケンを後にして、一六日朝八時に福岡空港に帰国しました。残りのメンバーはそれぞれ週末まで、タイの医療の現状を見学し、研修を行なう予定です。

今回の訪問は、コンケン病院のスタッフと更に友情を深めるとともにタイの文化についても触れることができてとても実りある旅となりました。コンケン病院との交流はこれからも続きます。今回は、タイ国の政情とコンケン病院の都合で、日程が急遽決定したため、当初参加予定の職員で参加できないかたがおられましたが、次回は更に多くの職員を派遣したいと思います。

「こうのとりのゆりかご」と子供の幸せについて

熊本は、藤崎宮秋季例大祭・随兵《ずいびょう》が終われば、秋が来ると昔から言われていますが、今年もその通りで、朝などは肌寒いほどになりました。

さて、先週の金曜日に、国立病院機構院長協議会九州支部総会が、ＫＫＲホテル熊本で開催されました。当院は、担当施設としてお世話しましたが、特別講演を企画する責任があり、今回は、今、日本で最も関心の高い話題のひとつになっています赤ちゃんポストの「こうのとりのゆりかご」を設置され、大変ご苦労されています慈恵病院理事長・院長の蓮田太二先生にお願いしました。先生は、大変ご多忙にもかかわらず、二つ返事でお引き受けいただきました。そして当日はきれいなパワーポイントのスライドを用いて、大変わかりやすくお話しいただきました。

この講演を聴きまして、私は、赤ちゃんポストの話はうっすらと知っているつもりでしたが、実際は何も知らなかったことが分かりました。先生のご講演を初めてお聴きしまして、ただただ大変感銘を受けました。参加された多くの院長先生方も皆さん感激されて、いい話を聞いたと言われていました。また、熊本県の他の機構病院の先生からは、よくぞ蓮田先生を講師に選んだと褒められ、「蓮田先生は熊本の誇りですよ」と言われました。私も全く同感です。

それでは、簡単に先生の講演内容をご紹介します。話は、慈恵病院の歴史から始まりました。明治二二年にコール神父が熊本に派遣され、手取教会を創立しました。当時、加藤清正の菩提寺・本妙寺の参道付近には多くのハンセン病患者がおりました。コール神父はこの状況を見て救済のためマリアの宣教者フランシスコ修道会に救援を依頼しました。そしてその修道会から五人のシスターが派遣され、明治三四年に島崎村にハンセン病院「待労院」を作り、ハンセン病患者を収容しました。一方、それに先立ち、明治三二年には本妙寺に捨てられていた乳児を収容し、育てる聖母乳児園を作りました。その後、日本の医療事情が改善していき、シスターの方々は日本よりもっと遅れているアフリカやインドなどに移っていかれ、残された病院は、その病院に勤務されていた蓮田先生ご兄弟が受け継がれ、昭和五三年に医療法人聖粒会慈恵病院が設立されました。このように、慈恵病院の前身の付属施設である聖母乳児園では、捨てられた乳児を引き取って育てていたという歴史がありました。

蓮田太二先生は、二〇〇四年五月にドイツを訪問され、赤ちゃんポストを視察され、日本でも赤ちゃんと意に沿わない妊娠などの理由で赤ちゃんを捨てるほど追い詰められた母親を救うために赤ちゃんポスト「こうのとりのゆりかご」を作ることを決意されました。その後、実際に設置されるまでには幾多の困難がありましたが省略します。

現在まで預けられた件数は、北は北海道から沖縄まで一〇一件。始められた平成一九年は一七件、平成二〇年は二五件と増加し、預け入れ数が増えていくと思われましたが、その後預け入れ数はむしろ減少しています。それはゆりかご設置と同時に始めた相談体制が実を結び、預け入れ数に歯止めがかかっていると思われます。その結果、相談件数はどんどん増加し、平成一九年度五〇一件であったのが、平成二五年度には一四四五件となっています。相談窓口は二四時間対応で、熊本市（妊娠葛藤相談窓口）、熊本県（女性相談窓口）、慈恵病院の三つの相談窓口が対応しています。この中で、慈恵病院の相談が群を抜いて多く増え続けています。

問題は預けられた子供の行く末です。「こうのとりのゆりかご」に預けられた子供はすべて児童相談所を通して乳児院へ預けられます。そして三歳になると児童養護施設に移され、そこで一八歳まで育てられます。一方、ドイツなどの先進国では親が八週間名乗り出なければ、子供を実子として育てることを希望する里親に託す特別養子縁組が行なわれています。すなわち預けられた子供は、新生児の頃から家庭で育てることが推奨されています。新生児の時に特別養子縁組が成立した親子は、実の親子以上とも思える愛情あふれる家族になることが多いとされています。日本では、里親を希望する夫婦が慈恵病院だけでも一〇〇〇件以上あるにもかかわらず、主に行政の事情で、特別養子縁組がなかなか進まない状況が続いており（日本の特別養子縁組のおよそ一〇％が慈恵病院での相談ケースである）、蓮田先生は強く特別養子縁組の本邦での推進を主張しておられます。その理由として、一八歳で児童養護施設を出された子供は、自立できず、生活が出来なくなり、非社会的行為に走ることが多いことが指摘されています。日本では、要保護児童の約九割が施設で養育されていますが、このことは子供の社会的虐待であると外国から厳しく非難されているということです。

蓮田先生は話されませんでしたが、本来このような制度は、国、県などの行政が行なうべきで、一私立病院の慈恵病院が、公的な補助もなく、年間約二〇〇〇万円もかかる事業を行なっていることは驚異と言わねばならないと思います。この「こうのとりのゆりかご」を提案された時、最も早く反応し、非難したのは日本政府でした。なるほど、「こうのとりのゆりかご」には、法的な考え方を含めて多くの諸問題を抱えていることも確かです。しかし、現実には意に沿わない妊娠で困窮した母親や、出産した赤ちゃんの多くの命を救ってきています。私は、このような素晴らしい慈恵病院の「こうのとりのゆりかご」に対して、ぜひ公的援助がなされること、さらには同様の施設が他にも多数設置されることを希望したいと思います。ちなみにドイツでは一〇〇ヵ所以上設置されているそうです。

もっと詳しいことを知りたい方は、医療法人聖粒会慈恵病院編の『「こうのとりのゆりかご」は問いかける～子どもの幸せのために～』（熊日新書）を一読されることをお勧めします。

目から鱗の認知症ケア・ユマニチュードとは

九月も終わり、一〇月です。時の経つのは本当に早いですね。最近、天災というか、びっくりするような災害が続いています。広島で大きな山崩れが起こり多数の方が亡くなりましたが、今度は御嶽山での噴火でやはり多数の登山客が亡くなりました。なくなられた方々には心からご冥福をお祈り致します。

さて、最近、佐伯看護部長さんから六月九日に発売されました『ユマニチュード入門』（著者：本田美和子／イヴ・ジネスト／ロゼット・マレスコッティ、医学書院）という本を紹介されました。その時看護部長さんは、かなり興奮を抑えたような表情で話されたのですが、私の方は少し仕事が立て込んでいましたので机の上に積んでおきました。そして、依頼されていた講演が終わりましたので、その本を手に取ったのが昨日です。絵が多くて字の少ない薄い本でした。最初の一ページを読んだらもう読むのが止められなくなりました。危うくバス停を乗り過ごすところでした。本当に目から鱗という表現がぴったりで、本を紹介していただいた看護部長さんの表情を思い出し、看護部長さんも読後、同じ思いではなかったかと思いました。

それでは、本の内容を紹介します。

ユマニチュード（Humanitude）とは、フランスのイヴ・ジネスト氏とロゼット・マレスコッティ氏によって開発された認知症の人のケアをするための新しい方法です。二〇一四年二月五日放送のＮＨＫ「クローズアップ現代」でも特集されたそうです。多分、職員の方もかなりの方がすでにご存じと思います。

認知症の人は、記憶する機能が弱くなります。このため自分が置かれている状況が判断できなくなり、不安やいらだつ事が多くなります。その結果として暴力・暴言・不眠・意欲の低下が起こります。認知症ケア「ユマニチュード」のねらいは、コミュニケーションの改善にあります。「見つめる」「話しかける」「触れる」「立つ」を基本に〝病人〟ではなく、あくまで〝人間〟として接することで認知症の人との間に信頼関係が生まれ、認知症の高齢者の暴言・暴力や徘徊などが劇的に改善するそうです。

ユマニチュードの「見つめる」、「話しかける」、「触れる」、「立つ」という四つの方法は、それぞれ「ベッドの脇から見下ろすのではなく、本人の正面から近づき、視線をしっかり合わせる」、「アイコンタクトが成立したら、二秒以内に相手が心地よく感じる言葉を穏やかな声で話しかける。実施するケアの内容を実況中継して聞いてもらう」、「手首をつかむのではなく、本人の動こうとする意思を生かして、下から支える。飛行機の着陸のように触れ、離陸のように離す」、「出来るだけ立ってもらう。人間は立つことで筋力が鍛えられ、骨が強くなり、呼吸機能の劣化を防ぐ」などです。ユマニチュードでは、拘束などは一切行ないません。この本ではこれらの技術を詳しく説明してあり、誰でもすぐにも実施できます。根底にあるのは、人に対する心からの尊厳といたわりだと思います。認知症の人が病気で入院したり施設に入所したりする場合、生活環境が変わり、入院や入所の理由が理解できないために混乱することが多く、抵抗して暴れたり治療を拒否することも少なくありません。そのため、病院や施設は、やむを得ず認知症の人を拘束したり鎮静剤を使ったりします。しかし、そのような方法で認知症の人が体を動かせなくなると、全身の機能が低下して、治療しているのに全身状態が悪くなるという矛盾を招くことになります。これでは、認知症の人だけでなくケアをする職員も心が折れてしまいます。

フランスの病院では、ユマニチュードを導入した結果、薬の使用を減らせ、職員の負担が減って退職者が減るなどの効果も出ています。治療を拒否していた人が素直に治療を受けるようになるそうです。ユマニチュードは時間がかかる方法のようにも見えますので、業務に追われて忙しい職員が実際にこの方法を使えるのだろうかと疑問を感じるかもしれません。しかし、ユマニチュードにより認知症の人と良好なコミュニケーションを取り、人格を大切にしてケアすることで効果が現れると、認知症の人も職員もかえって負担が軽くなります。

現在、我が国でユマニチュードを紹介している本田美和子先生は、なんと熊本市のご出身で、国立病院機構東京医療センターの総合診療科医長です。本田先生は、もう引っ張りだこで日本国中講演されていて、来年一月には熊本県医師会の講演会にも来られる予定です。紹介しました本も、実技を示したＤＶＤも、売れ筋ベストワンで、Amazonでも今すぐには購入できないようです。

皆さんもぜひ、ユマニチュードに興味を持っていただき、その手法を身につけていただきたいと思います。認知症だけでなく、一般の方の看護にもきっと参考になると思いご紹介しました。

平成二六年度、看護学校戴帽式《たいぼうしき》式辞

皆さん、看護学生の戴帽式を知っていますか。インターネットのウィキペディアによりますと、戴帽式とは以下のようなものです。

「看護学校、看護系大学で看護師を目指す学生たちが、初めての病院実習に臨む直前に、教員が学生一人一人にナースキャップを与え、看護師を目指すものとしての職業に対する意識を高め、またその責任の重さを自覚させるための儀式。通称、キャッピング（戴帽）ともいう。ナースキャップをつけてもらった戴帽生《たいぼうせい》が、ナイチンゲール像から灯《あか》りを受け取り、そのキャンドルの明かりの中でナイチンゲール誓詞を朗読するというのが一般的な内容である。」

当院の附属看護学校でも、これから病院実習が始まる前、毎年今頃に戴帽式を行なっています。今年は一〇月三日に、当院の研修センターホールで、看護学生の父兄、招待客、当院の看護師長、病院幹部が出席の上、厳粛に執り行なわれました。

私は、副院長になりましてから出席するようになりましたが、毎回その厳粛な儀式を間近に見て、思わず涙ぐむような感動を覚えます。看護学生も、この戴帽式を経験して初めて看護師になるのだとの自覚が芽生えるのだと思います。この戴帽式にはどなたでも参加できます。通常、勤務時間内ですが、時間の許される方はどなたでも参加されて結構です。儀式自体は一時間弱で終わります。今回の院長室便りでは、院長が行ないました戴帽式の式辞を掲載いたします。参考になれば幸いです。以下式辞です。

戴帽《たいぼう》式式辞

本日ここに、第六十八期生、三八名の戴帽式《たいぼうしき》を挙行できますことを、皆さんとともに喜び、心よりお祝いを申し上げます。

戴帽式とは、初めての病院実習に臨む前に、看護師への道に進むことを学生一人一人が心に誓う儀式です。

近代看護教育の母と呼ばれるフローレンス・ナイチンゲールは「ランプの貴婦人」と呼ばれました。ナイチンゲールは、一八五四年クリミア戦争において、スクタリの病院でランプを手に夜遅くまで献身的に傷病兵《しょうびょうへい》を看病しました。ランプの灯《ひ》は、限りない愛の灯《ともしび》を掲げた彼女の敬虔な心を表しています。看護とは、愛、献身、奉仕の精神をもって人類の健康と福祉のために働くことであり、今、皆さんは、キャンドルの明かりの中でナイチンゲール誓詞《せいし》を朗読し、その心を引き継ぐことを誓いました。皆さんのこの厳粛な儀式をご覧になり、これまで皆さんを育んでこられたご家族の皆様もお喜びのこととご拝察申し上げます。

さて、皆さんが期待と希望、そして不安を胸に本校に入学したのは本年四月十日でした。もうすぐ

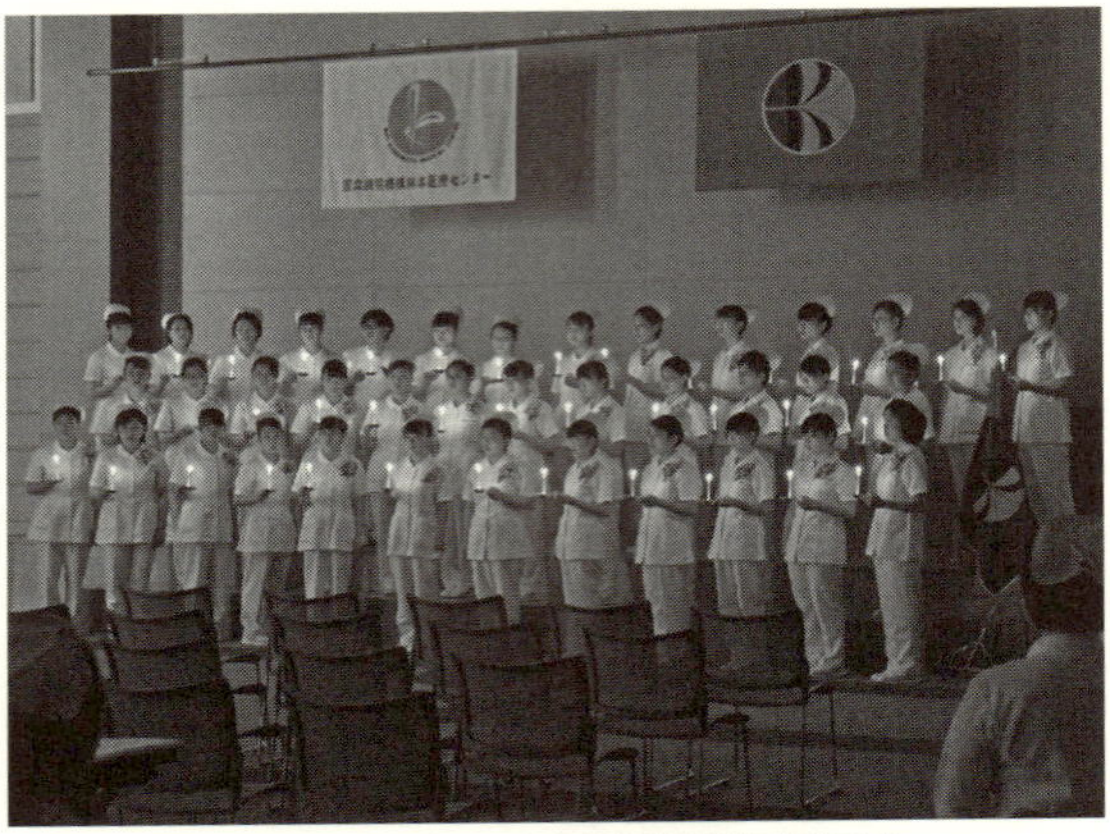
平成 26 年度　附属看護学校戴帽式

半年が過ぎることになります。この半年の間、皆さんは教室での講義から、看護とはいかなるものか、その一端を学習しました。

さて、これから皆さんは看護についての本格的な勉強を始めます。

この新しい門出にあたり、私から三点お願いを申し上げます。

まず、第一点は、心身共に健康であってほしいということです。

病気をしないで健康を保つには、睡眠を十分とる、食事に気を配るなどの自己管理が必要です。特に悩みがあるときは、くよくよ一人で悩まないで、身近な人に相談して、悩みをため込まないようにして下さい。自己管理に努め、心身共に健康な状態で学校生活を送られることを期待しています。

第二点は、素直な心を持ち続けていただきたいということです。看護には知識や技術が大切なことはいうまでもありませんが、最も大切なことは、患者さんとの心の交流ができることだと思います。その基本として人の話に耳を傾け、その思いを受け入れ、共鳴できる素直な心が必要です。皆さんは今の素直な心、優しい気持ちを持ち続けてほしいと思います。

第三点は、自ら進んで勉強してほしいということです。これから二年半、この短い期間で看護全般を身につけ、看護師国家試験に合格し、一人前の看護師になるには、今から自ら進んで学問に打ち込む姿勢が大切です。

今申し上げた、健康であること、素直な心を持つこと、自ら進んで勉強すること、この三点を心に置いて、学生生活を送られることをお願いします。

皆さんにとって、これからが大切なときであります。今日の戴帽式を看護師への新たな一歩として、さらに成長されることをお祈りして式辞と致します。

アドバイザリーコミティ（advisory committee）

皆さん、当院のアドバイザリーコミティ（諮問委員会：当院の運営に付き開放型病院登録医の立場からアドバイスをいただく委員会）が、一〇月七日午後七時から研修室Ⅱで行なわれました。このアドバイザリーコミティは、毎年二回開催し、当院の運営につきまして、当院を利用される登録医の先生方に忌憚のないご意見をいただく会です。

当日は、五人の委員の先生が出席されました。当院からは幹部会議のメンバーと、出席をお願いしました診療科の部長・医長が出席しました。まず、院長の私からご挨拶を行ない、委員の先生方、当院の職員の紹介を行ないました。その後、腎臓内科の部長、外科の部長からそれぞれ「腹膜透析、PD first」、「当

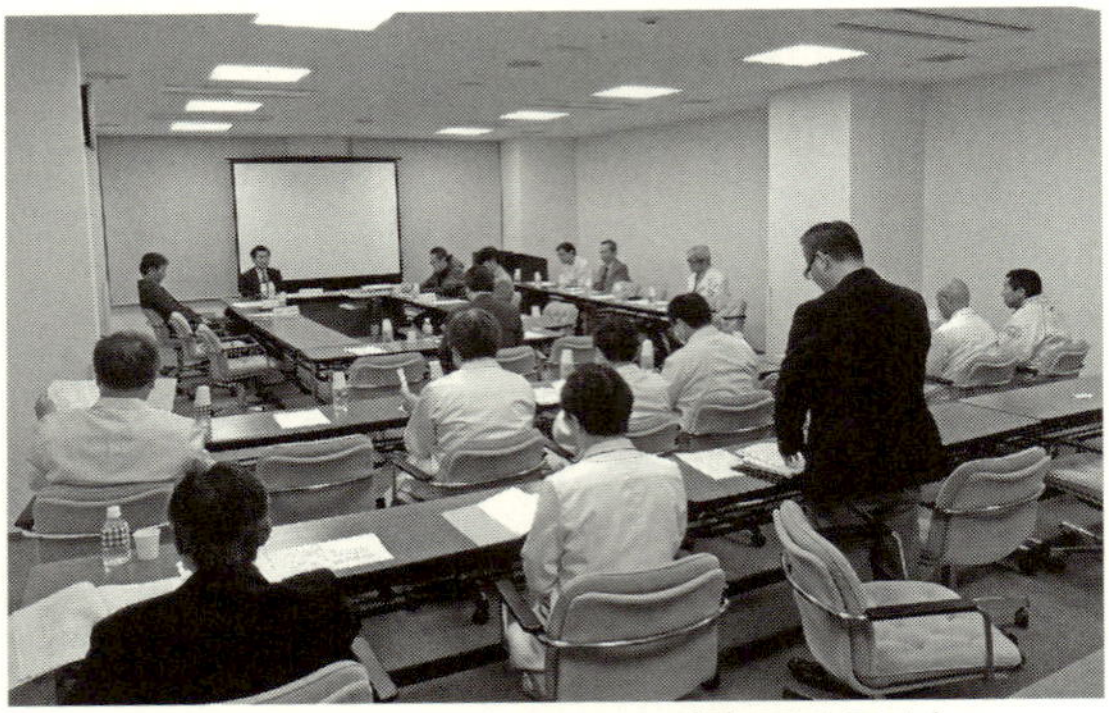

アドバイザリーコミティ（諮問委員会）
当院の運営につき、開放型病院登録医の立場からアドバイスをいただく委員会。年２回施行。

院外科の大腸がん診療について：特に進行大腸がんの治療」についてミニレクチャーが行なわれました。その後、五人の委員の先生方からそれぞれのレクチャーにつき非常に熱心な質疑があり、予定の時間を大幅に超過しました。

続きまして、各委員の先生方から当院に対するご意見を伺いました。皆さん、当院の救急医療に対する取り組みに対して非常に高い評価をいただき、謝意を述べられ、今後も「断らない救急医療の実践」を希望されました。その他、当院の運営・診療につきましては沢山の感謝の言葉をいただきましたが、ここでは、当院の運営でさらなる向上を目指すための提言や指摘事項の主なものを紹介します。

まず、救急外来でも、検査結果を患者さんに持たせて返してほしいとのことでした。一般の外来では、検査結果を患者さんに渡しておりますが、忙しい救急外来でもお願いしたいとのことでした。

また、開業医の看護師が患者さんを連れて救急外来を受診した場合、引き渡しが終わったあとは、看護師はすぐに帰してほしい。ある時、ご家族が来られず、付き添いの看護師さんがずっと引き留められて、紹介先の医院に帰れない状態になったことがあったとのことでした。このケースにつきましては、医長の方から、その事例では何らかの事情があったと思われますが、今後そのようなことがないように徹底するとの返答を行ないました。

次に、当院の一部の医師の言葉が丁寧さを欠いていると患者さんからの指摘があるとのことでした。このことにつきましては、社会人のマナーとしてどんな時でも、敬意をもって丁寧な言葉で患者さんに説明していただくように各医長から各医師に伝えてもらうことにしました。病院としましても、新人研修医・新任医師宿泊研修などでビジネスマナーの研修を行なっていますが、ひきつづき接遇教育に力を入れたいと思います。

また、外来の膠原病の患者が、落ち着いているとの理由で紹介医へ返されてくるのだが、今後、膠原病の診療が出来ないのかとの質問がありました。膠原病は、以前は主に血液内科が対応していましたが、骨髄移植など重症血液疾患の症例が増加し、すべての膠原病まで手が回らなくなっている現状を統括診療部長から説明しました。また、最近のリウマチ診療は、新しい生物学製剤などの登場で、専門性が高まり、血液内科医が片手間で診療できるような状況ではなくなっています。今後、病院としましてもリウマチ内科専門医を招聘できるよう努力したいと思います。

つづいて、開放型病院の共同指導についてご意見をいただきました。当院では地域医療連携室が共同指導の先生方をまず連携室にご案内し、患者さんの電子カルテを先生方に供覧しています。共同指導を行なっている先生から、当院の受け入れに付き、連携室だけでなく病棟の受け入れも大変丁寧で素晴らしいとのお褒めの言葉をいただきました。以前は、病棟での共同指導の受け入れが不十分で先生方からの苦情が沢山ありましたのが嘘のようです。病棟の師長さんの指導と看護師さんの接遇がよくなったからだと思います。

さらに、当院ではインターネットによるカルテ供覧できるりんどうネットを行なっていますが、今後、大学や熊本県医師会もＩＴによるカルテ供覧が出来るシステムを構築する予定です。そのような場合、電子カルテの状態はどのようなことになるのか、端末のパソコンが何台もいるのかという質問がありました。これにつきましては、担当の片渕茂副院長から、端末の電子カルテ画面は同じ画面で、そこにいろいろなアイコンがあり、いろんなシステムごとにアイコン操作で画面の変更が可能となり、端末のパソコンは一台で足りることを説明しました。

電話予約システムが出来て予約が便利になり、外来の予約が増えてきましたが、現在は午後三時までの予約となっています。これをもっと遅い五時くらいまで延長できませんかという質問がありました。これには外来委員会の部長から、最近電話予約の担当者を二名から三名に増員しましたので、今後なれてきましたら時間の延長も検討しますとお答えしました。

このアドバイザリーコミティは、先生方ととても親密なお話しが出来て、当院へ沢山の素晴らしいアドバイスをいただけるとてもいい機会ですので今後も続ける予定です。

それから今回の委員の先生方の任期二年が満了しましたので、院長から記念品を差し上げ、これまでのご指導に心からの謝意を述べました。

エジプト・カイロでの第三国研修生フォローアップに参加

国際医療協力の一環として、エジプトで開催されました第三国研修フォローアップに武本臨床検査科長と一緒に出張し、無事帰国しました。

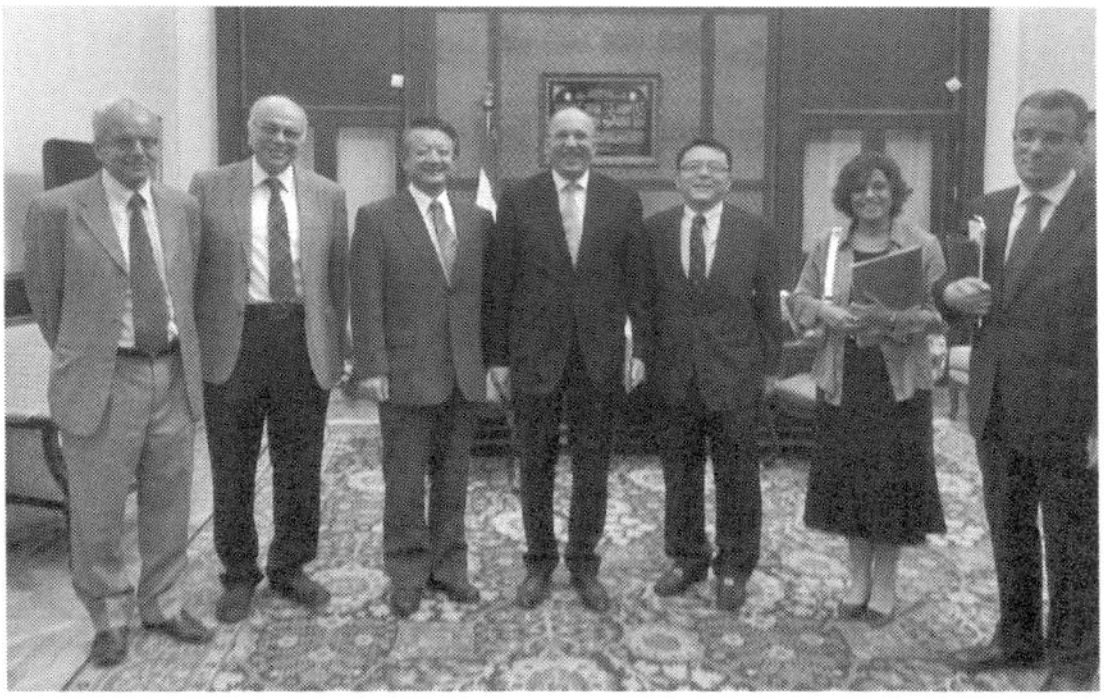
エジプト・カイロでの第３国研修生フォローアップに参加。中央がエジプト保健大臣、その左が筆者、右が武本重毅臨床検査科医長。

天気予報で、熊本空港出発日の一〇月一三日が台風に直撃される気配が濃厚なため、前日の一二日に中部国際空港セントレアホテルに前泊したのですが、台風が追いついてきまして、出発予定の一三日は台風のため中部国際空港が閉鎖されました。止むを得ず急遽名古屋市の名鉄ニューグランドホテルに宿泊し、一日遅れの一四日夜半にアブダビ経由でEtihad航空で中部国際空港セントレアを飛び立ち、北京、アブダビ経由で一五日昼頃に何とかカイロに辿りつきました。

ワークショップはアフリカの全土から元研修員が参加して、まさに同窓会です。武本先生は、この参加者のメンバーの一部を自分で選んでいますので、もちろん旧知の間柄でとても楽しかったと思います。九時半より、ワークショップが開始され、まず主催者のエジプトＪＩＣＡの中曽根次長が、これまでのエジプトの第三国研修：ＩＣＣＩの紹介と感謝の言葉があり、今回のワークショップの意義、今後の発展について挨拶されました。そのあと、私から、招待への感謝と、祝辞を述べました。続いて、エジプト外務省担当大使Hazem Fahmy氏の祝辞、そのあと、エジプト第三国研修の創設者（founder）、アハメド・ゴハリー教授からの、これまでお世話になった方々への感謝とこれからの第三国研修への期待の挨拶がありました。最後に、共同主催者のスエズ運河大学学長Mamdouh Ghorab教授が、挨拶を行ないました。そのあと、これまでの功労者として、ゴハリー教授、河野、吉原なみ子先生、Mis Hala（ＪＩＣＡ）の四名が表彰されました。

つづいて招請講演として、ゴハリー教授が、ICCI history（EGYPT）を講演しました。つづいて、私が、「熊本医療センターとＩＣＣＩ」という演題で、これまでの当院の国際医療協力の歴史と、どのようにしてエジプトの第三国研修ができ、どのようにして発展してきたのかを講演しました。この場には、ゴハリー教授の新しい職場（日本・エジプト科学技術大学）で、ゴハリー教授（学長）と一緒に働いておられる日本人の方（鈴木副学長、吉浦ＪＩＣＡプロジェクトリーダー、高田氏（ＪＩＣＡ））なども参加されておられましたので、参考にしていただくように割と詳しくお話ししました。そのあと、吉原先生、武本先生の座長のもとに、各国の元研修員から、研修から帰国してからの現況と、研修がどのような成果につながったのか、今後の研修に対する希望などそれぞれ二〇分間の発表が行なわれました。

翌日（第二日）は、朝九時からスタートし、特別講演として、まず武本先生が「Current Prevention and Control Measures of HTLV-1/ATLL; The first discovered retroviral disease in JAPAN」、次いで吉原先生が、「My experience with ICCI and JICA other technical cooperation」をそれぞれ一時間にわたって講演されました。それぞれとても感銘を受けるような素晴らしい講演でした。その後、昨日と同じように、元の研修員の発表が行なわれました。

最終日（第三日）も、引き続き元研修員の報告から始まりました。

そのあと、全体のディスカッションが行なわれ、またこのようなワークショップがぜひ必要である、数年ごとに開催してほしい、各国の実情を知るためにぜひ我々にそれぞれの国を訪問してほしい、今後も各国をＪＩＣＡが援助してほしいなどの希望が多数ありました。

最後に、今回のワークショップのまとめを、今回のワークショップを主催したスエズ運河大学のDr Facii（当院の血液内科に九ヵ月留学したあと、熊本大学医学部の大学院生となり博士号を取得）とDr Soha Younes、更にケニア医学研究所副所長のDr C・Mwandawiro（長崎大学熱帯医学研究所に六年在籍し博士号を取得）、武本先生、吉原先生が挨拶し、最後に私の挨拶ですべて無事に終了しました。

そのあと、日本大使館を表敬訪問しました。日本大使館では香川特命全権大使に接見し、今回の保健衛生大臣との面談や、ワークショップにつき報告しました。会見は約一時間に及び、途上国に対する医療援助などにつき熱心に意見を聞かれました。

平成二六年度熊本市災害福祉訓練

ここ二日ばかり、朝は相当肌寒くなりましたね。しかし、昼間は暑く、寒暖の差が厳しい熊本特有の気候が続きます。皆さん体調を崩さないように気をつけてください。私は、寒暖の差による鼻アレルギーで、つらい日々です。

さて、先週の土曜日は休日にもかかわらず、恒例の熊本市災害医療福祉訓練が行なわれ、職員二四一名（うち医師六六名）と、一一〇名の看護学生、さらに通訳ボランティアの皆さんに参加いただきました。

いつも通りに朝八時熊本市を中心に震度6の大地震が起こったと想定した災害訓練が実施されたのですが、私の目からは昨年にも増して、皆さんが熱心に、しかも落ち着いて、かつ整然と訓練をしていただき、継続の重要性を改めて認識しました。

今回は、副院長、班長、消防相談専門官、さらに看護部のご協力で、いつもの訓練内容とは異なり、

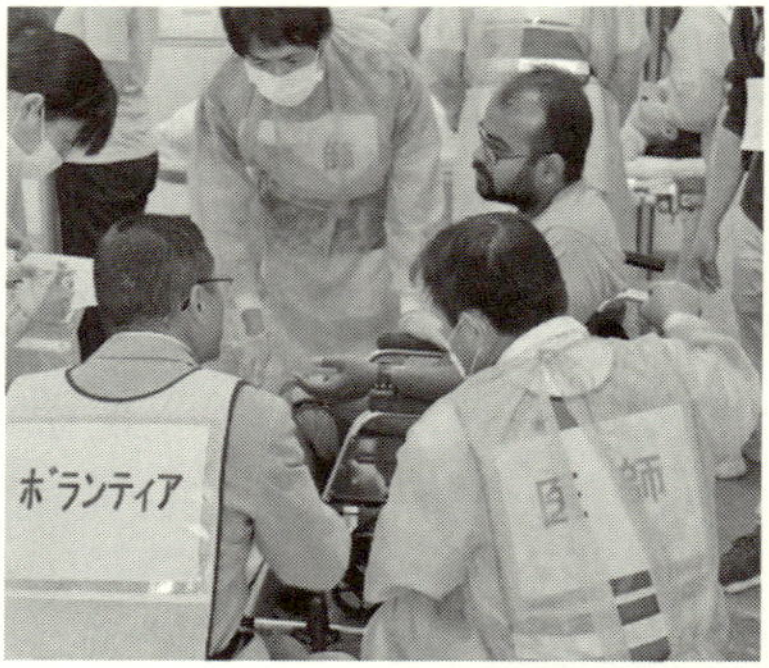

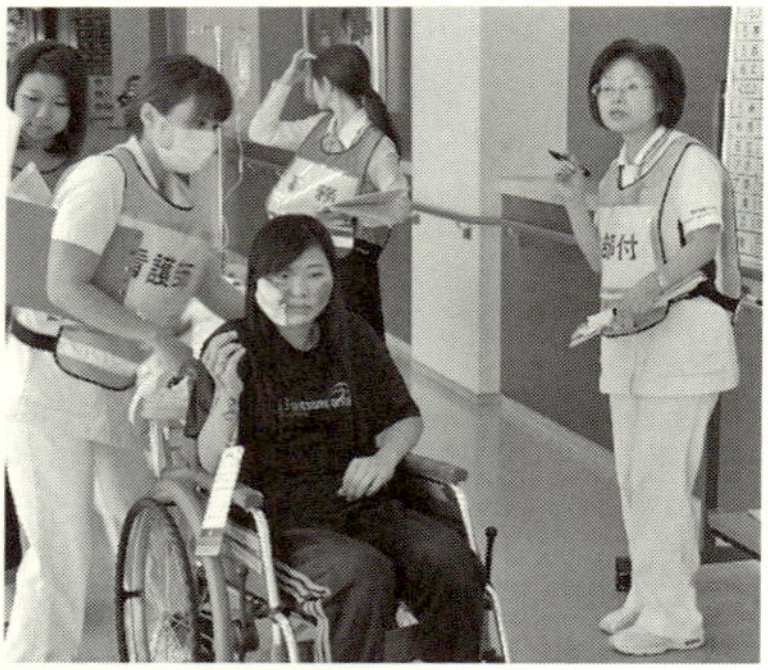

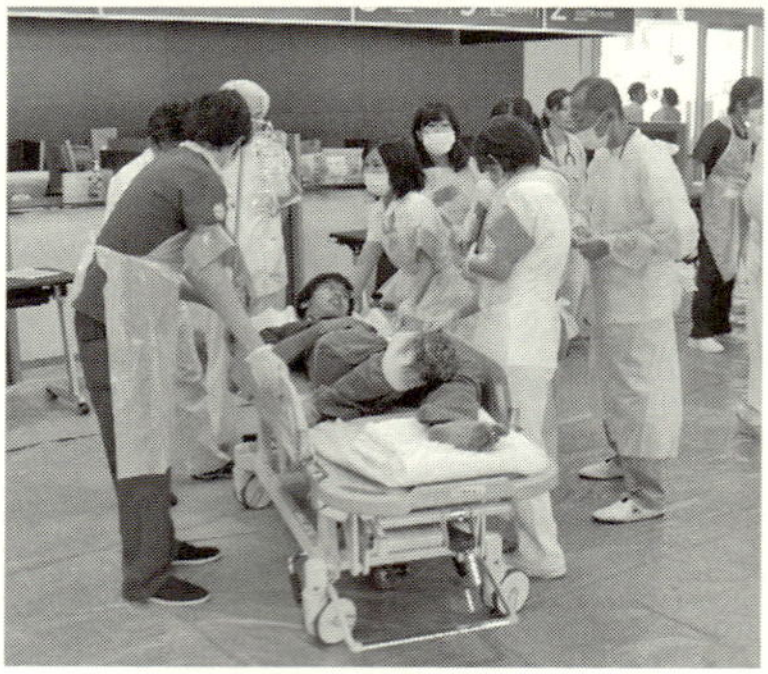

平成26年度熊本市災害福祉訓練
早朝震度6の地震が起こったと想定した防災訓練。土曜にかかわらず、職員241名（うち医師66名）、看護学生110名が参加。今回は新たに外国人が被災した場合の訓練も行なわれた。

かなり実践的な内容にしていただきました。このため多くの新しい試みがなされたようです。今まで腕章だけだったのがカラフルな上着に変わり、一目で職種が分かるようになりました。

さらに外国人被災者に対応するための訓練も行ないました。これは、熊本県で初めて外国人患者のための通訳ボランティア養成の中心となって取り組んでいる専修医の貢献で実現しました。また、臨床研究部長、臨床検査医長、総合診療科医長のサポート、さらに通訳ボランティアの方々【熊本市国際交流振興事業団（通訳への橋渡しをしていただいている）及びメディカルサポート（通訳の団体）】のご協力がありました。特に通訳ボランティアの皆さんは、患者役及び通訳役など多数参加いただき、今回の訓練を通して当院の災害医療体制に多くのご指摘をいただき、感謝しております。ご指摘の点は、当院にとりまして大変参考になりました。今回の外国人被災者の対応訓練には、ＲＫＫテレビ局が興味を示し、取材にこられ、詳しく報道していただきましたので、視られた方もあると思います。

最後に、日本は天災が非常に多い国で、いつ何時、熊本市に災害が起こっても全く不思議ではありません。皆さん、今回の訓練を忘れずに、いつでも対応できるように心の準備をお願いします。また、蛇足ではありますが、ご自宅でも災害に対する用意をなされることをおすすめ致します。

微差力

本格的に寒くなってきました。先日から、夏の背広を仕舞い、秋・冬物の背広を着ています。

さて、今回は「微差力」ということについてお話しします。私が「微差力」という言葉を聞いたのは、朝のNHKテレビでした。その内容は、あるお店の話でした。多分、非常に繁盛している和食のレストランだったと思います。このお店に友人と二人でなにかを食べに出かけました。そのお店はすごく混んでいたそうですが、従業員は少なかったそうです。二人が食事を終えると、お手ふきが出たそうです。二人が食事を終えた時間はわずかに時間差があったそうです。その時驚いたのは、お手ふきの出たタイミングでした。ほとんど同じように食べていたので同時にお手ふきを出しても不自然でなかったのですが、お手ふきは、食事を終わり、お茶を飲もうとしたその時にぴったり出るのです。したがってわずかな時間の差しかなかったのに二人へのお手ふきを出すタイミングは異なっていたのです。驚きはまだ続きました。このことに気付いて、他のお客を見ていると、どのお客に対してもそのタイミングは外さないのです。こういうことに気付く人にも驚きますが、このようなちょっとした配慮をこの人は「微差力」と呼んでいました。このように繁盛する店と繁盛しない店には、このようなちょっとした違いがあるというのです。競争の激しい業界では、この「微差力」が非常に大事であると結論付けていました。

私は、「微差力」という言葉を初めて聞きましたので、そのようなことを書いた本があると思いネットで探しますと、沢山ありました。その中でも斉藤《さいとう》一人《ひとり》という方が何冊もこの手の本を執筆されていました。例えば同じチェーンのラーメン店が二軒あります。見かけはほとんど同じで、一軒は通りに面してすごくいい場所にあります。しかしもう一軒は、表通りからかなり入った不便なところにあります。で、どちらの店にお客が多いかというと、開店当初は、表通りのお店に圧倒的にお客が多かったのです。そこで不便なお店の主人は考えました。そして何とか努力して表通りの店とは違った味付けにしました。そうすると少しお客が増えました。しかし、まだ表通りに及びません。そこで、その主人と奥さんは、お店をきれいに清潔にして必ず笑顔でお客に話しかけるようにしました。そうしているうちにだんだんお客が多くなり、数年後に表通りの店とお客の数が逆転し、大差がつくようになりました。この場合、少し味付けを変えたり、お店をいつも掃除して清潔にしたり、またお客に笑顔で話しかけたりすることが「微差」というのです。「微差」がいつの間にか「大差」となるといいます。一〇〇倍店が繁盛しているところと、一倍しか繁盛していない店を比べて、繁盛している店は一〇〇倍努力して働いているでしょうか。そんなことはありません。「微差」なんです。本当はわずかな差があるだけです。でも「微差」が積み重なると「大差」になるのです。人生の成功者は大抵「微差」の積み重ねで大きくなっているというのです。

多剤耐性アシネトバクターによるアウトブレイク（集団発生）

先週、横浜で国立病院総合医学会が開催されましたが、当院からも多くの方が出席し、それぞれ素晴らしい報告をしていただきました。快晴にも恵まれ、以前当院に在籍され、他の機構病院に勤務されている方々との再会など、国立病院総合医学会ならではの楽しみを味わった方も多いと思います。

さて、その中で、私は院内感染のアウトブレイク（集団発生）というシンポジウムの座長を担当しました。そこでは、多剤耐性緑膿菌（ＭＤＲＰ）、多剤耐性アシネトバクター（ＭＤＲＡ）、結核の三つの菌種によるアウトブレイク例が報告されました。いずれの場合も、最も大事なことは、最初の菌発見時の対応であることが分かりました。報告のありましたMDRP、MDRA事例は、ともに、初期対応が遅れ、ICUへ感染が拡大し、そこから他の病棟に伝搬していきました。最終的にはICUを含む病棟閉鎖、救急車の搬入中止まで追い込まれています。MDRPのアウトブレイクを起こした施設の反省では、職員の当事者意識の欠如による院内全体の感染対策の不徹底をあげ、平時にいかに院内感染対策のモチベーションを維持し、対策を継続させるかが重要と結んでいました。また、MDRAのアウトブレイクを起こした施設では、菌検出が遅れ、気がついた時にはICUから他病棟に伝搬していました。

実は、我々の施設でも、以前にMDRA症例を経験し、予想を遙かに超えた水平感染力に、通常の標準予防策では対応できませんでした。当院では、個室五部屋を犠牲にした徹底したゾーニングによる隔離を行なうことでやっと院内感染を終息させ、アウトブレイクを未然に防ぎました。この事例につきましては、前ICNの吉田真由美看護師が、日本環境感染学会雑誌に論文化して報告しています。この時のMDRAの遺伝子型は、OXa23という日本のアシネトバクター株にはない、欧米、中国などで検出される非常に感染力の強い型で、当院の場合は中国からの搬入でした。今回の報告例も、全く同じOXa23であり、この遺伝子型は、通常の標準予防策では防ぎきれないと思いました。当院の場合、入院後、三日目には検査科の細菌検査室からMDRAを同定しています。そしてすぐに個室隔離を行ない、厳重に標準予防策の徹底を行ないました。しかしながら、同じ病棟に水平伝搬し、三ヵ月目には全く別の病棟にも同じ遺伝子型の感染者を出しました。このことから、通常病棟の中の個室隔離では感染を防げないと判断し、上記のような病棟を分断するようなゾーニングでやっと院内感染が終息できました。

以上のことからポイントは二つで、外国から帰国して重症の感染が疑われる場合は、ICUなどの転出入の激しい病棟には収容せずに、一般病棟の個室に収容し、アシネトバクターなどの耐性菌がないかを確認することが必要です。次に、伝搬力の強いOXa23型のＭＤＲＡの場合は、ゾーニングによる隔離で、徹底した院内感染対策を行なう必要があります。

ＭＤＲＰの場合は、当院の経験では、それほど強い伝搬力は確認されていません。通常の個室隔離と標準予防策で今のところは問題が起きていません。しかし、いつ伝搬力の強いものが出現するかもしれませんので十分な注意が必要と思います。

また、これだけ国際的な交流が煩雑な時代になりましたので、他の国の多剤耐性菌の流行状況も調べておく必要があります。ちなみに、ＭＤＲＡがこれほど少ない国は日本だけで、中国はもちろんですが、米国、韓国、欧州もＭＤＲＡの蔓延地域です。

病児・病後児保育室開設

一一月も終わりに近づきました。もうすぐ師走ですね。一年がとても短く感じられます。

昨日は阿蘇中岳が噴火し、噴煙による火山灰のため、熊本空港が閉鎖されたそうです。私は県外出張しており、このことをまったく知りませんでしたが、海外の友人からのお見舞いのメールで知りました。阿蘇の大きな噴火は昭和五四年にありましたが、その時は観光客が噴石のため多数お亡くなりになりました。その時のことを思い出しました。御嶽山の噴火の状況に似ていましたね。火山灰は農業を直撃しますので、

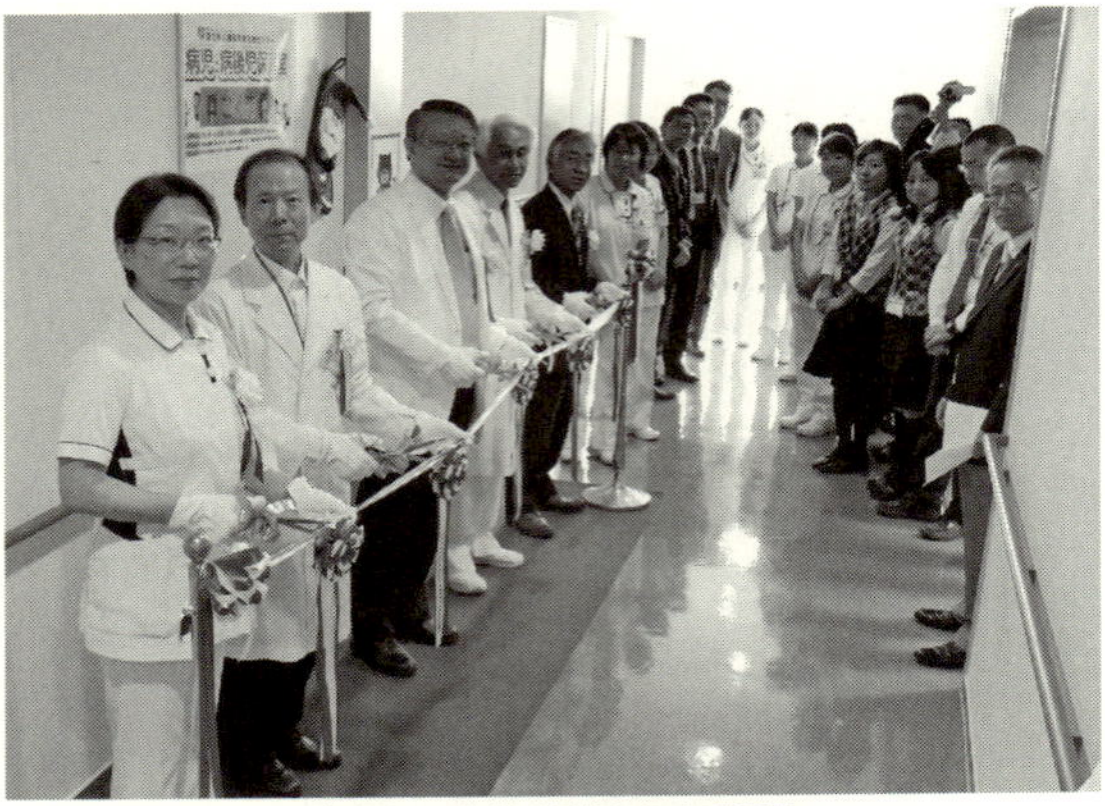

病児・病後児保育室開設
左より佐伯悦子看護部長、高木一孝小児科部長、私、片渕茂副院長、内田正秋事務部長ほか。

何とかおさまってほしいと切に祈っております。

さて、昨日は、子育て支援説明会を開催しましたところ、大勢の職員の皆さんが子供さんを抱いてご参加いただきありがとうございました。今回の説明会は、病児・病後児保育室〝こぐま〟の開設について、ご紹介とご案内をするために開催いたしました。

病児・病後児保育とは、病気または病気回復期で入院治療の必要のないお子さんを、集団保育が困難な期間一時的にお預かりし、年齢、病気の程度に応じて、看護師、保育士などの職員が保育を行なうことです。

子供さんが病気しますと働いているお母さんは、子供さんを病院に診てもらいに連れて行った後、保育園では預かっていただけませんので大変苦労されています。働くお母さんのために厚労省は補助金を出して、熊本県の場合、二五市町村に二六ヵ所の病児・病後児保育室を設置しています。当院の職員の皆さんもこれらの施設を利用されていると思います。

そこで、当院では、職員の皆様のために院内に病児・病後児保育室を設置することにしました。補助金なしで病院職員のために設置される病児・病後児保育室の設置は熊本県で初めてで、もちろん公的病院にも今まで設置されておりません。当初は、一日四人の定員で開始しますが、利用者の状況を見ながら臨機応変に改善、改修していく予定です。

よその施設でできなくてなぜ当院でできるのかは、まず職員の皆さんのおかげで当院が健全経営を行なっていること、更に職員の待遇改善を年度の目標にいつも掲げていること、さらに看護部と小児科の皆さんの絶大なご協力があってのことです。

今後は、すでに定員がいっぱいになっている院内保育園の拡充を予定しています。このためには、現在の保育園の二階にある職員更衣室の移転が必要となります。今のところそのスペースを確保するために車庫の改修あるいは全面建て替えなどを考慮していますが、いずれも当院の敷地に熊本城の公園が一部重なるため、市役所の許可が必要で、折衝中です。

当院は、今後も職員の働きやすい環境整備を整え、職員満足度の高い病院を目指したいと思います。皆さんのご協力をお願いいします。

国立熊本病院附属看護学校のナイチンゲール記章者

皆さん、当院の看護学校の一室に、看護師の最高の名誉と言われるフローレンス・ナイチンゲール記章と、これを授与された伊佐マルという方の写真が飾ってあるのをご存知でしょうか。

先日、看護学校のスタッフの方々に、このフローレンス・ナイチンゲール記章を授与された伊佐マル氏について尋ねましたところ、誰も知りませんでした。

これではいけないと、スタッフの方に調べるよう指示しましたところ、当看護学校の卒業生ではなく、日本赤十字社姫路病院看護婦養成所（現在の姫路赤十字看護専門学校）の卒業生で、当看護学校の第二代目の教育主事をしておられた方と分かりました。

そこで、この伊佐マル氏について調査しましたところ、当看護学校に尽力された大恩人ともいうべき方であることが分かりましたので、ぜひ皆さんにご紹介し、永く記憶に留めて下さることを希望します。

伊佐マル氏は、昭和二五年四月一日から昭和三〇年一月一日まで当院の看護学校の二代目の教育主事を務められました。初代は、濱田マスエ氏（昭和二三年一〇月一八日より昭和二五年四月一日）です。濱田マスエ氏は、昭和二三年一〇月から国立熊本病院の総婦長を兼務しておられ、伊佐マル氏と二人三脚で当看護学校の前身・甲種看護婦養成所を昭和二二年九月から立ち上げられたのです。この間の事情について、伊佐マル氏が国立熊本病院三〇周年記念誌、及び国立熊本病院附属看護学校創立五〇周年記念誌に、それぞれ「私の思い出」、「看護学校の思い出」という題で詳しく寄稿されています。以下その二つの文を併せたものを抜粋します。

「私、伊佐マルは、昭和二〇年九月一日、戦後の救護をするために救護班婦長としてバラックの藤崎台分院に二個班を引率し、その任につきました。軍隊が解散され、続々と患者が戦地から送られてきて、廊下にまで収容し、患者の数は約一、〇〇〇名、看護婦四〇名で必死に看護しました。二一年三月までに、ほとんどの患者をそれぞれの郷里の国立病院に送り、分院を閉鎖して、本院(国立熊本病院)に戻りました。その二ヵ月後には、国立小倉病院に転属し、南方から引き上げてくる沢山の患者の収容と郷里への輸送を手伝いました。その後、召集解除を受けて再び熊本病院に帰りました。

戦後、アメリカの進駐軍が看護教育の必要性を称えたため、厚生省が国立病院の看護婦約五〇名を全国から集めて看護学校の教員としての教育を昭和二二年七月に約一ヵ月間、国立久里浜病院で行ないました。これに私も参加し、帰省後、直ちに女学校卒業の方を学生として募集し、八月に一期生約二〇名を採用、入学の準備をし、九月一日に国立熊本病院附属甲種看護婦養成所を開校しました。」

この一期生の方々の思い出が、各記念誌に載っていますが、有馬佐登江さんは次のように語っています。

「戦後のまさに無の時代、教科書もなく必死にノートを取り、看護用品も手作りで、先生達も私達も基礎作りに一丸となって楽しさと苦しさの中にも充実した月日であったと思います。」

同じ一期生の竹下さんは、

「教務主任の伊佐先生、細野先生は同じ寮生活を学生と共にして頂き、公私にわたり大変ご厄介になり終生忘れることが出来ません」

と述べています。また、五期生の田尻典子さんは、次のようなほほえましいエピソードを書いておられます。

「当時教育主事だった伊佐先生のお部屋には、寮に一台しかなかったラジオがありました。私達は毎週、当時人気番組だった〝君の名は〟の放送を聞きたくて、伊佐先生のお部屋に押しかけたものです。普段はお説教の時にしか呼ばれないちょっと怖い部屋だったのに。」

このように、卒業生の皆さんは、母のような濱田先生、苦楽をともにして創立に尽力された伊佐、細野先生を忘れることは出来ませんと書いておられます。

伊佐マル氏は、昭和三〇年一月一日に東京第一病院に転勤され、その後熊本病院に帰られることはなかったのですが、なぜ栄えあるフローレンス・ナイチンゲール記章を、熊本病院に寄贈されたのでしょうか。その理由は、国立熊本病院附属看護学校三〇周年記念誌に書かれています「看護学校三〇周年によせて」を読みますと、何となく分かるような気がいたします。以下その抜粋です。

「私の一生の中で、二六才より足かけ八年間の看護学院の生活は、若い青春のすべてを打ちつけて全力投球であったと自負し、またそれだけの情熱を持って仕事に打ち込めた時代の私は幸せだったと立秋の青空を眺めながら、遠くなった昔を懐かしんでいます。（一部略）私は、無限の愛着を国立熊本病院と看護学校に永遠に残して、皆様方に心から今までの感謝と共にご挨拶を申し上げます。」

伊佐マル氏の業績ついて（第三三回フローレンスナイチンゲール記章受賞者の横顔から）

伊佐マル氏は、一九四〇（昭和一五）年、日本赤十字社姫路病院看護婦養成所卒業と同時に招集に応じて南京第一陸軍病院に、一九四二（昭和一七）年からは香港第一陸軍病院に勤務し、少人数の看護婦で多数の患者の看護を行ない、不眠不休の過酷な状況の中で赤十字看護婦としての使命に燃え、戦傷者のために尽力した。

内地に帰還した後も、一九四五（昭和二〇）年、熊本市の大空襲時、緊急に招集を受け、看護婦長として看護婦四〇名を引率し、旧熊本女子師範学校校舎内に救護所を設置し、空襲の最中、被災者の救護に寝食を忘れて活動を続けた。一九四六（昭和二一）年からは、救護班婦長として国立小倉病院に勤務し、南方からの帰還者の看護に従事した。その後、国立熊本病院に看護婦長として勤務し、患者看護のみならず看護婦養成にも情熱を傾け、施設や教材もなく戦後の混乱期の最悪の状況下で、兵舎や倉庫を改造して教室にあて、手作りの教材で教育に当たった。看護婦の指導に当たっては、看護学生と同宿し、空き地を開墾して野菜を作り、自給自足の生活を送るとともに、その一部を売って、図書の購入費に充てるなど、看護婦の教育に献身的な努力を続けた。

一九六八（昭和四三）年、国立王子病院に勤務し、この病院においても看護婦教育の必要性を力説し、看護学校を開校する上で中心的な役割を果たした。その後も引き続き看護教育に当たり、特に看護教育者の育成に情熱を注ぎ、多くの人材育成を通して個々の患者へのより良い看護ができるように努力した。

その後も一九七九（昭和五四）年から望星大磯病院、一九八四（昭和五九）年からは東海大学医学部附属病院に看護部長として勤務し、看護体制を整備するなど看護管理に力を注ぎ、看護部の組織・機能の活性化による看護の質の向上に尽力した。

一九八九（平成元）年、東海大学医学部附属大磯病院看護部長を定年退職した後は、請われて医療法人社団松和会の看護部長に就任した。

伊佐マル氏は、上述しましたように看護及び看護教育に貢献されましたが、それとともに貴重な著書も残されています。その中で、医学書院から出版された日野志郎／伊佐マル編『疾患別看護双書 血液疾患患者の看護―病態生理から生活指導まで（第二版）』（一九七一年五月発売）という血液疾患患者の看護の本です。私は血液が専門ですので、編集を一緒になされた日野志郎という先生にお会いしたことがあります。

東京逓信病院の血液科部長をされていた方で、血液学会でとても有名な先生でした（日本で初めて、多発性骨髄腫の症例報告をされた方です）。伊佐マル氏はこの先生とお二人で血液疾患患者の看護の編集をされたわけですので、伊佐マル氏は、長く血液疾患病棟に勤務され、血液疾患看護では日本でも有数の方であったことが推測できます。

国立熊本病院附属看護学校の記念誌を読みますと、卒業生の方が看護師になられ、東京の学会や研修会の時には、伊佐マル氏のところに宿泊させていただいたなどの記載がありますので、卒業生の教え子の皆さんとはずっと交流が続いていたことが分かります。

国立病院附属看護学校五〇周年記念誌に、伊佐マル氏は寄稿されていますが、六〇周年誌（二〇〇六年）では、伊佐先生が亡くなられたとの記述があります。

そして、伊佐マル氏は二〇〇五年八月、熊本県宇城市の病院で亡くなられました。

その後、ご遺族の方から、ナイチンゲール記章及び受賞された勲章などが当院附属看護学校に寄贈されました。

伊佐マル氏は、生涯独身のまま、まさに看護及び看護教育に一生を捧げられました。その功績により、昭和五五年二月に日本赤十字社有功賞、同年四月に勲五等瑞宝章、平成三（一九九一）年にはフローレンス・ナイチンゲール記章を受けられています。

社会保障と税

このところ体調が完全でなく、院長室便りも期限内に書けず、今回は少し遅れてしまいました。皆さんはいかがお過ごしでしょうか。インフルエンザはまだピークを過ぎないようで、相変わらず患者さんが外来に、紹介入院にと受診されています。寒さは二月いっぱい続きますので、皆さん体調管理にご注意下さい。

さて、二月一日に第八回熊本県医療・保険・福祉連携学会がテルサで開催されましたので、出席しました。熊本機能病院の米満弘之先生が市民向けの特別講演をされましたが、とてもわかりやすく内容も素晴らしく、深い感銘を受けました。その中で、今から三〇年後の平均寿命は間違いなく一〇〇歳になるそうです。さらに、若返りの薬ができるとのことです。こうなりますと、超高齢者社会で、医療費の増加が更に大きくなると思います。その時には、八〇歳の人も普通に働いているだろうとのことです。つまり、労働人口も増える計算になるようです。このような時代の医療はどうなるのか、充分な予測が必要なようです。

また数日前のＮＨＫテレビでは、フィンランドの特集をやっていました。フィンランドは、あのムーミンを生み出した国です。私の子供達は、このムーミンが大好きで、部屋中にムーミンに登場するキャラクターの絵がはってありました。また、約三〇年前に、私がアメリカのミネソタ大学に留学したときの指導教授は女性で、ご主人はフィンランド・ヘルシンキ大学の男性教授でした。二人は、フィンランドとアメリカに別れて暮らしていましたが、時々どちらかが一方をたずねて少し長い休暇をとっていました。そのフィンランドの教授から話を聞いたのですが、フィンランドは、医療は全て無料、ただ、税金がやたら高いといっていました。数日前のＮＨＫでの放送では、フィンランドの消費税はなんと二八％というではありませんか。今日本は八%で、これを一〇%にするかどうかで衆議院の総選挙をやるほど、もめにもめました。また、国税と地方税、更に年金や医療保険料を合わせた社会保障負担率は、日本はおおよそ四〇%です。ですから我々の給料の四〇%はいつも差し引かれています。私たちの社会保障負担率はとても高いように見えます。ところが、フィンランドをはじめ北欧の社会保障負担率は六〇%、イタリア、フランスも約六〇%と、日本どころではありません(アメリカは三〇・九%、韓国は三二・六%です)。このようにフィンランドをはじめとして北欧では、日本よりもずっと早い時期から消費税を導入し、国民の納得の上で税率を徐々に増加させながら、税収を確実に確保し、更にその税収を医療費(無料)、高額の年金として国民に還元しています。一方、日本は国民を納得させることなく、税収以上の予算を組み、足りない分は国債でまかない、借金に借金を重ね、ついには世界でダントツの一〇〇〇兆円以上の負債を持つ国になりました。それでも同様な事情で経済破綻したギリシャのようにならないのは、日本の国民貯蓄が約一〇〇〇兆円近くあるからといわれています(この預金を担保に日本は自国で自国の国債を買えるのです。ギリシャなど他の国では国債を自国だけでは買えず、他の国に買ってもらっています)。しかし、数年前からその負債は、国民の総貯蓄を越えるようになっています。このままの状況が続けば、必ずギリシャのようになります。従って、政府は、今まで伸ばしに伸ばしてきた消費税の増税をなんとしてもやらなければならないのです。また、新規国債の比率を下げなければなりません。アベノミクスによる円安で、来年度の予算で初めて新規国債の額が前年度を下回りました。しかしなお、新規国債で予算を立てているのです。いつの日か国債なしの予算が組めるようにするには景気を良くして税収を増加させるか、国民が質素倹約をして予算を少なくするしかありません。しかし、今の日本の討論に、後者の話が出ることが全くないのが不思議でなりません。今ギリシャでは、ユーロ各国の財政支援の代わりに国民に質素倹約を強いていましたが、ついに耐えられなくなり、国民は選挙で質素倹約はイヤだという首相を選びました。今後どうなるのか。ユーロ脱退か、質素倹約を続けるのかの選択を迫られています。

懐かしいステーキレストラン

バスで通勤するとき、ずっと以前に行ったことのあるステーキレストランの看板が目につき、時々思い出しては気になっていました。そこで、数年前、仕事でそのレストランのそばに外出した時、ちょうど昼時になったので、同僚二人を誘ってそのレストランに行くことにしました。駐車場に車を止めましたが入り口がわかりません。一瞬、看板は出ているけれどもう店は閉めたのではと不安がよぎりました。店の周りを回ると二階の立派な入口に続く階段が目に入りました。階段を上ると、木製の大きなドアに、ランチ三、〇〇〇円と書いた紙が貼ってあります。レストランの中に入るとほぼ満席で、かなり年配の小柄な女将さんらしき女性と目があいました。彼女は少し困ったような感じで、何人ですかと聞いてきました。三人というと、入り口の傍の大きな丸いテーブルの席を指差して、そこでよければと勧められました。座るとすぐに彼女は「ランチでいいですか」と尋ねました。同僚があわてて「メニューを見せて下さい」と答えました。しばらくして手渡されたメニューを見て驚きました。メニューには二つの料理しか載っていないのです。一万円と五千円のステーキのみ。ランチはメニューには載っていません。これはランチを注文するしかないということに気付き、三人ともランチを頼みました。やがてサラダが運ばれてきて、次いでジュウジュウ音を立てているステーキを載せた丸い鉄板が運ばれてきました。そのステーキの厚さと大きさに圧倒されました。と、同僚が「ソースを置いてないようですね」と小声で聞くので、どうも雰囲気から「そんなものはないんじゃないの」と思わず答えてしまいました。しかしそれが正解で、どのテーブルの上にもソースは見当たらず、ステーキにはすでに味がついていたのです。多分、味噌味ではなかったかと思いますがよくは分かりません。とにかく味わったことのない不思議な味で、文句なくうまいのです。三人とも、うまいのには意見が一致。途中、白いご飯がでてきましたが、これもうまい。しかし、考えてみると、ステーキを注文したのに、焼き方も聞かれませんでした。ジュウジュウ音がしている鉄板の肉を、早めに食べるとレアで、やがてミディアムとなり、最後の残りを食べる頃にはウエルダンとなっているわけです。妙に納得。夢中で食べてしまい、デザートなどがあるはずもないと思い、腰を上げようとすると、女将がアイスコーヒーがまだあると告げました。漠然と予想したとおりアイスコーヒーには砂糖もミルクもつきません。すでに甘い味がついています。そして分かったことは、この店には最初から客にチョイスはないのです。わずかな決まったメニューしかなくて、それが目当ての人だけが来るのです。だから最初に我々が店に入ったとき、少し困った感じの女将の態度がよく理解できました。一見《いちげん》の客は困るのです。ここで私は思いきって女将に、「私は三〇年位前にここに来たことがあります」と話したところ、三〇数年前にこのレストランを建てて移ってきたと話してくれました。確か当時のランチの値段は一、〇〇〇円を少し超えた位でした。多分、その当時と全く同じランチを出しているのであろうと思いました。同僚の一人はとても感心して、熊本にこんな店がまだ残っていたとはと、写真を撮りまくっていました。なるほど、昔は熊本にはこのような、客の都合など全く気にかけず、うちはこれだけで勝負しているんだから文句があるなら来てもらわなくて結構というような店が多かったことを思い出しました。今時このような店は稀少ですが、妙に懐かしく、そのうちまた来たいと思いました。が、同伴者は選ばないと大変なことになると思いました。幸い、今回の同伴者二人は、ユーモアを解する人達でよかったのです。きっとこの二人もいつか日を改めて訪れるのではないかと思います。「もう我々は一見の客ではないのである」といいながら、もう数年経ちました。

産山《うぶやま》村の〝草うし〟と農家レストラン

先週の院長室便りの「懐かしいステーキレストラン」は、好評で、読んでいただいた人が久し振りに三〇〇人を超えました。それに味を占めたわけではありませんが、今週も、牛肉の話をします。

先週の日曜、家族のお客さんを、阿蘇産山《うぶやま》の〝草うし〟農家レストランにお連れして、焼き肉を食べました。その店は、やまなみハイウェイを九重に向かって進み、産山村で右折して坂を下りて、池山水源に行く途中にあります。丁度午後一時ごろでしょうか、お店に入ると店は満席で、私達の予約した席だけ空いておりました。お店の人はてんてこ舞いで、厨房で働いていて、なかなか私達に気付いてくれません。するとか小さな三歳くらいの可愛い娘さんが出てきて、「こんにちわ」と笑顔で私達を出迎え、厨房の中に入り、「お客さんよ」と伝えてくれました。後ではもう一人五歳くらいの娘さんとおばあちゃん、お母さんと四人でご飯やお味噌汁を運んでくれ、かわいい姉妹の接待に私達は大喜びでした。私達は草牛の焼肉定食二八〇〇円を注文しましたが、相当食べごたえがありました。私達のような老夫婦でしたら一人前でもいいような感じでした。

というわけで今回は〝草うし〟をご紹介します。熊本の阿蘇は畜産が盛んで、赤牛が有名です。その赤牛を放牧し、腹いっぱい牧草を食べさせ、きな粉や独自にブレンドした配合飼料を与えることで食肉にしたのが〝草うし〟です。今、日本で珍重されている各地の〇〇牛は、ほとんどが小さな畜舎に閉じ込め、運動もさせず、配合飼料や薬をたくさん与えて、いわば、ブロイラーと同じように病的に太らせ、育てられます。結果、脂肪まみれの霜降りと称される肉となり、それが最高級の肉とされています。しかし、本来、牛は放牧され、たっぷりと草を食べて、のびのびと健康に育つものであり、そうした牛の肉は霜降りのように脂肪にまみれることはありません。そして、そうして育てた牛の肉が健康にも良いと思われます。実は、こういった現状を憂え、阿蘇の畜産農家さんらは〝草うし〟と名づけ、「育て方の厳格な基準」を設定して、真に健康的で美味しい赤牛の生産を始められたのです。食べてみますと、確かに霜降り肉とは違い、噛みごたえがありとてもおいしくいただけます。

また、産山村には多くの農家レストランがあり、〝草うし〟は当然ですが、お店ごとに二〇種類を超えるほどの沢山の自家製漬物が並び、これを食べ比べるのも楽しみです。山菜料理もあり、これらはすべて近くの池山水源の名水を使っていますので、健康食そのものです。農家レストランの中には温泉もあります。すっかり産山村の回し者のようですが、ご存じでない方はぜひお試しください。天気のいい日は混雑しますので予約をお勧めします。お店はインターネットでお選びください。どの店も個性的でいいと思います。近隣には、池山水源、山吹水源、ヒゴタイ公園、扇棚田などの観光スポットがたくさんあります。

熊本城マラソン

もう熊本城マラソンから一週間が経とうとしています。二月一五日、約一万三千人のランナーが参加した熊本城マラソンが開催されました。当院は、ゴールが熊本城二の丸公園のそばにあることもあり、第一回大会から救護班として参加してきました。今回も、救急科の医師をはじめ、副院長、私も入れて一一人の医師、さらに二名の副看護部長を含めた三五人の看護師、合わせて四六人の当院職員が救護班として参加しました。また、選手として、人数は把握しておりませんが、少なくない職員の方が走られました。

救護班は、市役所前に八時に集合し、九時のスタート後、四班に分かれ、第一高校、上通、市役所などでランナーの救護に当たりながら、時間をずらしてゴールの二の丸公園に移動します。私は、少し早めに二の丸公園に向かい一〇時過ぎには到着しました。園内にはすでに多数の屋台が並び、おいしそうな匂いを振りまいておりました。私は、朝食抜きでしたので、どんぶりいっぱいのアサリ貝の味噌汁（わずか三〇〇円）をふうふう言いながらいただいた後、黒毛和牛のソーセージ、イナリと助六鮨を買い、救護所に帰ろうとしていました。そこで四人の女性ランナーに声をかけられました。四人は、四キロの部を走られた当院の医療秘書の方々で、とても元気そうでした。この方たちはチームを組んでＲＫＫ駅伝にも参加される元気なマラソンガールの皆さんとのことです。

食事の後、ゴールの横の救護所の前、特等席で選手の帰りを待ちましたが、道を隔てた対面に一般客として看護部長さんが旗をもって応援されていました。救護班を示すジャンパーをもらわなかったとのことで、ガードマンが入所制限を厳しくしている救護所のほうに入れず、悲しくお一人での応援でした。来年はぜひジャンパーをあげたいと思います。

当院職員で最初にゴールに飛び込んできたのは、我病院の鉄人、循環器内科の松川将三先生で、先生は三時間を切るタイムで、ほとんど疲れを見せず、まだまだ走れそうなほど元気でした。その少し前に松野明美さんが女性三位でゴールしました。その後、多数の職員がゴールされましたが、中には、以前当院に勤務されていた懐かしい職員の方々ともお会いできて、とてもうれしくなりました。救護所のほうは、開店休業に近い状況で、第一回大会で、松野明美さんをはじめ収容できないほどの選手を介抱したのがうそのようでした。多くの選手が十分なトレーニングをされてきたのがよくわかりました。

それにしても、ランナーの皆さんが元気で、一人も入院などのない無事な大会で、安心しました。また、走り遂げたみなさんのお顔のすがすがしさにとても感動し、できたら自分もいつかランナーとして参加したいなと思うほどでした。このイベントはもうすでに熊本の新しいお祭りとなったと思いました。

ワークライフバランス

我が家の白梅の花が満開となりました。今から三寒四温で、寒い日、暖かい日が交互に続き、徐々に春がやってくるのを実感している今日この頃です。

さて先週の日曜日は、熊本大学付属病院内の臨床医学教育研究センター奥窪記念ホールにおいて、熊本県医師会及び熊本大学医学部附属病院熊本地域医療支援機構主催の「医学生、研修医などをサポートする」会の講演会が開催されました。私は、本年度から、熊本県医師会の男女共同参画委員会の委員長をしておりますので、この講演会の主催者代表として出席しました。そして、今回は株式会社ワークライフバランス社のワークライフバランスコンサルタント・松久晃士《まつひさこうじ》氏に、「医師のワークライフバランスとタイムマネジメント」の演題で約九〇分にわたり、講演してもらいました。松久氏は、年に七〇回程度の講演を行なうとのことで、講演の態度、内容ともにとても素晴らしいものでした。

講演では、まず、日本人は残業が多く、ＯＥＣＤ参加国での労働時間の比較では、日本は韓国に次いで世界第二位の長時間労働です。しかし、労働生産性は第二一位と仕事の成果はＯＥＣＤの中で最低クラスとのことです。さらに日本人は、仕事に埋没するあまり、仕事と生活のバランスを崩したことで起こる悲劇（自殺、離婚など）の急増は、国民（労働者）にとって日々の私生活や将来への大いなる不安を抱かせ、社会の活力を低下させてしまうことになります。さらには多忙で安定した生活ができないことにより出生率低下・少子化に繋がり、人口を減らす原因となってしまうとも考えられています。こうしたことから「仕事と生活の調和」、ワークライフバランスが叫ばれるようになりました。

この講演の中で、ワークライフバランスと直接関係のないものもありましたが、私が特に心に残ったものだけをいくつかご紹介します。まず、プレゼンテーションの重要さを教えてもらいました。プレゼンテーションとは、わかりやすく内容を伝えるだけでなく、相手に行動を促すまでを含むということでした。

例えば、糖尿病についてプレゼンテーションをする場合、糖尿病について詳しく説明するだけでなく、その講演を聴いたあと、何人かの聴衆が、すぐに習った食事療法や運動を開始する、そこまでの行動を起こさせるようなプレゼンテーションを目指すということです。なるほどなと思いました。そこまで考えて講演をするならば、充分な準備とプレゼンテーションのスキルが必要と思います。例えはよくありませんが、通販のジャパネットたかた社長の話を聞いていますと、今まで何とも考えていなかったのに、思わずその商品を買いたくなります。これなど素晴らしいプレゼンテーションスキルの一例です。その他、労働生産性を高めるツールの紹介として以下のようなことが紹介されました。

まず、タイムマネジメントの手法：毎日十分単位の予定表を作り、終了時間内に仕事が終わるように設定する。帰宅する前に明日やることを確認、記録を必ず残す。朝メール、夜メール。必ず邪魔されず仕事に集中できる時間を短くてもよいから設定する。

ワークライフシナジー：仕事と生活のどちらも欲張り、その両方を充実させることで「相互作用・相乗効果（シナジー）」を生み、仕事と生活両方の「質」を向上させる。

オートクライン：問題や悩みなどについて、聞き上手な相手に話をしているうちに自分自身でその解決法に気付くこと。

こんなことは以前より時々私も経験しています。思い出しますと、診療科のカンファランスで話をしていて、診療や研究のアイディアを思いついたことがあります。このための重要な点は、「そうだね」、「それでどうしたの」などのキーワードを用いて、話を途切れさせることなく、上手に話を聞いてもらう相手です。その他、リーダーシップ、優先順位、マネジメントスキル、チームマネジメントなどについても話されましたが、充分咀嚼できませんでした。ただ、これらの単語やキーワードは覚えましたので、いつか自分で勉強したいと思います。学生さんだけでなく、我々老齢医師にとっても非常にためになる内容でした。皆さんに少しでも参考になりましたら幸いです。

県下初の脳死下臓器提供

雨が降ったり、温かかったり、そして急に寒くなったり、めまぐるしく天気が変わっています。おかげで朝から天気予報をチェックするようになりました。

さて、すでにご存じと思いますが、当院で県下初の脳死下臓器提供が行なわれました。マスコミへの公表は、患者・家族へのプライバシー保護のため、すべて日本臓器移植ネットワークが行なうことになっておりました。そのため、院内での周知も、このネットワークの公表後に電子カルテの院内ランで行ないました。その詳細につきまして、ネットワークの発表以上のことは述べられません。しかしながら、当院の脳死下臓器提供に対するこれまでの体制構築とその経過につきましてはお話ししたいと思います。

当院は、厚生労働省から二〇〇三年に脳死下臓器提供施設と認可されました。その後、旧病院時代に、移植コーディネーター、警察、県職員、市職員などの参加の下に、県下で初めての脳死下臓器提供シミュレーションを行ないました。その時、脳死下臓器提供マニュアルを作成しました。その後、新病院になりましてから、平成二二年、児童の臓器提供が可能となった臓器移植法の改定時に、シミュレーションと脳

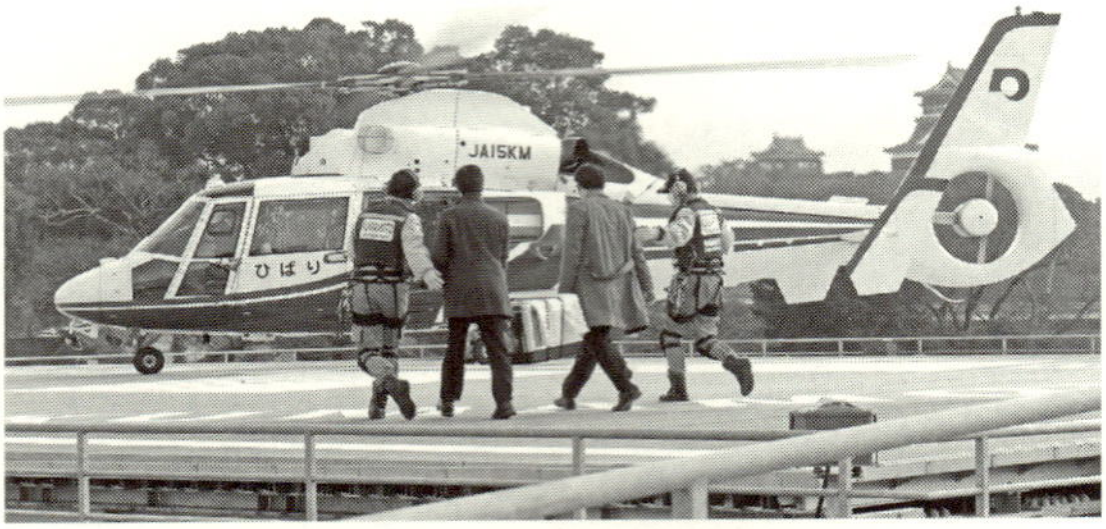

熊本県下初の脳死下臓器提供
心臓は、防災ヘリコプターで移植施設に搬送された。

死下臓器提供マニュアルの更新と、担当者・部署の設定を行ないました。それから、数例、脳死下臓器提供の候補となられる患者さんがおられ、実際に移植コーディネーターに依頼したこともありましたが、いろいろな理由で実現はしませんでした。しかし、これらの経験から、いつか脳死下臓器移植が熊本県でも行なわれる時が来るとは予想していました。

今回の脳死下移植の経過は、予想以上に早かったと思います。従いまして、脳死下臓器提供に関わっていただきました職員には、大変なご苦労とご心労をおかけしました。私がやったことといえば、最初の全体会議で、マニュアルの再確認と、担当部署・担当者の指名を行ない、実施の号令をかけただけでした。そのあとは、各担当者に部署ごとに決められた仕事をやっていただいたのですが、その仕事ぶりには驚嘆させられました。担当医と所属科（循環器内科）、脳死判定委員会、幹部職員はもちろん、看護部、事務部、麻酔科、放射線科、臨床検査科、病理診断科などが協力し合い、皆さん夜を徹して、それこそ走り回りながらがんばりました。すべての職員は、患者様及び決断されたご家族の気持ちに報いるために、懸命に働いたと思います。まさに熊本医療センターの底力のすごさを実感した時間でした。また、多くの職員がこのような大きな仕事に集中している間も、病院は普段と変わりなく入院・外来診療が行なわれました。このことは、我々がこのような大きな仕事に集中できたのは、脳死下臓器提供に直接関わらなかった職員の皆さんのおかげということになります。

まさに全職員の協力のもとに熊本県の医療の歴史に残る県下初の脳死下臓器提供がなされたのです。全職員の皆様、ご協力誠に有り難うございました。私は、心の底から熊本医療センターの職員を誇りに思います。

東日本大震災

三月一一日水曜日は、東日本大震災発生から四年目に当たります。当院でも、半旗を掲げ、一四時四六分に一分間の黙祷を捧げました。

思い出しますと、その日、テレビで大きな地震が東北地方に起こったという一報が入り、続いて厚労省から当院に、ＤＭＡＴ隊出動の準備をするように連絡がありました。これを受けて、私は、東京の目黒雅叙園での院長協議会役員会に出席されていた池井院長の携帯に電話しました。この時、電話がつながりましたが、音声が悪く、ＤＭＡＴ隊の要請があれば出動しますとお伝えし、許可をいただいたのがやっとで、その後通話ができなくなりました。夕方六時過ぎにＤＭＡＴ隊員が病院に集合し、八時半に福岡空港に向けて当院の大型救急車で出発しました。そして翌朝早くに、当院のＤＭＡＴ隊は、福岡空港に九州各県から集まったＤＭＡＴ隊と一緒に東北に向けて自衛隊の輸送機で飛び立ちました。その後、国立病院機構は、約半年にわたり各厚生局管内ごとに病院が診療隊を交代で派遣し、現地での診療を行ないました。

ウィキペディアによりますと、この地震の規模はマグニチュード（Ｍｗ）九・〇で、日本周辺における観測史上最大の地震だったそうです。最大震度は宮城県栗原市で観測された震度七で、宮城・福島・茨城・栃木の四県三六市町村と仙台市内の一区で震度六強を観測しました。この地震により、場所によっては波高一〇m以上、最高四〇・一mにも上る巨大な津波が発生し、東北地方と関東地方の太平洋沿岸部に壊滅的な被害が発生しました。震災による死者・行方不明者は一八、四七五人、避難者などの数は二〇九、八六二人となっており、避難が長期化しています。日本政府は震災による直接的な被害額を一六兆円から二五兆円と試算しています。この額は、世界銀行の推計では、自然災害による経済損失額としては史上一位だそうです。また、地震から約一時間後に高さ一四～一五mの津波に襲われた東京電力福島第一原子力発電所は、全電源を喪失。原子炉を冷却できなくなり、一号炉・二号炉・三号炉で炉心溶融（メルトダウン）が発生。大量の放射性物質の漏洩を伴う重大な原子力事故に発展しました。この事故は国際原子力事象評価尺度で最悪のレベル七、チェルノブイリ原子力発電所事故と同等に位置付けられています。

阪神・淡路大震災は、平成七年一月一七日でしたが、日本は地理学上、地震大国で、いつ日本中どこに大地震が起こっても不思議ではありません。当院でも、その対策はいつもたてておく必要があると思います。また、当院救急部は、内閣府、県、市、国立病院機構の主催する災害訓練にそれぞれ参加し、災害対応の準備を行なっています。病院全体の訓練は熊本市が行なう防災訓練に毎年多数の職員が参加していただいています。

なお、当院には災害時医療活動マニュアルが各部署に配置されていますので、ぜひ目を通しておいてください。

ちなみに、夜間、休日における職員参集の基準は、

震度五以上の地震では、防災担当職員（庶務班長、庶務係長、管理課職員、給与係長、契約係長、経営企画

係長）と宿舎入居者は、自主参集する。

震度六以上ないし、同等以上の災害発生では、本部員（幹部職員、庶務班長、庶務係長、管理課職員、給与係長、契約係長、経営企画係長）は自主参集する。

また、その他の職員は、災害情報に注意し、非常招集の可能性について心づもりをしておくこと。その他の災害においても、災害規模により適時自主参集すること。

そして、災害対策本部長（院長）が必要と判断した場合、全職員の非常招集を発令する。となっています。

〝やまが桜園〟に花見に行ってきました。

今年の熊本県の桜の開花は、日本で一番早い三月二一日でした。そして熊本城の桜の満開は、今週月曜日の三月三〇日頃ではなかったでしょうか。幸いこの間、雨も降らず、花見には絶好な日が続きました。残念ながら、昨日から小雨が降り、花が散りはじめました。

私は、三月二八日、家内に誘われて山鹿市の〝やまが桜園〟をたずねました。ここは、（株）誠工社・山鹿都市ガス（株）という会社の中に在り、三月二二日から四月一八日まで一般に無料公開されています。

私は、たまの休みで、家でゆっくりしたかったのと、そんな名前のところは知りませんでしたので、家内に誘われた時には非常に不満でした。しかし、行ってみて驚き、来てよかったと家内に感謝したほどです。なんと一二六種類、二六二本の桜が植えてあるのです。そもそも桜といえば、ソメイヨシノしか知りませんでした。これほど多くの桜が植えてあるところは、恐らく植物園を除けばないのではと思います。工場敷地を囲むように作られた遊歩道の両脇に桜が植えてあります。そして、一本、一本に名前とそのいわれが大きな字で解説してあります。桜は種類により開花時期が異なります。従って、私が見学した時には、もう花が落ちていたものもありますが、まだ開花前のものも在りました。見学する時々で咲いている花が異なるそうです。中には、春と秋に二度咲く「十月桜」「冬桜」「子福桜」などもあり、早咲きから遅咲きまで、長期間楽しむことが出来ます。桜好きの方には、この〝やまが桜園〟は有名で、遠くから毎週来られる方もいらっしゃるそうです。

そのいわれを解説しますと、山鹿都市ガスと隣設する誠工社の会長・岡本正二氏が、大阪造幣局の桜の通り抜けに感動し、山鹿にも桜の名所を造り地域発展と市民の皆様に楽しんでいただきたいと、昭和五六年から桜の苗を集め始め、平成七年、この地への工場移転を機に、一般公開することになりました。熊本や福岡のテレビをはじめ多くのマスコミで紹介され、県外からの花見客も多く、公開期間は一日およそ二〇台の観光バスが立ち寄ることもあります。現在は枝垂れや八重など里桜を中心に、桜を集め、工場敷地内に樹齢二五年から三年の若木まで一二六種類　二六二本を植樹されています。

皆さん、まだ開園されていますので、興味のあられる方にはおすすめします。園内には、ここでしか味わえない小ぶりの桜饅頭も販売されています。私ももちろんいただきました。

また、この桜園に行く途中に、いつもヘリコプターの救急でお世話になる保利病院があります。ここの駐車場にもきれいなソメイヨシノが咲いていていました。

平成27年度

研修医のためのためになる話？

新年度を迎え、多くの新しい職員が当院に来られました。そこでオリエンテーションが行なわれますが、私もかなりの出番があります。まず、新任、転入の職員に、それぞれ当院の概要と基本理念につきお話しします。その次には、研修医一年目及び新人看護師の歓迎会でそれぞれ簡単な病院で働く上での注意点をお話しします。ここまでで、計四回スライドを使ってお話しします。そして今朝のモーニングセミナーで、「研修医のためになる話」という演題で講義を行ないました。今日は、その内容のほんのさわりをお話しします。

私は、団塊の世代（昭和二二、二三、二四年生まれ）の真ん中で、一九七三年に医師になり今年で医師生活四二年目を迎えます。ふり返りますと、いろいろあったのですが、感覚としては、もうあっという間で、学ぶことが多すぎて、ほとんど何もわからずここまで来たというところでしょうか。自分では、まだまだ仕事ができる気でいますが、日本人男子の平均寿命（八〇・二一歳）からいいますと、もう十数年しかなく愕然とします。今後、何が起こるかわかりませんので、これからは余りの人生のような気がします。従って、研修医の皆さんには、人生で働ける時間はそんなにありませんよといいたいのです。三〇歳くらいで少し医療に自信みたいなものができ、四〇歳くらいで一番脂がのります。五〇歳くらいから老眼が気になりだし、年齢を意識します。五〇代の終わり頃から、定年の六五歳がちらつきだし、もう残された時間はあまりないなと思い始めます。六〇過ぎると、とたんに一年が早く感じ、新しいことへ挑戦する心が鈍ります。そしてつい定年後のことを考えたりします。

こんなことを書きますと人生夢も希望もないようですが、こんな例も身近にあります。私の父は、内科を開業していましたが、四〇代から漢方、特に鍼灸に興味を持ち、毎年五月の連休には中国に勉強に行きました。結局一三回くらい行ったようです。七〇歳過ぎてからは、一般診療はやらず、針治療一本でした。そして八九歳まで現役で、母が認知症にならなければ、まだやれたと思います。考え方も若く、インターネットをして、パソコンも数年ごとに買い換えていました。残念ながら九〇歳で悪性リンパ腫で亡くなりました。私の義理の父（家内の父）も開業医で、こちらは七〇歳くらいで長男に後を継がせました。しかし、ずっと現役で、義理の弟がいない時は診察を行ない、九四歳で亡くなる寸前まで、エコー検査を父が行なっていました。

二人の父親は、どちらも最後までぼけることなく、頭はすごくシャープでした。生涯現役で働くことがよかったと思います。ただ、この二人と私が違うことは、二人ともほとんどお酒をやらず、かつ美食家ではありませんでした。というか、不幸なことに、ふたりの妻は同年代で、二〇歳くらいの年齢時は、戦時中のまっただ中で、嫁入り修行などできるような環境でなかったようです。そのためと私の母は言いますが、私の実家は、最近まで、食生活は粗食で、父は私の家庭の食生活をうらやましがっておりました。しかし、その粗食が長生きの原因の一つではと思います。私も、今後できるだけ酒を控え、両親に習って〇食でいきたいと思いますが、差し障りがありますので、この辺でお茶を濁しておきます。

ノーベル賞受賞者・山中伸弥教授講演を聞く

先週の土曜日は、日本医学会総会が京都の国際会議場で開催され、私は、熊本県医師会の要請もありこの学会に初めて出席しました。日本医学会は、文字通りいろいろな専門学会のすべてを統括する医学会であり、その総会は、医学会の最大規模のもので、四年に一度開催されます。ただし、前回は、東日本大震災直後のため、インターネットによる非公式の開催になりましたので、多数の会員が参加する総会は八年ぶりでした。

総会は九時開会で、私は八時四五分には京都国際会議場に到着したのですが、すでに満員で入れず、係員の指示で、近くの宝が池プリンスホテルの大会議場で巨大なスクリーンの画像を見ながらの参加となりました。

まず、皇太子殿下が入場され、主催者の開会宣言に続き、殿下よりお言葉をいただきました。その後、主催者、来賓のあいさつに続き、ノーベル賞に輝く、京都大学iPS細胞研究所・山中伸弥教授による特別講演がありました。講演時間は三〇分でしたが、少ないスライドで、分かりやすく、丁寧に話されました。

講演では、まず二〇一〇年から二〇二〇年までの研究目標を示し、つづいてその目標ごとの進捗状況について説明されました。目標は四つで、一つ目は、基盤技術を確立し知的財産の確保を行なう。これは、iPS細胞作製法の特許を国内外で成立させ、がん化の可能性の少ない作製法の開発を行なうでしたが、ほぼ順調に進んでいるそうです。二つ目は、再生医療用iPS細胞のストックの構築です。これは、日赤や臍帯血バンクの協力で、拒絶反応を起こしにくいHLA型を同定し、その型の人の細胞を使うことにより移植用のiPS細胞ができます。これを大量にストックしておき、再生医療の研究者に分配するそうです。さらに、難病患者の血液からiPS細胞を作り、研究用にストックする事業も行なわれています。この事業には、当院も国立病院機構の一員として参加し、すでに一三人の患者さんの登録を行なっています。三つ目は、再生医療の臨床研究の開始です。すでに、加齢黄斑変性症、心疾患、脊髄損傷などで臨床研究が開始されています。さらに、パーキンソン病や、iPS細胞から血小板、赤血球をつくる基礎研究もおこなわれています。そして四つ目が、iPS細胞を使った治療薬の研究です。すでに軟骨無形成症の患者から作ったiPS細胞を使った実験で、高脂血症治療薬のスタチンが骨形成を促進するなどの成果が出ています。また、アルツハイマー病患者の細胞から作ったiPS細胞を利用することによりアルツハイマー病に対するいろんな薬の効果を調べることができる実験系も確立したそうです。

わずか三〇分で非常に広範囲な最新の研究状況を話していただきましたが、とても分かりやすいのに感心しました。また、これだけの実績があるにもかかわらず、少しも偉ぶったところがなく、すごく好感の持てるお人柄であることがよくわかりました。今後の研究の進歩により、多くの患者さんが救われるようになると確信しました。

熊本市・新町・古町・花畑町・新市街の歴史

院長室便りも一〇〇回目を迎えました。毎週その時、その時思うことを書いてきました。今回は、先週金曜日に看護学校の生徒さんに講義した「熊本の歴史とわが病院との関わり」の中の一部を紹介します。

熊本は、加藤清正が肥後に入国し、熊本城を築いた時に、城下町として整備されました。まず城を守るための武家屋敷をつくりましたが、上級武士は、城内二の丸、坪井などに、下級武士は今の熊本市の繁華街一帯（上通、下通、水道町、千反畑町、花畑町、山崎町）に住まわせました。そして、町人・職人町を城の南側（現在の市電呉服町電停一帯）に作りました。その後、町は発展し、城の西側にも町人・職人町が拡大していきました。そして最初に作られた町人・職人町を「古町」と呼び、城の西側に開かれた新しい町人町は「新町」と呼ばれるようになりました。従って今の新町は、加藤清正時代に付けられた町名です。また、古町界隈は明治以降、昭和戦前期まで熊本市の繁華街として賑わいました。

一方、加藤清正は、熊本城を築いたとき、今の花畑町一帯に自分の住居として広大な御殿を設けました。その庭には種々の花木や草花が植えられていたので「花畑御殿」とよばれていました。その地の一部が、現在の花畑公園の場所になります。その後、藩主が加藤氏から細川氏に変わっても藩主の屋敷として「花畑御殿」は引き続き使用されました。しかし、明治一〇（一八七七）年の西南戦争により、花畑屋敷一帯は全焼し、被災後は広大な土地に陸軍の山崎練兵場、歩兵第一三連隊が置かれました。これらの軍施設は軍都熊本の象徴であった一方で、市街地発展の妨げとなりました。そこで、第三代熊本市長・辛島格《からしまいたる》は、陸軍省に働きかけ、明治三三（一九〇〇）年に山崎練兵場を郊外の大江村（現 熊本市大江）に移転させることに成功しました。また、花畑御殿跡地に駐屯していた歩兵第二三連隊も大正一二（一九二三）年、当時の高橋守雄市長によって渡鹿に移転されました。山崎練兵場跡地は、明治四〇年代に市街地として整備されました。その時「新市街」という地名が付けられ現在に至っています。現在の辛島町、辛島公園の名前は、市街化に大きく貢献した第三代市長・辛島格とその息子で第八代市長・辛島知己の功績をたたえて付けられたものです。

メニエール病

明日から連休に入ります。四月から年度変わりで当院に来られた新入職員の方々は、新しい職場で緊張の連続、心身ともにさぞお疲れのことと思います。五月の連休では、しっかりリラックスして休養に努め、休み明けからは、また元気に病院に来て下さい。どうか皆さん五月病などにならないようにお願いします。という私も、なんと迂闊に、四月二七日にメニエール病で一晩当院にお世話になってしまいました。メニエール病の原因は不明ですが、過労とストレスが誘因と言われています。確かに、私はこのところ、週末も学会に出席することが多く、この時も前日は名古屋から新幹線で二三時頃帰熊していました。また、この半年ばかり続いた食べ過ぎ呑み過ぎを深く反省し、このところ食事制限や、禁酒を行ないストレスと言えばストレスでした。

月曜日の朝、出勤し、いつものように新聞を見ると、突然頭がふわっとしてふらつき、歩くときの足下が怪しく感じました。すぐにイスに腰掛けじっとしておりましたところ五分くらいでめまいはなくなりました。その後は普段どおり仕事をしていました。そして昼食後二時間くらいして、病院内の巡視に出かけました。この日は暑かったのですが駐車場を隅から隅までゆっくり見て回りました。そして発汗が多量にありましたので部屋に帰り水分補給をしておりましたときに、朝と同じようなめまいと吐き気が起こり、いすに座ってもおれずに横にならざるを得ないようになりました。以前二回ほど経験したメニエール病がまた起きたと思いましたが、その時と違うのは吐き気でした。周りの人達が心配して、とうとう入院し一晩病院で過ごしました。あまりに吐き気が強かったのでMRIまで取ってもらったほどです。点滴やら、制吐剤などの投与で、五時間後には楽になりました。この時お世話いただきました副院長、神経内科医長、看護師長はじめ皆様方には心から感謝申し上げます。翌朝は普段どおりに起きて仕事ができました。しかしメニエール病がこんなにつらいとは知りませんでした。

といいますのも、ちょうど二週間位前に私の友人からメールが入り、ある共通の友人が朝からめまいがして病院に行きメニエール病と診断されましたが治療法がなく、ほっとけば四~五日で治ると言われました。この説明が本当か、耳鼻科の専門医に聞いて欲しいということでした。当院耳鼻科の先生に電話で子細を相談しますと、「メニエール病の診断が正しければ、その通りです」とのことでした。そして「〝突然起こり、突然治る〟のがメニエール病です」と言われました。それでその友人に、「メニエール病は〝突然起こり、突然治る〟ので、心配せず寝ていればいい」とアドバイスしたことを思い出しました。

私がメニエール病を起こした翌日深夜の救急外来患者一覧を見てみましたところ、めまいの患者が二人来られていました。この時期はメニエール病の好発時期なのでしょうか。皆さんも過労とストレスにご注意下さい。

決定版 一〇〇歳までボケない一二〇の方法

メニエール病になったと院長室便りに書きましたら、多くの方が心配して、温かいお声をかけていただきました。ご心配いただきありがとうございました。私のメニエール病は二〇年ごとですのでもう大丈夫です。

そのメニエール病で落ち込んでいましたが、順天堂大学の白澤卓二教授著のベストセラー、『決定版 一〇〇歳までボケない一二〇の方法』（文春文庫）を読みましたところ、急に元気になりました。これはボケ防止の本ですが、若い人にもきっと参考になります。食事の内容やお酒の種類などについても事細かく書いてあります。

内容は、一〇〇歳以上の長寿の方たちを観察することにより、その方たちの生活習慣の共通項をうきぼりにして、それをヒントに長寿の方法を一二〇も教えてくれます。その中で、特に私が感銘を受け、即実施しようと思ったことを列記します。

食事はゆっくり食べ、一口三〇回以上噛む。七時間は睡眠をとる。ストレスを少なくするため、机の上に自分のお気に入りのものを置いておく。たとえば家族の写真、好きな筆記用具、飾り、置物など。一日二〇分は歩く。二〇歳のときの体重に戻るように努力する。二日前のことを思い出してみる。人にはできるだけ会いに出かける。予定は出来るだけ先の先まで立てる(日野原先生は五年先の予定まで書きこまれるそうです)。旅をする。おしゃれをする。カラオケにじゃんじゃん行き歌いまくる。笑顔を作る。夜食はとらない。午後九時過ぎたら食事はとらない。腹七分とする。朝食は必ず食べる。

などです。

私は、元来朝食抜き人間でしたが、これを読んで反省し、最近は朝食をとるようにしました。まだ結果を言うほどではありませんが、夕食の量が減り、夜食は全くなくなりました。そのうちまた結果をご報告いたします。皆さんご一読をお勧めします。

私の読書について

五月も半ばを過ぎて、だんだん暑くなってきました。新緑がきれいな季節ですね。桜の季節もいいですが、早朝の二の丸公園の緑のにおいはまた格別です。

五月の連休は、具合が悪く、寝ていることが多かったのですが、おかげで机に積んでいた本を幾冊か読むことができました。

今でこそ、「私の趣味の一つは読書です」と言うことができますが、私が読書に目覚めましたのは、それほど以前ではありません。当院では、看護学校、新病院の工事が始まるかなり前から、職員の駐車場使用ができなくなり、車通勤の人は、近隣の駐車場を自分で借りなければならなくなりました。私は、この時、自分の車が車検で、しかもその車は相当古くなっていましたので、思い切って廃車にし、自分の車はなくなりました。そして通勤は、バスにしました。バスに乗る時間は、朝は短くても二〇分、帰りは三〇分くらいかかります。バスに乗っている間、ボーとしていたのですが、そのうち、いつの間にか本を読み始めました。それから次第に読書の楽しさに目覚めました。その後、一〇年くらい経過し、家内が新車を購入しましたときに、古い車を譲ってくれましたので、それからは、雨の日や寝過ごしたときは、車通勤。それ以外はバス通勤を心がけています。そして今も、読書の習慣は残り、バス通勤の時間以外も毎日何とか時間を見つけては本を読んでいます。したがって、今では、あの時、駐車場が長い間、使用できなくなり、バス通勤をしなければならなくなったことをとてもありがたく思っています。まさに人間万事塞翁が馬です。

私の読書の仕方は、気に入った小説家が見つかりますと、その人の本ばかり読みます。楽しみは、気に入った小説家の主な著書を読みつくし、次に読もうと思う新しい小説家との出会いです。時代物、ノンフィクション、ミステリー、翻訳物、古典など、ジャンルを問いません。その時の気分次第で読む本を選びます。同じ本を何回か読み返す時もあります。落ち込んでいるとき、苦しいときなどに読む本も、気がついたら同じ小説家の本が多いようです。その小説家の考え方、生き方が、どこか自分にしっくりきて、とても癒されるからだと思います。また時には、落ち込んでいるとき、暗い本を読んでさらに落ち込んでしまうこともありますので、読む本の選択はとても大事です。

読書の醍醐味は、いろんな知らないことを教えてくれたことです。いろんな国を知ることもできますし、人生の生き方を教えてくれることもあります。皆さん、読書をお勧めします。

大川美術館

五月も、もうすぐ終わりですね。日中は三〇℃を超える暑さとなり、熱中症患者が増えています。新入職員の皆さんは、お元気でしょうか。どうか焦らず、少しずつこの病院に慣れてください。

さて、私は先週末に、所用で群馬県桐生市を訪れました。そして、私立美術館として有名な大川美術館を見学する機会に恵まれました。その約一年前、私は、ある雑誌で、熊本高校出身の著名な画家・野田英夫の絵をたくさん収蔵・展示する関東地方の小さな美術館の存在を知りました。しかし、今回訪れた大川美術館が、その小さな美術館であることは知りませんでしたので、そのことに気付いたときは非常に驚き、またとてもうれしくなりました。この大川美術館につきましては、いくつかのとても驚くようなお話がありますのでご紹介します。

まず、この美術館を作りましたのは、大川栄二（一九二四〜二〇〇八）という一人のビジネスマンです。たった一人で、四〇年かけて、約六五〇〇点の絵を集め、個人の美術館を作ったのです。この美術館は、全国の私国公立を含めた美術館の人気投票で第九位にランクされています。この美術館がありますす桐生市は、群馬県でも、最も北方に位置し、山に接した盆地にあり、人口一〇万足らずの過疎化の進んだ地方都市です。

作品を収蔵されている野田英夫は、日本の美術史に大きな足跡を残した画家として有名です。明治四一年、アメリカ合衆国カリフォルニア州サンタクララで、熊本県出身でアメリカへ移民した野田英太郎の二男として生まれました。幼少時代を父の郷里・熊本で過ごし、旧制熊本県立熊本中学校（現在の県立熊本高校）卒業後に渡米、画家をこころざし、昭和九年に日本へ帰国、二科展に出品しました。その後、一時アメリカに戻った後は、新制作派協会会員として活動しましたが、脳腫瘍のため三〇歳で早逝しました。その野田英夫に影響を受けた松本竣介のコレクションがこの美術館の最大の特色といわれています。松本竣介は、生前野田英夫に会ったことはなく、作品から影響を受けています。松本竣介も三〇代で亡くなっています。

今回は、野田英夫の代表作「都会」、松本竣介の代表作「ニコライ堂の横の道」を見ることができました。そのほか、戦後の日本洋画を支えた高名な画家やピカソの絵も見ることができました。そして、何よりも、この美術館を作られた大川栄二氏の絵に対する情熱とその生き方に感銘を受けました。その話は次回お伝えしたいと思います。

いい絵とは何か：大川美術館元館長・大川栄二氏について

皆さん元気ですか。熊本県は、昨年と同じ六月二日に梅雨入りしましたね。うっとうしい日が続きますが、医療安全に注意して日々の仕事に励んでください。

さて、前回の院長室便りで、群馬県桐生市にある私立の美術館、大川美術館を紹介しました。今回は、一介のビジネスマンであった大川栄二氏が、どのようにして絵の虜《とりこ》になり、自分で美術館を作るまでに至ったかを紹介しようと思います。

大川さんは、大正一三年、織物で栄えた群馬県桐生市に、畳屋の四男として生まれました。未熟児でしたので、子供の頃は体が弱く病気がちでした。長じて、桐生高等工業学校（現群馬大学工学部）を繰り上げ卒業し、志願して秘密兵器の船舶特攻隊隊員となり、豊後水道の基地で出撃を待っていました。元より命は捨てる覚悟でした。ところが特攻する予定の船舶が米軍の空襲で破壊され、出撃することなく終戦を迎えました。

戦後は、一転して故郷の桐生市で、繊維取引の闇商売などをやり、株で蓄財しました。そして、その繊維取引を通じて縁のできた三井物産に入社しました。ところが、入社してすぐに肺結核にかかり、結核療養所に入院します。この時、すでに長兄、次兄ともに結核で亡くなっていたので、当然自分も死ぬのだと覚悟しました。入院中の楽しみは、週刊誌の回し読みでした。その時の週刊誌（「週刊朝日」と「サンデー毎日」）の表紙は、当時の代表的な画家の絵で飾られていました。大川さんは、院長の許可をもらい、その表紙を切り取り、手作りの額に入れ、真っ白な病室の壁に飾って、毎日これを見て過ごしました。年間五二週、各二冊で合計一〇四点の一流画家の作品が鑑賞できました。使用後は、安いスクラップブックに張り、コレクション帳として私蔵しました。この習慣は退院後も続き、一〇数年で約二〇〇〇枚となりました。それに加え、週刊誌には、表紙の画家の作品への言葉が必ず載っており、画家がこの絵を描いた時、どういう気持ちで書いたのかを知ることができ、一層絵の見方が深くなっていきました。そして、これらの経験を通じて、絵画とは何か、画家の思いとは何かを学びました。

約四年後、病を克服し、職場に復帰し、一緒に入社した同期生の下で働くことになりました。入院中は死を覚悟していましたので、元気で働けるだけで幸せ、いつも笑顔で楽しく精一杯仕事をしていました。

そしたら、上司が、この男は、かつての同期生にこき使われているのに、よく楽しそうに仕事をがんばると認めてくれて、新しい仕事を担当させてくれました。

昭和三〇年代になり、長年続けた週刊誌の表紙コレクションを止めて、画廊回りをして安い絵を買いだしました。その頃、絵はまだ安かったので、買い集めていると数年で約三〇〇点以上になりました。これらの絵を、家の壁という壁にびっしり飾ったら、一〇号までの作品なら六〇点くらい飾れました。そのうち、新しい絵を買うと、もう張るところがないので、その六〇点のうちから飽きた絵をはずすようになりました。これが、目の訓練になり、三年くらいで壁の常連ができ、この中から後の名画クラスが生まれていきました。

そして、ある時、人生を変えてしまう一枚の絵に出会うことになりました。それは、昭和三八年、大川さんが課長の時、画廊の若い社員が、「ニコライ堂の横の道」という油絵を持ってきました。無名の画家の絵でしたが、社内の空いている部屋でこの絵を見て、ギョッとしました。今まで見たことがないような絵だったのです。不思議な衝撃を受け、買える値段だったのですぐ買い求めました。その画家が、松本竣介《まつもとしゅんすけ》（三六歳で夭折。一九一二─一九四八）でした。大川さんは、その作品をさっそく自宅の絵の壁に飾りました。そうすると飾って一年経っても飽きません。逆にどんどんよくなり、他の作品とは全く違うことに気付きました。作品が持つ内命的な部分が感じられ、そこで初めて絵は人間だと気付いたそうです。絵は技術ではない。人間の「こころ」であると思いました。当時、松本竣介は全くの無名でしたが、一部の専門家の間で話題となり、いつしか知る人ぞ知る有名な画家となっていきました。

その後、大川さんは、松本竣介について調べ、松本竣介の作品収集を行なうと同時に、興味は、松本竣介に影響を与えた画家達へと向かっていきました。その中でも最も松本竣介に影響を与えた画家が、県立熊本中学（現熊本高校）出身の野田英夫（三〇歳で夭折。一九〇八－一九三九）でした（このため、この美術館には野田英夫の絵も多数展示してあります）。その他、ピカソ、藤田嗣治（熊本県師範学校附属小学校：現熊本大学教育学部附属小学校出身）、藤島武二、ルオー、グロス、鳥海青児、麻生三郎、難波田龍起など内外三六〇人の画家、約七〇〇〇点に拡大し、日本近代洋画でトップレベルとさえ言われる「大川美術館コレクション」へと発展するわけです。

三井物産の企業戦士として活躍した大川さんは、三井物産をある事情で心ならずも辞職し、その後ダイエーに移り、副社長を経て、マルエツ社長、ダイエーファイナンス会長などを歴任しました。引退後、平成元年四月に故郷・桐生市に「小さな街に美術館を」という構想の下、桐生市水道山の中腹にあった第一勧銀社員寮を改築して大川美術館を開館しました。家族は、長年大川さんを支え、亡くなられた夫人との間に娘さんがお一人で、後に後妻を迎えられました。平成二〇年一二月、逝去。

現在の大川美術館館長は、学習院大学名誉教授で、寺田寅彦の孫に当たる寺田勝彦氏です。今回の訪問時、寺田寅彦が熊本の第五高等学校出身ということで特別に面会し、大川栄二氏や美術館のお話を聞かせていただきました。

以上の記述は、ほとんどが上毛新聞社発行の『二足の草鞋と本音人生』という本からのものです。

絵画に興味がある方で、上京されて時間があるようでしたら、大川美術館を訪れてください。群馬県桐生市へは、羽田空港から京急線にのり浅草駅で下車、歩いて約二〇〇メートルで、旧松屋ビルに東武鉄道の浅草駅があります。二階が駅で、ここから東武伊勢崎線の特急「りょうもう号」にのり、新桐生まで一時間半の旅となります。新桐生駅で下車し、タクシーで一〇分です。

ＮＨＫ総合テレビで当院と当院の職員が「フォーラム　がんと生きる～こころとからだ　私らしく」という番組で紹介されました。

皆さん、先週土曜日、一〇時五分からのＮＨＫ総合テレビを見ましたか？　ＮＨＫ熊本放送局総合テレビで六月六日午前一〇時〇五分～一〇時四八分に当院の緩和医療のことがたくさん放映されました。こんなに長時間当院がテレビで放映されたのは初めてではないでしょうか。内容は、二〇一五年四月一一日に、市民会館崇城大学ホールで開催された「フォーラム　がんと生きる～こころとからだ　私らしく」という講演会でした。

フォーラムでは、当院のがん看護専門看護師と、当院の二の丸がんサロンのリーダーで患者さんのＫさん、お二人がシンポジストとして出演されていました。その他、熊本大学医学部消化器外科の馬場秀夫教授と、ひまわり在宅クリニックの後藤慶次先生が出演され、司会は元ＮＨＫアナウンサーで、現在医療ジャーナリストの町永俊雄さんでした。さすがＮＨＫ出身らしく、素晴らしい進行でした。

内容は実際のがん患者さんの闘病生活とそれを支える医療者の関わりを中心に話が進んでいきます。当院の正面が大きく映し出された時には、おおっと驚きました。話の内容は事実そのままです。当院の看護師が「患者さんの希望をかなえてあげたい」という心から発した言葉が、患者さんの気持ちを動かしました。それまで後ろ向きだった患者さんが、がんと向き会うようになる瞬間は、最高に感動しました。

番組で最も伝えたかったのは、緩和医療は、がんと診断された時から始まるということです。今まで緩和治療といいますと、化学療法や手術、放射線治療などをやりつくして、もう治す手段がないときに緩和治療を行なうというように考えられていました。しかし、新しいがんの治療では、いろいろながんの治療と一緒に最初から緩和医療を行なうことにより、抗がん剤などの副作用をなくしたり、薬や放射線の治療効果をより一層あげたりすることができるようになりました。

この番組では、いろいろなケースをあげて緩和治療を分かりやすく説明されていました。出演された当院の看護師さんは、ほかのシンポジストの足りないところをしっかりフォローしてわかりやすく話されていました。

番組では、腫瘍内科をはじめ、緩和ケアチームの緩和ケア回診の様子も写されていました。視聴者の方は、きっと当院の素晴らしい緩和医療を理解されたに違いないと思いました。

前済生会熊本病院副院長（事務部長兼任）　正木義博さんの講演

皆さん、梅雨が続きうっとうしいですね。今週も院長室便りを書いていますが、夕刊で、なでしこジャパンが、オランダに二対一で快勝したニュースを確認しました。本当に、なでしこジャパンは強いですね。これで少し気分がよくなりました。

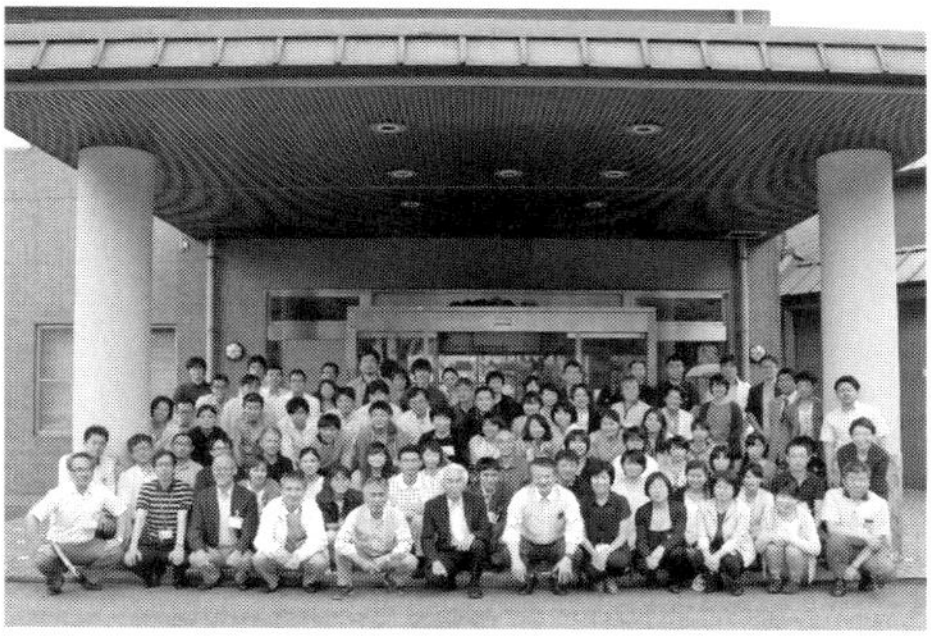

アソシエート研修

管理職および中堅職員のための研修。毎年６月中旬、温泉研修施設アソシエートでの宿泊研修。約 100 人が参加。

さて、先週の週末は、恒例のアソシエート研修に参加しました。金曜日の夕方の特別講演は、元済生会熊本病院副院長（事務部長兼任）の正木義博さんにお願いしました。講演の中で、正木さんは何度か〝敵に塩を送る〟と話されましたが、全国でも屈指の急性期病院である済生会熊本病院に当院をライバルと思っていただきとても光栄に思いました。

正木さんは、元済生会熊本病院院長の須古先生（熊本高校ラグビー部の先輩）に請われ、勤務されていた大企業の住友金属（今は新日鉄に合併されています）を退職して、当時一五〇億円の借金を抱えた済生会熊本病院の事務部長になられました。そして熊本高校、早稲田大学ラグビー部で培われたスポーツマン精神で、全職員の心を一本にまとめ上げ、日本でＤＰＣランキングトップの優良病院に育て上げられた功労者です。現在は、神奈川県済生会支部の支部長をされており、済生会病院を含むいろいろな病院の経営指導をされています。

私事で恐縮ですが、私の弟（東京で皮膚科開業）が、熊本高校ラグビー部で正木さんの一級後輩で、正木さんを実の兄の私より慕っており、今でも熊本高校ラグビー部東京支部で、正木会長、福島靖正（現厚生労働省医政局審議官）幹事と一緒に活動しています。それで、私も高校生の時から正木さんのことを知っていました。また、正木さんの義理のお父さんは、当院で、私の患者さんだったこともあり、正木さんとも何度かお会いしています。そこで、旧知の正木さんに講演を依頼したのですが、二つ返事で引き受けていただきました。

講演は、なんと一時間半と予定の一時間をはるかにオーバーしましたが、講演の内容、話術ともに素晴らしく、もっと聞きたいほどでした。私の心に響いた言葉は、「職員が心を合わせれば、もうそれだけで何でもできますよ」ということでした。全職員が病院を良くしようと心を合わせることがいかに大事かということです。そのためには、職員一人一人がお互いを心から信頼しあえることだと思いました。毎年行なうこのアソシエート宿泊研修も、そのための研修です。日頃話したこともない、異なった職場の人たちとのディスカッションは新しい出会いであるとともに、より良い病院を作り上げようとする目標で心一つになれるチャンスです。参加者のお一人から、「このような研修を全職員に受けさせたいですね」といわれました。まさに私もそう思っています。

翌日の午前中、ワークショップの大きなテーマは、今、医療界で最も注目されている〝地域医療構想について〟でした。これを七つの小テーマに分けて、七つのグループで、ディスカッションし、パワーポイントにまとめ、午後から発表していただきました。当初、かなり難しいテーマであることから、どの程度理解していただけるかと心配でした。しかし、どのグループも、素晴らしい発表をしていただき、表彰のための順位を付けるのが困難でした。この発表を聞きまして、この発表を研修に参加した人だけが聞いて終わるのがとても惜しくなりました。それで七月一四日午後六時から研修センターホールで発表会を開催することにしました。その時に、表彰も併せて行なう予定です。時間の許される職員の皆さんの多数のご参加をお願いします。

地域医療構想による病床数削減

皆さん、うっとうしい日が続きますが、毎日のお仕事ご苦労様です。

本日は、今年から実行に移されます地域医療構想についてお話しします。

ご存知のように、国の予算は一般会計と特別会計があります。通常、新聞で私達が見ますのは、一般会計です。一般会計のわが国の予算は、およそ九六兆円です。その予算の出所は、税金と国債です。ところが税収は五四兆円しかなく、残りのほとんどは借金（国債）です。これは、家計でいうと、サラリーは五万しかないのに、残りの四万六千円は、借金で生活しているのと同じです。このようにして毎年毎年借金をして、今では借金の総額は、一〇〇〇兆円を超えています。ギリシャの債費（借金）が問題になっていますが、その額はわずか四三兆円です。ギリシャも日本と同じように毎年国債を発行して、借金に借金を重ね、今のような状況になっています。では、ギリシャで経済破綻の問題が起きて、なぜ日本では問題にならないのか。それは、日本の国債は、自国の銀行や保険会社が、預けられている預金を担保に買っています。つまり自国の預金が一〇〇〇兆円ほどありますので（国民がそのくらいのお金を保有しています）、借金も自国の銀行から借りられるのです。よその国には迷惑をかけておりません。それで外国から文句を言われませんし、今のところはやっていけるのです。しかし、これ以上借金するようですと赤信号がつきます。一方、ギリシャはもともと国民がお金を持ちませんので、というより貯蓄せずにお金を浪費していますす。ギリシャの借金の国債は、ユーロの国々に買ってもらっています。そのうち、ドイツが多くを負担しています。そして、ギリシャは、ほとんど借金を返す当てがなく、借金を返すためにまた借金をし続けています。これではユーロの国から、「もっと節約して借金を返すような国の体質に変えないともうお金は貸さないよ」といわれても仕方ありません。

さて話をもどします。我が国の社会保障費は三一兆円を占めます。社会保障費とは、年金、医療費、その他の福祉費（主に介護と生活保護費）を指します。これは、国の歳出額九六兆円（予算と同じ額）から、国債の利子を除いた額の五〇％以上を占めることになり、このまま毎年、毎年、社会保障費が増え続けますと、他のことに使う予算がなくなります。社会保障費で国がつぶれるといった危機感が政府にあります。そこで安倍内閣は、思い切って毎年約一兆円ずつ増え続ける医療費にメスを入れることにしました。同じような政策は、小泉政権が行ないました。

それは、全国の病床数を削減することです。現在、我が国の病床は一三五万床あり、団塊の世代が七五歳以上になる二〇二五年には、必要病床数は一五二万床にふくれあがると予測されます。従って、今までの医療であれば、二〇二五年までに一七万床ベッドを増やす必要があります。そうしますと、医療費がとんでもなく上がることになります。そこで、政府は、今入院している患者の中で、軽症の患者は病院でなく、自宅ないしそれに類する老人介護施設に移すことで、現在よりも二〇万床の削減を行ない、二〇二五年度の病床数を一一五万床程度にする計画です。このために、在宅医療の推進と、老人介護施設の増設を計画しています。国は、少子化で人口減少に伴う医療ニーズの低下と、老齢化などを考慮して、地域医療をになう新しい二次医療圏（人口二〇万人の地域）を設定し、そこに必要な病床数の推計を示すことで、県と地域の医療施設に自主的な病床削減を勧告する予定です。といいましても、現在保有している病床の削減は、各医療機関に取りまして病院の存続を左右するほど深刻な問題となります。日本の医療は欧米と違い、その大半を民間医療機関にゆだねています。そのためか、国は、民間病院に対して病床を削減させる法的な力はありません。一方、公的病院には、国は、病床削減を命令することができます。そこで、まず国立、労災、国保、健保、共済、県立、市民、日赤、済生会などの公的病院に、病床の削減を指示命令する予定です。この指示は、早ければこの七月にも行なわれるのではないかと予想されています。当然、病床の削減は、公的病院の死活問題となるわけです。最初示されるのは、推計値ということですので、これに対しては、我々にも意見を言える時間が与えられるようです。先週、熊本市地区の専門委員会議の第一回が熊本県庁で行なわれ、私も出席しました。熊本県全体では三〇％以上、約一一〇〇〇床の削減が推計されていますが、熊本市地区は、他の地域より人口の減少が少ないために、今の病床数より二〇％の削減案が示されました。次回は、個々の病院ごとの病床削減推計が示されると思います。いよいよ正念場を迎えますが、機構本部と連携しながら、今後の事態に備えるつもりです。

市民公開講座「食事で予防　生活習慣病について」

皆さん、台風がそれてくれてよかったですね。しかし、四国・中国・近畿地方の方は大変でしょうね。大雨の被害がこれ以上ないことを祈りたいです。

さて、昨日、一四時からは、当院の研修センターホールで、松永直子管理栄養室長による、公開市民講座「食事で予防　生活習慣病について：かしこく予防　食生活」が開催されました。台風接近で雨の中にもかかわらず、四三名の方が熱心に参加していただきました。

この市民のための公開講座は、平成二五年四月一八日から開始され、以後毎月行なわれ、今回が二八回目でした。それ以前、公開市民講座は、病院による宣伝行為で、患者さんの囲い込みにつながるとして、公的病院が行なうべきではないという意見があることから、当院は控えておりました。しかし、地域住民の代表の方々から意見を聞くモニター会議で、「ぜひ公開講座をお願いしたい」というご提案が再三あり、このご提案に沿う形で公開講座を開始しました。当初は参加者も少なかったのですが、講師の先生方が非常にわかりやすく話していただき、沢山の質問にも丁寧にお答えするということで参加希望者が増え、今日に至っています。また、昨年までは講演者は診療科の医師に限られておりましたが、今年より、リハビリテーション科の理学療法士長、今回の管理栄養室長などいろいろな職種の方にも講演していただくことにしました。

今回の管理栄養室長の話もとても分かりやすく、栄養管理室長ならではの具体的な料理の写真をたくさん見せていただき、とても参考になったと思います。また、朝食は抜かず、三食決まった時間に食べること、主食・主菜・副菜をとること、間食のお菓子を控えること、睡眠を六時間以上取ること、適度な運動をすること（ちなみに管理栄養室長は、毎日朝のラジオ体操をして、八千歩、歩かれるそうです）、朝夕体重を量ることなど、ためになる話の満載でした。次回は、八月一二日、一四時から、外科医長の「大腸がん」の話です。お知り合いや、患者さんで興味のある人にはお勧めしてください。

外来予約センター、入院支援室について

九州北部地方は、まだ梅雨明けしません。昨年の梅雨明けが七月二一日でしたので、今年はかなり遅れています。

さて、先日お伝えしましたように、患者さんの満足度調査によりますと、当院の外来は、機構五〇〇床以上の病院（一三病院）でトップでした。それには、職員の皆さんの接遇に対するたゆまぬ努力がありましたが、外来機能につきましても、改善するための新たな部署の設置がありました。

その一つが、外来サービス向上委員会の提案で、昨年二月に配置した紹介予約センターです。これは、緊急でない翌日以降の受診について、紹介される先生が電話で直接、当院外来の予約を行なうものです。これにより、一般外来における紹介の予約受付が便利になり、待ち時間の短縮にもつながりました。また、従来行なっていたファクスでの予約も受け付けています。当初二名の担当者で、午後三時までの受付でしたが、その後、担当者を三名に増やし、午後五時まで受け付けています。成果はすぐに出て、以前ファクスだけの時は、紹介患者の予約率は一五％を超えることはなかったのが、現在は三〇％を超えるようになっています。

もう一つの取組みが、本年二月に、看護部及び地域医療連携室の提案で、医療相談支援センター内に開設した「入院支援室」です。副看護師長と看護師の二名を配置し、まず婦人科外来の予約入院の患者さんの入院支援を開始しました。入院支援室は、入院が決定した時点で手術や検査の説明、入院時オリエンテーションなどを行なうことで、患者さんが安心して入院していただけるよう、多職種が関わり、質の高

い医療サービスを提供することを目的としています。現在は、医師の指示のもと、看護師が患者用パスや術前呼吸訓練の説明、必要な情報収集を行ない、関係職種との連絡調整を行なっています。薬剤師は抗凝固薬などの服薬状況確認、栄養士は栄養指導、MSWは医療相談など、それぞれの専門性を発揮し、患者さんを中心としたトータルサポートを目指しています。これにより、患者さんは安心して入院ができ、医師の入院時の負担が大きく軽減されます。また、当院はがん治療における口腔内合併症予防に力を入れていますが、周術期の口腔機能管理は重要です。プラークコントロールや歯科治療の重要性を入院支援室で説明し、がん患者連携歯科医院を紹介するなど、地域の歯科医院との連携も入院支援室で行なっています。先月より、婦人科に加えて、眼科外来の入院支援も開始しています。今後さらに入院支援を行なう診療科を拡大していく予定です。

新幹線乗り越し事件

皆さんやっと梅雨が明けましたね。今年の梅雨明けは、昨年に比べ九日遅くなりました。梅雨明けと同時に猛暑がやってきて、熱帯夜が続きます。皆さん体を大事にしてください。

さて、本日は〝新幹線乗り越し事件〟についてです。鹿児島と博多間の新幹線が開通してとにかく便利になりました。一番早い「みずほ」ですと、博多と熊本間はノンストップで、時間は三三分です。余りに速いために、博多でお酒を飲んで新幹線に乗り、熊本に帰るところが、乗り越して鹿児島まで行ったなどの話をよく聞きます。

実は、約一月前に私もそれをやってしまいました。ところが、余りに自分に腹が立ち、この手の話にはいささか経験のありすぎる私でも、さすがにこのことを人に話すのには時間がかかりました。

ことの顛末をお話しましょう。土曜の日でした。親しかった某国立病院の院長が退官され、その退官記念祝賀会に出席した帰りでした。ちなみに、このところ、私は禁酒していましてアルコールは飲みませんでした。別府駅から特急「ソニックにちりん」にのり、小倉で新幹線に乗り換えました。ここから、ちょっとしたことが始まりました。実は小説を読み出したのです。列車の中は誰にも邪魔されず、読書に集中できます。その時読んでいたのは、三浦綾子著の『塩狩峠』です。ご存じの方も多いと思いますが、三浦綾子さんの本は、わかりやすく平易な文体ですが、内容は非常に情熱的です。思わず引き込まれました。

各駅停車の新幹線「つばめ」は、停車する毎に駅名のアナウンスがあります。しかし「みずほ」や「さくら」は博多とか、熊本とか大きい駅にしか停りません。ただ、停車しない駅でも、表示板に表示だけは在り、「ただいま久留米を通過しました」などと示されます。これを見逃すとどこを走っているのかわかりません。

確か、筑後船小屋あたりを通過した記憶があります。そのあと、何度か涙が出るほど読書に集中していました。するといつまで経っても熊本の表示が出てきません。当たりは真っ暗で、かなり田舎を走っています。もうすぐだろうなとかなり不安になりました。そしたらやっと表示が出ました。なんと薩摩川内じゃありませんか。仕方なく薩摩川内で下車しました。これは帰りの汽車賃は払わなければならないかなと思いつつ、駅員さんに事情を話しました。すると切符に「はんこ」を押してくれ、次の列車に乗って帰ってくださいと言われ、ほっとしました。そうだよな、自分みたいな人は沢山いるはずだよなと自分を慰めつつ、上りの「さくら」に乗りました。

そして楽々と帰ればよかったのですが、恐ろしいことにまださっきの本の続きが残っていたのです。新水俣を通過したのは覚えていましたが、そのあとまた読書の世界にはまってしまったのです。気がついた時は、さっきとほぼ同じ情況で、外は真っ暗、ここはどこなんだろう。ぞーとしました。「熊本を乗り越していたら、駅員さんは、また切符に「はんこ」を押してくれるだろうか。恥さらしだなあ」と強烈に自分が惨めになりました。その時です。アナウンスがあり、次は熊本ですという声が聞こえました。なんと素晴らしいアナウンスでしょう。本当に心の底から安心しました。しかし、その時の声が小さいのです。新幹線の夜間のアナウンスは、寝ている人のことを考えてか声が小さいのです。これなんだ、声が小さくて、アナウンスに気付かずに下りの新幹線で、熊本駅を乗り越したと気付きました。

皆さん、夜の新幹線にはご注意を、間違っても読書などに集中してはいけません。できれば熊本止まりの列車を選ぶ方が無難です。

国際医療協力：集団研修コース「病院経営・財務管理（D）」始まる

皆さん、毎日猛暑で、暑いなんてものじゃありませんね。これで、外で仕事をしたら、確実に熱中症になりますね。十分な水分の補給と、紫外線を避けるために帽子やサングラスが必要です。

さて、国立病院機構熊本医療センターは、昭和六〇年より国際医療協力を病院の大きな柱として掲げ、厚労省の国際医療協力の基幹病院として活動してきました。そして、平成元年には、当院での集団研修コースの第一号となった「血液由来感染症―ＡＩＤＳ、ＡＴＬ、肝炎Ｂ」がＪＩＣＡ（独立行政法人国際協力機構）の委託の下、当院で開始され、これは現在も継続し、もうすぐ三〇年となります。その後、集団研修コースは最盛期には年間九～一〇コースとなり、毎年七〇～八〇人の途上国医療従事者を受け入れてきました。そして、これまでに一二〇ヵ国、一五〇〇人以上の途上国医療従事者受け入れています。今回、新たに「病院経営・財務管理」コースをＪＩＣＡに発案しましたところ、当院の国際医療協力に対する今までの実績も勘案して認められたものです。これで、現在、当院が受け入れているＪＩＣＡ委託の研修コースは年間四つとなりました。それは、エイズコース、肝炎コース、輸血コース。そして、今回の「病院経営・財務管理」コースで、プログラムも当初より高橋毅副院長が中心となって作成されています。第一回の今回は、アルバニア、コソボ、モルドバ、マケドニアなどの東欧諸国から研修員一一名が来日し、約一ヵ月、熊本を中心に東京などで研修を行なうことになっています。メンバーは、大学病院などの大病院の財務責任者、院長、副院長などで、いずれも日本は初めての方ばかりです。講師も、オールジャパンで、考えられる限りの素晴らしい方々に依頼し、依頼された多くの方が二つ返事で講師を引き受けていただきました。七月二八日に来日し、八月三日から当院で研修が開始されました。最初の講義は私が担当しました。その内容は、病院経営で最も大事なのは、その病院の基本理念であり、運営方針は基本理念を具体化したものであること。さらに実地臨床面で大事な当院のモットー「三六五日、二四時間、全診療科で、断らない救急医療」について説明しました。どれほど理解されたかわかりませんが、今まで共産主義社会での医療から、ヨーロッパの自由社会での医療への変化の中で、医療の近代化に必要な知識や日本の素晴らしい保険制度、病院経営のノウハウを少しでも伝えることができればと考えています。

ところが、研修員の皆さんは、とても熱心で、また鋭い質問の連続で、こちらも大変勉強になります。さらに、これほど素晴らしい日本人講師の講義を聞ける機会は、わが国にいてもそれほどあるとは思えません。英語の講義ではありますが、職員の皆さんで興味ある方がおられ、時間が許せば、聴講されてください。講義は、夏休みの看護学校二階の看護学生の教室で行なっています。コースの開始に先立ち、熊本県知事、熊本市長への表敬訪問を行ないました。蒲島知事及び大西市長に、「このコースを通じて日本の医療制度を世界に発信することで、熊本が益々グローバル化することに少しでもお役に立てればと考えております」と挨拶をしたところです。お二人とも、当院の救急医療への多大な貢献を述べられ、「研修を行なう病院としてこれほど適切な場所はない」と挨拶していただきました。

ハインリッヒの法則　医療安全は、毎日の点検と安全対策改善の積み重ね

皆さん、猛暑が続き、熱中症の患者さんが続出しています。と思っていましたら、急に少しですが涼しくなりましたね。暑い夏が来たと感じていたのが、いつの間にか秋の足音が聞こえてきましたね。確実に時は流れていると気付かされます。

さて、先週のニュースで驚きましたのは、新幹線の事故です。床下のカバーが外れて車両が損傷し、乗

客一人がけがをしました。また別の日には、レールの下の金属板が外れ、やはり車両が損傷しました。

新幹線は、世界初の高速鉄道で、二〇一四年一〇月一日に開業から五〇周年を迎えました。特筆すべきは、現在に至るまで、走行中に一人の死亡事故も出していない、世界で最も安全な鉄道です。そのためには、たぐいまれな技術があることはもちろんですが、日頃の細心の点検と、つきることのない安全対策の改善が行なわれてきたに違いありません。

今回の事故は死亡事故ではありませんが、五〇年間なかった事故が二回も続けて起こったことは何を意味するのでしょうか。私は、日頃の細心の点検に緩みが出たのではないかと思います。日本の新幹線は、最高時速三〇〇キロです。これが走行中に脱線などの事故を起こしますと、それこそ大惨事になります。このため、安全走行が最も大事とされてきています。

一方、労働災害において有名なハインリッヒの法則があります。これは、一件の大きな事故・災害の裏には、二九件の軽微な事故・災害があり、そして三〇〇件の「ヒヤリ・ハット」（事故には至らなかったもののヒヤリとした、ハッとした事例）があるというものです。そして、重大災害の防止のためには、事故や災害の発生が予測された「ヒヤリ・ハット」の段階で対処していくことが必要であるとされています。かつて、日本の国鉄では、労災事故防止を目的として三三〇運動（一＋二九＋三〇〇）としてハインリッヒの法則が組み込まれていたそうです。現在は、行なっていないのでしょうか。

ハインリッヒの法則を提議したハーバート・ウィリアム・ハインリッヒ（米国の保険会社で技術・調査部の副部長をしていた）は、災害防止の父と呼ばれます。彼は、「重大事故の九八パーセントは事前に防げる」と語り、些細な「ヒヤリ・ハット」を見逃さずに、一つ一つに対策を立てて実施していくことの重要性を説いています。ハインリッヒの言いたかったこと、それはいかなる不祥事・重大事故も決して偶発的に起きたものではなく、小さな予兆に気を配っていれば必ず事前に防ぐことができるということです。

医療事故も全く同じです。「ヒヤリ・ハット」の段階で、一つ一つ丁寧に対策を立て実行することが医療事故の防止につながるのです。現在当院では、毎週水曜、朝八時半から、ＩＲ（インシデントレポート）対策委員会を開催し、約三〇件の「ヒヤリ・ハット」事例の検討を行ない、対策を立て、実行に移しています。その事例の報告と対策については、電子カルテの掲示欄に毎週公表しています。

医療事故を防ぐには、日頃から、細心の注意とダブルチェック、そして、「ヒヤリ・ハット」の段階で対策を立て実行に移すことが大事です。そしてそれは、個人だけではなく、各部署、病院とすべてのレベルで行なわれる必要があります。

私は、「ヒヤリ・ハット」の報告が多いところほど素晴らしい部署と思います。今後も躊躇することなく気付いたら「ヒヤリ・ハット」報告をお願いします。

蛇足ですが、新幹線の悪口を言いましたが、素晴らしいことも付け加えます。七月に、新幹線走行中、ガソリンを自分にかけ、火をつけて焼死した事件がありました。その時、火は、車内に燃え広がらずに、運転手が消火器により消し止めました。この件で、国内の新聞は言及することはありませんでしたが、韓国の朝鮮日報は、なぜ車両が燃えひろがらなかったかを驚きを持って記載しています。韓国では、一二年前、大邱《てぐ》地下鉄放火事件で、同じような事件による車両火災により死者一九六名、負傷者一一六名の犠牲者を出しています。朝鮮日報は、新幹線がこの事件を教訓に、車両を燃えにくいものに改良していることを指摘し、いかに新幹線の安全性が高いかを評価しました。

〝大リーガー医師による教育研修〟について

皆さん、残暑厳しい中、いかがお過ごしですか。さすがに三五℃を超すような猛暑日はなくなりましたが、まだまだ暑い毎日ですね。新聞報道によりますと、それでも一時期に比べますと熱中症患者数が三分の一に急減したそうです。

さて、週末の金曜の夕から土曜日にかけて、エミナースで、今年度の指導医・研修医宿泊研修会が行なわれました。昨年もそうでしたが、大変ご多忙の中、多くの指導医の先生方が参加していただき感謝します。

金曜の夜は、招請した講師の先生による特別講演でした。今回は、研修医の教育ではとても高名な京都市の洛和会音羽病院の前院長で、現洛和会ヘルスケアシステム総長の松村理司《まつむらただす》先生をお招きしました。先生は一九七四年の京都大学医学部卒で、誕生日は私と一月違いの一九四八年一〇月だそうで、団塊の世代のちょうど真ん中に当たります。講演のタイトルは、「二一世紀の病院勤務医は、clinician-educatorで!」でした。講演では、ご自分のこれまでの経歴について話し始められました。元々は呼吸器外科医だったそうですが、一〇年以上たったとき、沖縄中部病院呼吸器内科・宮城征四郎先生の講演を聴かれて感銘され、三ヵ月間、沖縄中部病院に押しかけて指導を受けられました。そこで、アメリカへの留学を勧められ、紹介されて米国のコロラド大学に留学されました。その後、間もなくバッファローへ移られ、米国の臨床研修を学ばれています。それからは、呼吸器外科から今でいう総合診療科をおこなうようになられました。帰国後は舞鶴市立病院へ赴任され、米国から優れた内科医師を招聘し、研修医教育を開始されました。いわゆる大リーガー医師による研修と称して、全国から多くの研修医が押し寄せました。ここで二〇年ほど在院されましたが、その後病院と意見の相違があり、やめられた後は現在の洛和会音羽病院の院長となられました。そして、この病院では現在も大リーガー医師による教育研修を行なっておられます。

ここから先は、お酒を飲みながら意見交換会で伺ったお話です。多分、不正確だと思いますが、おおよその内容は以下の通りでした。

アメリカでは、大きな病院の医師や教官は、約一〇年間勤務すると、サバティカル休暇といって、一年間は自由に勉強のために外国の病院や大学に滞在して学ぶことができるシステムがあります。松村先生は、そこに目をつけられ、米国の有名な医学雑誌（American Journal of Medicine: 表紙が緑色なので Green Journal と呼ばれています。アメリカ最高の内科の医学雑誌です）に求人案内を出されたそうです。一月分の給料と、研修医の教育、特に診断力向上についてという条件を出されたそうです。そうすると、なんと九五人の医師の応募が世界各国からありました。その中から、履歴書をみながら一人の医師を選考したそうです。それを毎年繰り返し、いろいろな先生から教えを乞い、最も影響を受けたのは松村先生ご自身だったそうです。結局、舞鶴病院時代に集まった研修医は、全国から約六〇人だそうです。そのうちの六人が、総合診療科の教授になられています。アメリカは、臨床教育を日本より評価する土壌があるため、優れた臨床医で、かつ教育者が多く、これがアメリカの臨床レベルを高くしているのです。日本は、大学教授になるための研究論文が重視され、教育者が軽視されるために優れた臨床医—教育者（clinician-educator）が少ないようです。今後は、病院の勤務医が、優れた臨床医—教育者（clinician-educator）になる必要があると思うと力説されていました。人に教えることで、臨床医としても進歩があります。私も、目から鱗というような話でとても感銘を受けました。

翌日の、研修医と指導医のワークショップは、五班に分けられ、それぞれ異なった五つのテーマで検討が行なわれました。今回のそれぞれのテーマは、研修医からの希望で選定されました。それだけに、遠慮なく、病院にとっては耳の痛い話や、今はできないことも多々ありました。しかしその意見は、今できなくても、必ず近いうちにそれらをクリアーして研修医、および指導医の満足のできる病院にするためにとても参考になるものばかりでした。

今後も当院は、日本で最高の教育研修病院を目指して、前進を続ける覚悟です。

腹いっぱい食べられる懐かしい喫茶店

皆さん、大きな台風が来て大変でしたね。熊本が直撃されたのは久しぶりのことです。当院も被害が出ました。第一高校に面した石垣の楠の大木がすっぽり倒れて、石垣も崩れました。幸い、けが人もでず、自動車にも当たらず、ほっとしました。熊本城内の敷地及び石垣などは特別史跡で、熊本市が管理しており、今回の応急工事は、熊本市が業者に頼んで行ないました。支払いは向こう持ちなのか当院で払うことになるのか、今のところ不明です。

さて、一部の方から、「院長室便りの食べ物についての話が最近ないけど」とのご指摘を受けました。そこで、以前より気になっているお店をご紹介します。

この店は、土地の人で、年配の方はご存じの人も多いのではと思います。特に、大学浪人時代などに利用されたかもしれません。ですから、かなり古い店です。売りは、懐かしい味のオムライス、スパゲティー・ナポリタン、やきめし（メニューにチャーハンとは書いてありません!!）、カレーハンバーグ、卵サンドなど。本当は、私がこの店を語る資格などありません。というのが、私がこの店を知ったのは、ほんの一〇年ほど前ですから。英会話を教えてくれていたカナダ人が、この店を教えてくれました。確か私のほうから、彼に、「いつも休みの日はどうして過ごしているの」と聞いたとき、お昼はいつも行く店があり、それがこの店でした。何がいいのと聞くと、「普通の日本のレストランでは、量が少ない。この店のオムライスや、やきめしは、たっぷり量があり、満足できる」というのです。そして「味も悪くない」とのことでした。

そこで、確認するために、彼から店の名前と大体の住所を聞いて、休みの日に一人出かけました。上通の〝金龍堂まるぶん店〟をすぎて水道町のほうへ曲がり、何軒目かと聞いていましたが、看板が見当たりません。もう少し先かなと思って数軒先まで行きますと、レストランみたいなところがありました。しかし別の名前でした。おかしいなあと、行ったり来たりしましたが、とうとう見つからず、あきらめてこの日は帰りました。次回の英会話の時、彼にお店を見つけることができなかったといいますと、なかなか見つけるのが難しいというじゃありませんか。ただ、ビルの三階ということと、確かにその店は存在するという確証は得ました。数ヵ月して、その店のことを思い出し、再びトライしました。今度は、あたりをつけたところをじっくり見て行きました。そして階段の上り口の壁に貼られた木製の看板に目が留まりました。なんと彫刻のようにローマ字で名前が刻んであり、遠目にはとても読めません。じっくり文字をたどるとその店の名前でした。二階に上ると、女性服を売っているナウい店がありました。そこを通り、三階へ上がります。そうするとありました。木製のドアがあり、そこを開けるとその喫茶店でした。中に入ると、昼でもうす暗く、壁や棚、調度品はすべて木製です。棚には漫画雑誌がぎっしり、若者向けの店かと思いました。しかし、お客は若い人ばかりではありません。中年の男女もおられます。かなり古い店なので、禁煙コーナーなどはありません。ただし、私が行く時、喫煙している人の頻度はそんなに多くありません。

この店で最も注文の多いのはオムライスで、約八割が頼むそうです。その次は、やきめしです。初めてやきめしを頼んだ時の驚きを覚えています。その量が半端ではありません。おそらく普通の店の二倍近くあるのではないでしょうか。味は、並み以上と思います。最初は食べられないと思いますが、いつも完食してしまいます。もっとも最近は、その量に恐れをなして、オムライスを注文しています。オムライスも何も言わなければ、これも通常の二倍くらい大きなものがやってきますので、オムライスミニを頼むことにしています。薄い卵焼きの懐かしいオムライスで、隠し味が高菜です。これにはほとんどの人は気づかないと思います。また、スープでなくて味噌汁がついてきます。この味噌汁がオムライスとぴったし合います。私はこれに、ハムサラダを注文することもあります。

そして昨晩、家内がいないのをいいことにこの店に行きました。スパゲティー・ナポリタンでしたが、やはり量が半端でなく、ダイエット中を思い出して後悔しましたが後の祭り、完食しました。

少々長くなりました。この店はもう三〇年以上続いているそうです。木製の机やいすには、沢山のいたずら書きがあります。多くのお客の思いを刻んだ店です。だんだん少なくなってきた昭和のにおいがする店です。聞くところによると、ご夫婦も高齢で、いつまで続くのだろうと心配です。かく言う私は数ヵ月に一回くらいしか行きませんが、いつも、「ずっとこの店を続けてもらいたいな」と思います。また、お客が少ないときなど、「大丈夫かな」ととても心配になります。若い人で、懐かしい昭和のオムライスや、やきめしが腹いっぱい食べたい人はぜひ足を運んでください。

台風一五号による当院の復旧工事予定

皆さんご存じのように、台風一五号により第一高校に面した石垣が楠の倒木により崩落しました。当日は、倒れた樹木が、道路を塞ぎましたので、熊本市文化振興課に連絡し、そちらから業者に依頼し、すぐに撤去して頂きました。

問題は、壊れた石垣です。この石垣は、熊本城の特別史跡に該当しますので、崩落したすべての石垣を使い、原状復帰しなければなりません。原状復帰とは、以前のままの状態にしなさいということです。石垣の写真は、熊本市文化振興課が保存していますので、これを参考に、寸分狂いなく元の石垣に戻すわけです。崩落した石は一七個で、問題は、このような工事を請け負える業者は、日本でも数少なく、費用はどのくらいかかるかわかりません。そして、「費用はすべて病院で負担してください」と、さらりと言われました。あとは、自家保険、補助金頼みです。うまくいくかどうかわかりませんが、両方ともに管理課で手続きしてもらいます。

また、以前より外来棟の増改築工事を計画しておりましたが、その一番の障害になりましたのが江戸時代から続く古い井戸です。文化庁に報告しましたところ現物保存ということで、この部分を避けて建築を行なうことになりました。ところが、今回の台風による雨のため、この古い井戸が土砂によりほとんど潰《つぶ》れてしまいました。これは一大事と、熊本市文化振興課に届けましたところ、自然災害による井戸の崩壊は、井戸がなくても誰も困りませんので、現物復旧の必要はなく、致し方ないということでした。ただ、傍にありました灯籠が、上の傘の部分を残し消失しました。多分、灯籠の下の部分は井戸の中に埋まったと思われます。

これは、実は大変なことです。この灯籠は、室町時代の文明年間に作られた六地蔵塔で、大変由緒正しきもので、当院の数少ない宝です。今後、外来棟の増改築工事の前の地鎮祭の時に井戸のお祓いをしなければなりませんが、その時に掘り出す予定です。

特別史跡の中に病院があるということは、こういうことです。四〇年後の建てかえの時には、お城を出たいものです。

ノーベル賞とイベルメクチン

皆さん、今週は、日本にとっていいことずくめでしたね。天候も素晴らしかったのですが、二人の日本人のノーベル賞受賞には、とても勇気づけられ、大変誇らしく思いました。

特に、大村智《おおむらさとし》北里大学特別栄誉教授のノーベル医学生理学賞受賞には、おなじ医学を生業としているものとして大変身近に感じました。大村先生の授賞理由は、アフリカなどで寄生虫が引き起こす熱帯感染症に大きな治療効果を挙げた特効薬を開発したというものです。

大村先生は、土の中の新種の細菌を見つけ、その細菌が作る天然の化合物をとりだし、構造を決定し、その後にその化合物の性質を解明するという定石を無視したやり方でした。普通は天然の化合物の性質を明らかにしてから構造式を決めます。土の中の細菌の分離は、年間三〇〇〇回に及んだそうです。このようにして発見した化合物は実に約五〇〇種類に及んでおり、うち約三〇種が実用化されています。そのようにして牛や馬、羊などの腸管に寄生する線虫類に著効した「エバーメクチン」が作られました。さらに分子構造の一部を変えて効果を高めた「イベルメクチン」を開発し、メルク社は家畜用の抗寄生虫薬として発売し、二年後には動物薬の売り上げ世界一に躍り出ました。

その後、イベルメクチンは、ヒトの熱帯病にも効果があることが分かりました。そして、今まで不治とされていた人の熱帯病、重症の場合に失明することもある「オンコセルカ症（河川盲目症）」や、「リンパ系フィラリア症（象皮症）」の特効薬として年間三億人が使用。世界保健機関（ＷＨＯ）は、これらの熱帯病が二〇二〇年代にいずれも撲滅できると見込んでいます。

大村先生は「研究を経営する」という独自の考え方を持ち、企業から研究資金を得て有用な化合物を見つけ、使用権を企業に渡します。実用化されたら売り上げに応じた特許料を研究室に入れるという契約をしました。この方式で米国留学中に米製薬大手メルクと共同研究を始め、イベルメクチンの医薬品化につながりました。しかし、大村先生は一九八七年、イベルメクチンの特許権を放棄し、メルク社が世界保健機関（ＷＨＯ）を通じて蔓延地に無償提供を行なっています。このほか薬関連のロイヤリティーから得た二五〇億円も本人は「食べるだけで十分」と大半を研究助成や北里病院建設などに使い、残りを上村松園や三岸節子など日本画家を中心とした美術品の収集に充てました。このように、大村先生は、まさに何十億人という患者さんを救ったのです。すごすぎますね。

皆さん、今では疥癬の患者さんが来ても、イベルメクチンのわずか一錠で治療することができます。以前は、当院でも、疥癬患者が来ますと、外用イオウ製剤が使用されていましたが、患者の全身に塗布する必要があるにもかかわらず、その多大な労力に見合った十分な効果が期待できず、大変苦労していました。このため、医薬品として認められていないγ－ＢＨＣや安息香酸ベンジルなどの院内製剤を医師の裁量の下で使用したり、後には適応外のイベルメクチンが使われていました。

二〇〇六年に、わが国でもイベルメクチンに疥癬の適応追加が承認されました。その添付文書には、商品名ストロメクトール。適応は、腸管糞線虫症、疥癬となっています。そして、疥癬患者には、イベルメクチンの一錠、一回投与が認められています。

企業・官僚の不祥事が後を絶たない。どうしたらそうなるのか？

皆さん、それにしても秋晴れのいい天気が続きますよね。そして朝晩はめっきり寒くなりました。

さて、この数日、厚労省の役人による収賄事件で、世間は大騒ぎです。マイナンバー制度が一〇月から開始され、早々の、それに伴う収賄ということで、マイナンバー制度にケチがつきました。この室長補佐は、最初、国立病院で公務員に採用された人で、国立病院機構の職員である我々は本当にやり切れません。

さらに、最近はいろいろな不祥事が続き、化血研の血液製剤作製工程が届出と異なっていたことから、化血研は謹慎し、すでに認可を受けていたインフルエンザワクチンの出庫停止となりました。我々のインフルエンザワクチンは、化血研のものを使うことになっていますので、予定通りのワクチン接種ができなくなりました。これは当院だけでなく、化血研のワクチンが割り当てられていた西日本の各県でも同じ状況です。

また、数日前には、当院で使う滅菌ガーゼにつきまして、販売業者の滅菌工程に不具合があることから、すべての製品が回収されることになりました。おかげで、代わりの会社からの納入ができるまで、当院で使うガーゼを当院で滅菌することになりました。これも当院だけでなく取引のある全国すべての病院で同じ状況です。

そのほか、三井不動産レジデンシャルのマンション傾斜問題、東芝の不適切会計、東洋ゴム工業の免震ゴムの不祥事、極めつけはフォルクスワーゲンの不正ソフトの問題です。あの誇り高い品質を誇るドイツの看板企業、フォルクスワーゲンでこの体たらくです。このように、超優良といわれる企業のあってはならない不祥事により、企業の品質が次々と信頼を失っています。

振り返って、医療も同じです。油断大敵です。ちょっとした気の緩みが、このような不祥事につながります。我々は、これら大企業の不祥事を他山の石として、原点を見直すことが大事と思います。それはすなわち当院の基本理念にありますように、良質で安全な医療を提供するために、常にしっかり褌を締め直して、日々の診療や業務を行なうことです。また、社会人として恥ずかしくないような行動をとるように努めなければなりません。

本当にどうしたらそうなるのでしょうか。何が大事かを見失った企業や会社の結末です。

当院は、患者さんのために、最新の知識・医療技術と礼節をもって、良質で安全な医療を目指します。この基本理念を忘れずに実行します。

薬剤耐性菌：MRSAからESBL、そしてCRE

皆さん、院内感染を起こす薬剤耐性菌として、MRSAは、ご存じですよね。これは、正式にはMethicillin-Resistant Staphylococcus Aureusのことで、略してMRSAといいます。メチシリンというペニシリンに耐性（ペニシリンが効かない）の黄色ブドウ球菌のことです。ところが、最近、薬剤耐性菌として、いろんな種類の薬剤耐性菌が出現し、例えば、当院でとても難渋した多剤耐性アシネトバクターがあります。また、最近は、ESBL（Extended Spectrum beta（β）Lactamase 基質特異性拡張型βラクタマーゼ産生菌）とかCRE（Carbapenem-Resistant Enterobacteriaceae カルバペネム耐性腸内細菌科細菌）とかが今日本中で問題になっています。特に、CREにつきましては、昨年、同じ国立病院機構の某病院で一一〇人の院内感染がおこり、大問題となりました。本日は、このCREとESBLについて説明します。私は、細菌学の専門家ではありませんが、長く院内感染に関わってきましたので、それなりに耳学問はしておりますので、わかる範囲でおおざっぱに概要だけをお話しします。

薬剤耐性菌は、ＭＲＳＡ出現後、多剤耐性緑膿菌、多剤耐性アシネトバクターなどが出現しました。これらの耐性菌が院内感染を起こしますと、沢山の患者さんに伝搬します。この状態をアウトブレイク（集団発生）と呼んでいます。しかしながら、これまでのアウトブレイクは、ＭＲＳＡならＭＲＳＡだけの同一菌種または同一菌株の集積によって起こっていました。従って、少なくとも診断は容易でした。患者さんは多数出ますが、すべて培養の結果は同じ菌、例えばＭＲＳＡでした。

ところが、その常識を打ち破るようなことが起こったのです。

すなわち、異なった菌種によるアウトブレイクが起こったのです。例を挙げますと、多剤耐性大腸菌や多剤耐性肺炎桿菌の患者さんが多数病棟内に出現したのです。そして、それらの患者では最強の抗生剤である第三世代セファロスポリン薬に耐性を示したのです。このアウトブレイクについて、最初は二種類の耐性菌のアウトブレイクが同時に起こったと考えられました。しかし、その二つの耐性菌の薬剤に対する感受性パターンは全く同じでした。唯一、カルバペネム系の抗菌薬にだけ感受性がありました。そこで、この二つの耐性遺伝子を調べますと、全く同一のものでした。これはどういうことでしょうか。偶然に二つの菌種に同一の耐性遺伝子が出現したのでしょうか。ところが別の症例では、大腸菌や肺炎桿菌のほかにも、多剤耐性菌が出現したのです。そして、同時に三つの菌種で同一の耐性遺伝子が検出されました。一般的には、耐性菌が出現する機序は、各菌種の遺伝子に突然変異が起きて薬剤耐性菌ができると考えられていました。しかし、この機序ではこのような多菌種における薬剤耐性菌の同時出現を説明できません。

実は、薬剤耐性菌が出現する機序は、ほかにもいくつかあるのです。その一つが、薬剤耐性遺伝子がプラスミドという染色体の断片を介して菌種間で伝播するという機序です。むしろ、この機序による薬剤耐性菌の出現が普通なのです。この機序ですと、異なった菌種に同じ薬剤耐性遺伝子が伝播し、三つの菌種のアウトブレイクが同時に起こることも可能です。

話を元に戻しますが、第三世代セファロスポリン薬は、ほとんどの菌に感受性があり、文字通り最強の抗菌薬の一つでした。ところが、これに耐性の薬剤耐性遺伝子を持つ細菌群は、いろんな薬剤を分解する酵素（βラクタマーゼ）を産生します。このような薬剤耐性遺伝子を持つ細菌群を呼ぶのに、各細菌の名前を使うのは困難です。そこで少し長たらしい名前ですが、基質特異性拡張型βラクタマーゼ産生菌（Extended Spectrum beta（β） Lactamase：**ESBL**）と呼ぶことにしました。最近、熊本県でもＥＳＢＬ産生菌が増加してきています。ＥＳＢＬ産生菌で多いのは、肺炎桿菌（クレブジエラ）や大腸菌がほとんどですが、セラチアやエンテロバクターも時々あります。これらは、ほとんどが腸内細菌系の菌種で、腸管内に保菌され、院内感染におけるアウトブレイクの原因菌となるのです。院内感染は、集中治療室で起こることが多く、重篤な基礎疾患や手術後などで身体の抵抗力が低下している人に起こります。敗血症、肺炎、髄膜炎、創部感染症、尿路感染症などを引き起こします。ＥＳＢＬ産生菌には、カルバペネム抗菌薬（チエナム、カルベニン、メロペンなど）が著効します。したがって、早期にＥＳＢＬ産生菌であることを確認し、適切な治療を行なうことが大事です。幸い、当院検査科の細菌室はとても優秀で、レベルが高く、検出には全く問題ありません。それよりも、検査科からの報告書をしっかり見て、ＥＳＢＬ産生菌を見逃さないようにしてください。当院では、腎盂炎などの尿路感染症に、ＥＳＢＬ産生菌が多いようですので注意してください。

次に、ＥＳＢＬ産生菌も怖いのですが、それよりもっと怖い、現在知られているほとんどの抗菌薬に耐性を示す、カルバペネム耐性腸内細菌科細菌（Carbapenem-Resistant enterobacteriaceae, **CRE**）について、説明します。

簡単にＣＲＥを概説しますと、ＥＳＢＬ産生菌は、カルバペネム系薬には感受性がありましたね。ところがＣＲＥは、抗菌薬の最後の砦といわれるカルバペネム系薬にも耐性を持つ菌群ということになります。耐性化の機序もＥＳＢＬ産生菌と同じで、プラスミドによる薬剤耐性遺伝子の伝播により、カルバペネム系薬剤を分解するβラクタマーゼの一種のカルバペネマーゼという酵素を産生します。菌種もＥＳＢＬ産生菌と同じで、腸内細菌系の細菌、大腸菌、肺炎桿菌、エンテロバクター、シトロバクター、プロテウス、セラチアなどに伝搬します。

また、それだけでなく緑膿菌などにも伝搬するのです。さて、カルバペネマーゼには、いくつかのタイプがあり、国によって蔓延しているタイプが異なることが知られています。日本で蔓延しているのは、ＩＭＰタイプの「メタロ－β－ラクタマーゼ」と呼ばれるカルバペネマーゼ産生菌です。その中でも、特に注意すべきは、ＩＭＰ－６と呼ばれるタイプのカルバペネマーゼ産生菌です。この菌は、メロペンなどは耐性を示しますが、チエナムに対しては、実際には効かないのに、検査では感受性ありと判定されます。このように、通常の検査法では「効く」という誤った結果が出る特異性があり、検出しにくいだけでなく、医師が検査結果を信じてカルバペネム系薬を治療に使い、手遅れになる恐れもあります。それでこのタイプの菌を、アメリカの戦闘機でレーダーによる捕捉を避けることができるステルスという言葉を使い、ステルス型と呼びます。

わが国では、国立病院機構の某病院の事例からＣＲＥ対策が急がれ、平成二六年九月一九日に、感染症法に基づく医師の届出対象の五類感染症に、多剤耐性アシネトバクター感染症に加えて、ＣＲＥ感染症が追加されました。ＣＲＥによる感染症患者が発生した場合、診断した医師は届出をする必要があります。この届出基準では、感染症を起こしていない保菌者については、届出の対象としていません。しかし、国立病院機構では、独自に、一例でも保菌者が検出された場合は、国立病院機構本部に届けることになっています。

ＣＲＥに対する感染対策は接触感染予防策を行ないます。すなわち他の耐性菌と基本的な対策は同じです。ただし注意すべき点は、ＣＲＥはＭＲＳＡやＥＳＢＬ産生菌のように高い頻度で分離される耐性菌と比べてまだ国内ではまれにしか分離されておらず、さらに高度な耐性を有するため、もし院内の患者から分離された場合は、患者さんが一人で、保菌者でも、より徹底した対策が必要です。すなわち、患者の隔離や手指衛生の励行、ＰＰＥ（個人用防護具）の適切な使用などは当然で、もし同一病棟で複数患者が発生した場合は院内伝播と判断し、必要に応じて環境の調査や入院中の患者のスクリーニング検査の実施を検討すべきです。病棟のスタッフはＣＲＥが分離されたことの情報を共有し、その意義について理解し、必要な対策を検討して全員の認識をひとつにしなければなりません。

当院では、恐ろしいことに、最近時々ＣＲＥ保菌者の入院があります。厳重な警戒が必要です。

これまでＣＲＥはインドなどのアジア地域や米国など海外での広がりが顕著であったため、まだ国内では危機感は持たれていませんでした。しかし、今後、国内でも海外と似たような状況に陥らないとも限らず、対岸の火事として無関心でいるわけにはいかなくなっています。ＣＲＥが感染症法によって全数報告の対象となり、ＣＲＥに関心が高まるひとつのきっかけにはなりましたが、まだ国内での検査体制や医療現場の認識が追いついておらず、今後、早急な体制作りが必要とされています。

さらに、今後、外国人の旅行中の入院や、海外を旅行し、旅行先で病気になり、外国の医療機関で治療する人も出てきます。外国には、その国特有の多剤耐性菌が存在します。それらの持ち込みには注意が必要です。つい最近も、中国から帰国した日本人患者さんで、多剤耐性アシネトバクターに感染した患者さんが入院されました。その時は、入院前に、この菌の感染者であることを予想して対処し、事なきを得ています。耐性菌の世界の疫学を知っておくことも必要になってきました。

最後に、人類と細菌の戦いは永遠に続くでしょう。そのためにも抗菌薬の正しい適切な使用がぜひとも必要です。薬剤部が行なっている、抗菌薬使用時の届け出の一〇〇％達成にご理解とご協力をおねがいします。

旅する蚤《のみ》の市。ｉｎ阿蘇（阿蘇神社）とはな阿蘇美バラ展

先週末は、久々にフリーの日でした。最近は週末もほとんど行事が入り、やや疲れ気味でした。そこで、その日は私一人、家でだらだらする予定でした。ところが、里帰りしていた娘が、阿蘇で蚤の市があり、友人が出店するので、どうしても行こうというのです。家内は家内で自分のサークル活動でよそに行くと言うし、それならば、ついでに内牧のはな阿蘇美のバラ展があるので、何年ぶりかで行ってみることにしました。

当日は、朝から快晴で、ドライブも快適でした。一時間くらいで阿蘇神社に着きましたが予想を上回る人出で、駐車場が見つかりません。やっとのことで一の宮中学校校庭の臨時駐車場に駐車しました。阿蘇神社境内の周辺の湧水の出る水基は有名ですが、一の宮中学校から阿蘇神社に向かう県道一一号線（やまなみハイウエイ）沿いにも水基があるのには驚きました。この辺り一面が湧水地なんですね。

阿蘇神社に着きますと、お店のあることあること、蚤の市に出店した店はなんと一四〇軒とのこと。最初は、「なんだ、がらくたばかり売っている」と思い、素通りして、サイコロステーキに目がくらみ二〇分くらい並んで腹ごしらえ。その時、どこかで見たような角刈りで、やや小太りの男性が神社の方から現れました。向こうも私に気付き、懐かしそうに見ながら近づいてきました。サングラスを通してじっくり見ますと、惑うことなく、毎朝七時四〇分にミーティングを行なう某経営企画室長でした。毎朝会うのに休みにも会うのかとお互い驚きました。後日の話で、その後、彼らも、はな阿蘇美にバラを見に出かけたそうで、行程まで同じでした。娘の友人らは、イタリア料理店を経営しているそうで、この日はイタリア味のホルモン煮込みスープを出していました。とてもおいしかったです。その後、じっくり蚤の市を見学し、ついにイングランドの家の瓦を一枚買ってしまいました。白マジックで住所を書いて郵便入れの脇に置こうと思います。そんなこんなで時間が過ぎ、続いてお目当てのはな阿蘇美バラ展へ向かいました。どんなだったかは、言うまでもありません。すごいすごい、キレイキレイ、素晴らしいの賛辞の言葉しかありません。バラの世話をしていたおじいさん（多分年下か）に聞きましたら、一一月いっぱいが見頃とのことでした。このバラ園と私は何の関係もありませんが、皆さんお暇がありましたらぜひ見に行ってください。たまには美しいものも見てください。癒やされますよ。

研修医・医学生をサポートする会

皆さんお元気ですか。素晴らしい秋晴れの日が続きますね。こんなに気候がいいと、よくしたもので、人はあまり病気にならないようです。毎朝、ＦＭ７９・１を聞きながら病院に来ますが、熊日ニュースの後に、熊本市消防局から、昨日の熊本市の火災件数と救急車の出動件数が報告されます。最近は、救急車の出動件数は一〇〇件程度が多いようです。これが真夏とか真冬になりますと一三〇件を超える日もめずらしくなくなります。天気予報では来週の後半から、冷え込むようですので、救急車の搬入が徐々に増えるのではないでしょうか。

さて、私は、熊本県医師会の男女共同参画委員会の委員長をしております。そもそも、男女共同参画事業は、厚労省が主体となって行なっていますが、実施するのは、日本医師会で女性医師キャリアセンターが委託され、約一〇の事業を行なっています。その事業は、日本医師会から地方の県医師会に降りてきまして、本県では我々が実施することになっています。しかしながら、あまりに事業内容が多すぎて、これまで熊本県では十分な活動は行なわれてこなかったのが実情です。熊本県以外の各県は、医師会を中心に大学病院の男女共同参画を行なう部門と協力して、すでに素晴らしい実績を積み上げてきています。熊本県では二年前に熊本大学付属病院に県の地域医療支援機構が設置され、その中に男女共同参画を担当するポストがおかれました。そして、そのポスト、特任助教に以前当院で初期研修を行ない、現在代謝内科に籍を置かれる後藤理英子先生が就任されました。これを機に、熊本県地域医療支援機構、熊本大学附属病院男女共同参画推進委員会、熊本市医師会女性キャリアセンター、それに熊本県医師会男女共同参画委員会が合同で、クローバーの会を立ち上げました。

昨晩は、熊本大学附属病院の奥窪記念館で研修医・医学生をサポートする会を開催しました。講演者には、三名の女性医師で結婚・子育てなどを行なっておられる方々、そしてもう一人は男性医師ですが、開業しながらも大学での診療を通じて臨床研究を続ける方など計四人が講演されました。心配したのは、聴衆の数でした。昨年は確か一〇人くらい学生さんの参加でしたが、今年は会場がほぼ満席になるような三〇人以上の参加者がありました。中には、菊池市、本渡市などから担当の医師会の先生まで参加いただきました。どの講演者も共通していたのは、目標がしっかりしていることですが、その目標に到達するまでの経過は様々でした。ある方は慶応大学法学部を卒業後、某大手銀行に一〇年勤務し、大好きだった父親の死に直面します。亡くなった父に何もしてあげられなかったことから、医学に目覚め、銀行を辞め、一年半の受験勉強を行ない、見事医大に入り卒業します。卒業後は、母親の近くの福岡で研修医生活をおくり、その後、総合診療科の医局に入局します。この頃、医療と関係ない方と結婚されて子供をもうけますが、仕事がら十分な育児もできないため、丁度公募のあった九州厚生局に医系技官として就職され現在に至ります。そして、まとめとして人生に岐路はたくさんあります。その時は想定外と思われても、後で考えると不思議と必然であったことになりました。ただし、人生の岐路では、最後はすべて自分で選択しました。今後も岐路はあると思いますが、今後も今の生き方を貫きます、と述べられました。この他、様々なタイプの子育て奮闘記を力いっぱい講演していただきました。予定時間をはるかに超えましたが、参加した研修医・医学生の皆さんはきっと参考になったと思います。

このように、熊本県でも着実に男女共同参画活動がなされています。次回は、一二月一八日一九時より熊本市医師会館で、対象は、医師、看護師、各病院の男女共同参画担当者、病院管理者・院長などです。セミナーは「働きやすい環境づくりを目指して」と題して講演会を開催します。特別講演は、九州大学病院のきらめきプロジェクトキャリア支援センター副センター長で、九州大学保健学部門教授樗木晶子先生を予定しています。また、前座で私も話すことになっています。興味のある方はどなたでも参加できますのでぜひご参加ください。

各国の医療制度について、イギリスの医療

皆さんお元気ですか。この時期は、晩秋といってよいのでしょうか。今年は秋日和の日が続きますね。なかなか寒くなりません。今年の秋、私はまだ、コートを着たことがありません。こんな情況では、冬の商戦は大変ですね。冬の装いや暖房器具の消費が伸びないかもしれません。

さて、「院長室便り」では、今後、日本の医療について、各国の医療制度を比較しながらお話ししたいと思います。なぜそのような話をするかといいますと、私自身があまりその方面に詳しくないからです。しかし、今後、日本の医療制度は、人口構成の急激な変化に対応すべく変化を求められています。その医療制度の改革を理解するには、まず今までの日本の医療制度を十分に勉強しておかねばなりません。私は、三年前に熊本県医師会の理事になりましてから、日本の医療制度について考える機会が増えましたが、自分自身あまりに知らなさすぎるのに気が付きました。そして少しでも理解できるように、時々勉強してい

るのですが、なかなかはかどりません。その理由を考えましたところ、他の国の医療制度が分からないと、日本の医療制度の利点や欠点が見えてこないことに気が付きました。そこで、まず今回は、イギリスの医療制度について考えてみたいと思います。

実際のイギリスの医療について紹介するのに、格好の文章が、ロンドン留学センターのホームページ(http://www.london-ryugaku.com/)にありましたので、引用させていただきます。あくまで、日本人留学生のためにかかれた解説ですが、一般人の場合も同じでとても参考になると思います。この文章から日本と異なるイギリスの医療事情の一端がわかると思います。

「イギリスの病院は、日本の国立病院に似た公的医療機関（NHS病院・National Health Service）と私的医療機関（私立病院）との二種類に別れています。まず、一番驚きますのが、NHSサービスでは、医療費が無料ということです。NHS病院で治療を受ける場合、まず初めに自分の滞在している付近で利用したいGP（General Practitioner/家庭医またはかかりつけ医）を決める必要があります。日本ではどの病院に通うかを自分で決めることができます（これをフリーアクセスと呼びます）が、イギリスでは必ず地元のGPに登録しなくてはNHSサービスの診察は受けられません。登録する際、あらかじめ電話または直接GPへ行き新規登録を受付けているか確認しましょう。GPの中には患者数が許容量を超えているため、新規の登録を拒まれる場合もありますので注意が必要です（自分がどのGPに登録すればよいのかわからない方はNHS公式ホームページの〝Find a GP〟で現在滞在中のポストコードを記入すると検索できます。一番自宅に近いGPに登録すると便利で安心でしょう）。登録後、Medical Card（医療カード）を受け取ります。受け取ったカードにはNHS番号と担当医の名前が記されています。基本的に登録をすると名前と生年月日を言えば簡単に予約・診察が受けられるので、ほとんどのGPでMedical Cardを提示する必要はありません。健康に異常のある方は登録したGPに予約をします。時間帯によってはWalk-In（予約なし）で診察できることもありますが待ち時間が長いため、予約をお勧めします。予約は電話または直接受付でできます。GPによっては看護師予約と医師予約の二種類がある場合があります。軽い風邪、腹痛、尿検査など軽症の時はナースを予約、採血、ワクチン、レントゲンなどはドクター予約をするなど、受付の方と相談しつつ、症状によって予約内容を決めるといいでしょう。GPで処方された薬はBoots（ブーツ）などのPharmacyと書かれた薬局に処方箋を持って行くと購入することができます。イングランドにおいては、処方箋医薬品は自費購入となっています。処方箋については、NHSでも支払いが必要であり、価格は量に関係なく、医薬品一種類につき七・二〇ポンド（約一三五〇円）（二〇〇九年四月より）です。各GPは比較的規模が小さいため、治療できる範囲が限られています。かかりつけ医の判断によっては専門医を紹介されることがあります。その紹介状を持っていくことによって専門医のいる施設の大きなNHS病院で治療してもらうことが可能です。しかし、必ずしも自分の希望する病院で受診できるとは限りません。NHSではなんといっても診察料が原則無料であるという大きなメリットがあります。また、自分の滞在しているすぐ近くにあるため、車がなくても通いやすいという利点もあります。しかし、日本のように自分の判断で内科、外科、皮膚科など選んで受診することができません。緊急時を除いて、まずはかかりつけのGPに行くことが求められます。GPの紹介がない限り原則として病院での受診ができません。患者の選択できる範囲が日本と比べて大きく制限されているのがイギリス医療の現状です。また、無料なだけに医師・看護師・受付の質があまり良くなく、予約が取りづらかったり、待ち時間が非常に長いことも懸念されています。

一方、私立病院であればお金さえ払えばいつでもすぐに診察してもらえます。医者や看護師も高い給料を貰っているだけに質やサービスもNHSより遥かに良いと言われています。また、ロンドンには日本人医師、看護師、スタッフのいる病院もいくつかあり、細かい痛みの説明や、医師からのアドバイスの理解が困難であれば、日本人スタッフのいる医療機関にかかることをお勧めします。私立病院へ通う場合はGPに登録する必要はなく、直接自分の判断で専門医に見てもらえるのも魅力です。私立病院は基本的に待ち時間がNHSより少ないので、待たされることが余りありません。また、手術が必要な場合でも医療機器は最新鋭で名医が揃っているケースが多いため安心して通うことができます。さらに、日本人スタッフのいる病院もあるため、英語で説明できない事でも日本語で伝わるので非常に助かります。しかしながら、私立病院では診察費、治療費はすべて患者の負担となります。一番のデメリットとして挙げられるのは、自由診療という名目で各々の医師が診療費を自由に設定できるため、通常、費用が高額となることです。医療設備や治療内容によって医療費は異なり、精密検査や手術を受けた場合には、数千~数万ポンド（数十万円から数百万円）を請求されることもあります。検査料や処方などを除いた診察料のみの場合でも、六〇ポンド（約一二〇〇〇円）から一〇〇ポンド（約一八七〇〇円）請求されることは普通です。やはりこういう場合は、海外留学生保険などに入っていないと全額負担は厳しいでしょう。

緊急時はA＆E（Accident and Emergency）Departmentsに電話すると良いでしょう。A＆Eは日本で言う救急車です。事故で怪我をした時や意識に異常があるなど緊急時と判断した場合は９９９番に電話をすれば救急車を呼ぶことができます。また、１１２番はヨーロッパ連合共通の番号となっています。その他、救急車を呼ぶほどの緊急時ではないが、夜ＧＰが閉まっていて行けないなどの問題がある場合は二四時間、三六五日連絡可能なNHS Direct ０８４５ ４６４７、またはＮＨＳ １１１番に電話をすると近くの二四時間病院を紹介してくれたり、医療アドバイスをしてくれます。」

一億総活躍

皆さんお元気ですか。先週からやっと冬らしくなりましたね。マフラーや、コートを着ている人を見かけるようになりました。

この「院長室便り」は、今、院長が何を考えているのか、職員の皆さんにお伝えするために始めました。すでに一三二回ですが、これをよく読んでおられる人は、きっと以前よりは、私の考え方などがおわかりかと思います。ただ中には、全く読んでおられない方もおられます。

そのような方で、以前の分を読んでみたい人がおられましたら、電子カルテの掲示板のライブラリーに「院長室便り」が保存されていますので、どうぞご一読ください。

そして、つくづく、自分の考えや気持ちを他の人にわかってもらえることの難しさを痛感しています。

そんなことを思っていましたら、『文藝春秋』という雑誌に、安倍晋三内閣総理大臣が、「一億総活躍、我が真意」という記事を載せていました。安倍内閣は、経済の立て直しを第一目標に掲げ、船出しました。

そして現在、私の感想では、一般庶民まではその恩恵にまだ預かっておりませんが、大企業などではずいぶん活気が出てきたように思います。なによりも、一ドル八〇円の円高だったものが、今は一二〇円の円安となり、中国・韓国・台湾・タイなどから日本に観光客が押し寄せ、大変な観光ブームとなってきました。安保問題、沖縄の基地問題など多くの難題がありますが、経済面での成果が出てきていると評価していいと思います。

さて、その記事の中で、いくつか驚くような内容がありました。その一つが「一億人総活躍」です。何で一億人なのか。そもそもその数字はどこから出てきたのか。そのことについて、記事から引用します。

「現在の合計特殊出生率（人口一〇〇〇人当たりの出生数、二・七以下だと人口は減少に転ずる）は、日本人は、一・四です。これがそのまま続きますと、五〇年後の人口は、八千万人となり、なおかつ六五才以上の人が総人口の四割という超高齢社会となります。さらに一〇〇年後は四千万人になり、国力の減退につながるのは必至です。終戦直後は日本の人口は約七千万でした。そして、二二年後に一億人を突破していきました。その頃から日本は豊かさを感じるようになりました。七〇年代には、一億総中流という言葉が流行しました。一億人は日本の豊かさの象徴的な数字で、五〇年後に一億人を維持できれば年齢階層別の不均衡を幾分か解消できます。そのための方策が、政府が全力で、若い人が子供を作れるような環境を整えることです。そのために、仕事と育児の両立を可能にする保育所の整備・増設、男性の育児参加、その他考えられる限りの少子化対策が計画されています。これが、アベノミクスの〝新三本の矢〟の中の二の矢、つまり〝夢をつむぐ子育て支援〟です。」

このように、一億人総活躍の意味の中には、今から五〇年後の人口を一億人になるような子育て支援が中心です。

もう一つは、「難病の患者に対する医療などに関する法律（難病医療法）」を成立させたことです。首相自身が、潰瘍性大腸炎で長年闘病されていることを明らかにされ、それだからこそ、難病対策には並々ならぬ覚悟で対処されたことがわかります。この法律で、医療費を助成する難病指定を、従来の五六疾患から大幅に広げ、三〇〇疾患に拡大しました。このようなことは、もっと評価していいと思います。

さらに、本人も話しておられますが、自分も一度失敗した人間である（前回の安倍内閣時のこと）ことや、難病を抱えられていることから、かなり弱者への配慮を感じます（ただし、沖縄の基地問題は別なようですが）。例えば、経営者自らが個人保証で融資を受けると失敗した時は家も財産すべてを失います。この個人保証がなくても融資を受けられる制度を、日本政策金融公庫や商工中金などを利用することで可能にしました。

以上は、『文藝春秋』一〇月号の記事のごく一部分を紹介したにすぎません。首相の談話や話は、テレビのニュースなどでは、断片的すぎて理解しにくいと思います。やはり、このようなちゃんとした論文などでしっかり説明することが大切です。今回は『文藝春秋』でしたが、この雑誌の読者は、多い時で一〇〇万と言われています。国民に理解してもらいたい大事なことは、新聞やインターネットなどを使い、わかりやすく説明することが大事なような気がしました。その点は、院長の私も同じで、できるだけ職員の皆さんに私の気持ちをもっともっとわかりやすく説明することが大事と痛感した次第です。

国民負担率と医療の選択

皆さん、一一月も終わり、もう師走です。今年も残り少なくなりました。長期の天気予報では、この冬はエルニーニョ現象のために暖冬だそうです。幾分過ごしやすいかもしれませんね。

さて、以前よりお話ししておりましたように、医療経済についてのお話です。

皆さんは、全収入のうち、どのくらいのお金を税金などで徴収されているか知っていますよね。ずいぶん取られていますね。それを知るには、給与支給明細書をじっくりみることです。明細書は二つ折りになっていまして、上の方には給与支給総額が記入されています。そして、下の方には給与支給総額から差し引かれるいろいろな項目と差引額が記入され、最後に差引支給額と同じ額が振込額に記入されています。つまり、給与支給総額から、最後の差引支給額を引いたものが、お上に徴収された額です。これは会社や企業も仕組みは同じです。しかし、私たちはこれ以外にも税金を徴収されています。そうです。お気づきと思いますが、消費税です。このように、お上に徴収される額を総称して国民負担といい、そのパーセンテージを「国民負担率」といいます。「国民負担率」とは、まさに給与支給総額のうち、所得税、住民税に健康保険、厚生年金、退職年金掛け金などの社会保障負担の合計額に消費税をたしたものの占める割合を示すものです。つまり、国民が稼いだ金額の内、何%を税金や社会保険料に使っているのかという数値で、その値が増えれば増えるほど、個人が消費できる額が減るということです。財務省は、平成二七年二月二六日、平成二七年度の国民負担率について、推計し、公表しました。平成二七年度の国民負担率は、平成二六年度から〇・八%増加し、四三・四%（過去最高）となる見通しです。背景としては、消費税率の引き上げ及び給与、企業利益の増加に伴う税収の増加や、厚生年金の保険料率の引き上げ及び医療・介護給付の増加に伴う保険料収入の増加があげられます。

先進諸国の国民負担率をみてみると、首位はルクセンブルクで八五・二%、デンマークが六七・七%で続いていますが、全体的には北欧諸国は六〇%前後、ヨーロッパは概ね五〇%、米国はおおよそ三〇%となっています。日本は自己責任型の米国よりは高いのですが、高福祉・高負担のヨーロッパ諸国よりは低く、先進国の中では「中福祉・中負担」といえます。また、他国との違いとして、公的福祉の一部を民間企業が担ってきた部分が大きく、「企業福祉国家」とも呼ばれています。

さて、お分かりと思いますが、日本はおおよそ収入の四割を国などが徴収し、使えるお金は六割の国家です。一方、米国は税金が安く、すごく暮らしやすい国のように見えますが、いい医療を受けようと思ったり、年老いて年金がほしければ、自分で民間の保険会社に入らないといけません。また、北欧は、ほとんどの国が約七割の負担をしています。つまり、自由になるお金は収入のたった三割となります。しかし、医療費は無料、年金も十分で、老後の心配がほとんどありません。一方、沢山賞金を稼いだプロテニス選手が、あまりに税金をとられることに憤慨して、米国に移民するとかいうニュースが流れたことがありました。我が国は、小泉内閣の時に、米国の自己責任型の国にかじを切ったことがあります。しかし、現在は、毎年国民負担率が上昇していますので、このままいけば北欧型に近づきつつあるといっていいでしょう。今後、日本は高齢化社会となり、北欧型国家になりますと、年金、社会保障は充実しますが、それ以外にお金を使えなくなり、国家としての勢いは低下していくでしょう。

以前、「ゆりかごから墓場まで」という素晴らしい社会主義国家を作ったイギリスは、経済成長が著しいときはよかったのですが、徐々に経済が停滞すると、日本でいう生活保護者が増加し、勤労意欲がなくなり、国の社会保障負担が増加する一方となり、英国病といわれる状態に陥りました。すなわち、国家としての勢いが低下すると経済が停滞するようになり、社会保障負担の源資（税収）が少なくなり、国家として回らなくなりました。そこで〝鉄の女宰相〟といわれたサッチャーが登場し、国有企業の民営化などで経済を活性化し、国民負担率を下げ、社会保障負担を少なくするなど大改革を行ない、今のような活力のある英国に立て直しました。

我が国の現政権は、このような状況になるのを恐れて、これ以上、国民負担を増やさないようにしようとしています。すなわち、毎年増える医療費の抑制を考えているのです。国立病院機構理事長の桐野高明先生は、岩波新書に『医療の選択』というタイトルで本を執筆されています。この医療の選択は、まさに日本は北欧型になるのか、米国型になるのか、あるいは、このままの日本独自のやり方を踏襲するのか選択を迫られています。いずれのタイプを選択するにしろ、それを支える経済状態がとても大事と思います。安倍内閣が盛んに経済状況を重視する姿勢、それ自体は間違っていませんが、何とか国民が安心して老後を過ごせるようにしてもらいたいと思っています。

新町二丁目忘年会

皆さん、今朝から熊本は冬になりました？　確か、朝の気温は氷点下で、氷結ができたそうです。ただし、天気予報ではその後また暖かくなるそうです。まさに暖冬ですね。

さて、皆さん、もう忘年会は終わりましたか。私の忘年会は、忘年会と名の付くものだけカウントしますと八回でした。二九日の高校の時の忘年会も入れてです。一日二回が二日ありましたので、実際は六日でした。その中で、昨晩の新町二丁目忘年会には昨年から出席しています。この忘年会は昨年から始まりましたので、まあ皆勤ということになります。新町は、名前と異なり、歴史は古く、加藤清正の時代にできた町です。坪井川沿いの明八橋近くの「ゆめマート」付近が以前は市場でした。ここが手狭となったために、市場が田崎に移転し田崎市場となったのです。まさに熊本の台所は、新町だったのです。新町二丁目の町内会長さんが古瀬龍一さんで、この方が私をいつも呼んでくださるのです。その理由を話しますと、当院の看護学校の生徒さんが新町地蔵祭りでソーラン踊りをボランティアとして提供していますが、そのお世話を町内会長の古瀬さんがされていました。毎年、その地蔵祭りで顔を合わせているうちに私は素晴らしいお人柄の古瀬さんと親しくなり、最近は看護学校の戴帽式、卒業式、謝恩会、入学式、花粋祭などにも参加いただいております。古瀬さんのような当院の応援団みたいな方がもう数人おられ、市民公開講座もそのような方々から要請されて始めました。従って、市民公開講座にもいつも参加していただいています。そのような関係で、私も地元の方との結びつきが強くなり、正月の新年会に始まり、獅子舞、一新校区福祉まつり、誰それの喜寿祝とか、今度の新町二丁目忘年会などいろんな会にお声をかけていただけるようになりました。そこには、交番のおまわりさんや、一新小学校、西山中学校の校長先生、近くの幼稚園、保育園の園長さん、郵便局の局長さん、保健福祉センターの保健婦さん、地域包括支援センター〝ささえりあ〟の看護師さん、銀行の新町支店長さんなども出席されますので、顔なじみの方もおられます。

昨日の新町二丁目忘年会で、とてもうれしいことがありました。新町ではとても有名なお店のおかみさんが、国立病院の院長が来ているということで、私のところに来られ、「国立病院は私の娘の命の恩人です」と大きな声で言われました。聞くところによりますと、婦人科疾患で死にかけていたのを当院婦人科の若い某先生が救っていただいたといわれるじゃありませんか。また、お孫さんも当院に入院しお世話になっているそうです。また、別のお店のご主人もにじり寄ってこられまして、同じように自分の亡くなった父親も長い間当院にお世話になり、自分も救急にお世話になったそうです。こんな話がいくつもあるのです。本当にうれしくなり、私は、思わず、「当院は地域あっての病院です。これからも頑張りますのでどうぞよろしくお願いします」と叫んでいました。

平成二七年新年のご挨拶

皆さん、明けましておめでとうございます。年末、年始はどのように過ごされたでしょうか。私は子供が四人おり、すべて娘で、それぞれ独立していますが、今年は初めて家内と二人だけの正月を迎えました。それまでは、だれか里帰りをしておりましたので、今年の正月は家内にとってはずいぶん楽だったようです。

年末年始は、私的病院はほとんどが休まれますので、当院には重症患者さんの搬入が多く、勤務された職員の皆さんは大変ご苦労様でした。ただ、暖冬のため、例年猛威を振るうインフルエンザの流行がなかったのは幸いでした。

さて、年始早々、仕事の話で恐縮ですが、昨年一二月は救急車搬入数、新入院患者数が激減し、在院患者数も減少しました。このため、例年以上に空床が目立っております。どうぞ、新入院患者、在院患者の早急な確保をお願いします。

また、四月の診療報酬改定の内容が、かなり具体化してきました。最も危惧しておりました病棟基準の七人の患者さんに対して一人の看護師が必要な病棟（一般病棟では、この基準が、最大の看護師数です）、これを七対一看護といいます。当院は、救命救急病棟（四対一看護）、CCU病棟（二対一看護）、ICU病棟（二対一看護）を除くすべての病棟が七対一看護です。この七対一看護の基準を得るためには、患者さんが相当重症である必要があるのです。従って、患者さんの重症度を示す基準が必要ですが、それが「看護重症度」というものです。現在の当院全体の看護重症度は、二一から二二程度です。それを来年度からの改訂では、二五といわれています。ただし、新たに導入されるM項目などの諸基準により、試算では、当院全体の看護重症度は二六になりました。しかし、安心はできません。今回の改訂が、今までのように病院全体での看護重症度であればいいのですが、病棟毎の重症度となりますと、看護度の高い病棟、低い病棟がありますので、病棟再編成を真剣に考える必要があります。また、七対一看護のもう一つの難題は、在宅復帰率です。これは、退院患者さんの七五％を自宅に帰しなさいという基準です。ただし、今までは本当の自宅退院に加えて、地域の病院の地域包括病棟や在宅復帰強化型の療養病棟なども在宅と見做して計算してよかったのが、今後は本当に自宅に帰る患者だけをカウントし、七五％を達成する必要があります。そして、この基準をもっと高い数字にするという情報もあり、そうなれば当院にとりましては死活問題となります。従いまして、今後も出来るだけ自宅に患者さんを帰す方向で、クリニックの医師や在宅医との連携が今まで以上に必要になるものと思われます。

また、年末、仕事納め式で申しましたように、昨年の年頭の目標は、患者さんへの心温まる医療の実践と、良質で安全な医療の提供でした。そのうち、前者の患者さんへの接遇の改善は、それなりに成果が上がりつつあるように思います。それは、毎週幹部会議で取り上げます患者様声シートの検討でも、以前に比べてはるかに内容がよくなり、感謝の声も多くなりました。しかし、後者の良質で安全な医療の提供は、残念ながら達成できませんでした。これまで、幾つかありました大きな医療事故につきましては、その都度、医療事故対策として、原因を追及し、マニュアルを作ったりしてきました。しかし、それ以上に人の増員配置や設備の充実を重視してきたように思い、反省させられました。今後は、医療事故が起きないような考えられる限りの何層にもわたる予防システムの構築と、医療安全に対する職員の教育に重点を置きたいと思います。

今や世界ナンバーワンの自動車メーカーとなったトヨタ自動車の『トヨタ流最強社員の仕事術』（若松義人著、ＰＨＰ文庫）という本に次のような記述がありました。

〝ミスが起きた時、「人間のやることだから仕方がない」では、ミスは永久になくならない。「気を付けよう」「もっと集中して」では、仕事をする人に過度の負担をかけることになる。一番いいのは、二度と同じミスが起きないように、考えられる限りの準備を行なうことだ。準備さえきちんとすれば、防げるミスや失敗はいくらでもある。それでも起きたら、再び原因を研明して、さらに改善すればいいだけのことだ。〟

この考えは、私の思っている事とよく似ているように思います。人は、どんなに注意していてもミスを犯すものです。しかし、そのミスを小さなうちに気付き、二度とおこさないような考えられる限りの予防対策システムを作り続けていくしか方法はありません。職員の皆さんと一緒に知恵を出し合い、当院の基本理念であります「良質で安全な医療」の構築を完成させたいと思います。

大病院を紹介状なしで受診した患者さんに、五〇〇〇円以上追加負担

皆さん、六日には北朝鮮が水素爆弾実験を行なったとのニュースが飛び込んできて、正月気分も吹っ飛ばされました。

さて、厚生労働省は五日、大病院を紹介状なしで受診した患者に初診料とは別の追加負担を求める制度について、二〇一六年度から負担額を最低五〇〇〇円とする検討に入りました。但し、緊急時に救急車で大きな病院に運ばれてしまった場合には、この負担は免除される見通しです。この金額を設定しないといけない病院は五〇〇床以上の規模の病院で、高度な医療を提供する「特定機能病院」など全国の約二五〇病院が対象となる見通しです。熊本県では、大学病院と当院になりそうです。

金額につきましては、今までの議論では、初診時の最低額はこれまで五〇〇〇円または一万円とする案が有力でしたが、厚生労働省は初診時に最低五〇〇〇円とし、病院独自の判断で五〇〇〇円以上も可能とすることを検討しています。さらに再診時も一〇〇〇円~二五〇〇円の追加負担を検討しているようです。

どうして、このように紹介状なしで大病院を受診するとき、初診料とは別に高額のお金を払わないといけないのか、疑問に思う人がいるかもしれません。その理由は、患者さんが大病院に集中しすぎて、本来、

重病や難病など専門性の高い患者さんを診るための施設が、多くの軽症患者まで診ることで、勤務医が疲弊していることにあります。そこで、具合が悪くなった患者さんは、まず、身近なかかりつけ医を受診し、軽症の患者さんが大病院へ受診しなくていいようにすること。そして、専門医の診察が必要な患者さんだけ、かかりつけ医が紹介状を書いて大病院を受診することで、大病院の専門的治療への集中や勤務医の負担を軽減することです。つまり、大病院への患者さん自身の判断で受診することを防ぐために追加料金というハードルを設けることにしたのです。そもそも、このことは一昨年前の五月に成立した医療保険制度改革の関連法に導入が盛り込まれていました。ただ、現在も二〇〇床以上の病院では、追加負担を求めることができ、全国約一二〇〇ヵ所の病院が紹介状なしの患者さんには、初診料以外の追加料を請求しています。その平均額は約二四〇〇円となっています。ちなみに、当院でも、以前より紹介状をお持ちでない方は「選定療養費」という名目で三、二四〇円を徴収させて頂いています。さらに、時間外及び休日に受診される場合は、「時間外選定療養費」として五、四〇〇円を徴収させていただいています。

以前にもお話ししましたように、イギリスはじめ、多くの北ヨーロッパ諸国では、患者さんは、かかりつけ医の紹介なくしては大病院には受診できないシステムになっています。日本のように、患者さんが受診しようと思えば、どんな医療機関でも受診できる国のほうが少ないのです。日本のこの制度を、フリーアクセスといいます。そして、イギリスのように、必ずかかりつけ医をとおしてでないと専門医を受診できない仕組み、そのかかりつけ医のことをゲートキーパー（門番の意味）といいます。今回の、追加料金の設定は、フリーアクセスを緩く制限して、ゲートキーパー制度を目指していることになります。この制度により、患者さんが、いろんなクリニックや病院を受診してまわる、いわゆるドクターショッピングを制限し、検査や投薬の複数施行により生ずる医療費の無駄を省くことにつながります。つまり、今問題になっている毎年増加の一途をたどる医療費の抑制を考えての医療政策の一つととらえるといいと思います。

韓国で、延命治療中止が法制化　二〇一八年より施行

成人の日も終わり、正月気分もなくなり、今年も、通常の日常が始まりました。成人の日には、私の住んでいる尾ノ上小学校区では、恒例のどんどやが錦が丘公園で行なわれました。私は、このところ毎年皆勤で参加しています。ただし、今回は用件があり、途中で帰りましたので、餅を焼いて食べることは出来ず少し残念でした。

さて、私は、インターネットで、和文記述の外国新聞を読むのが習慣になっています。そこで、今回は、特に興味を持った記事をご紹介します。

それは、韓国の聯合ニュースの記事です。以下それからの引用です。

「韓国国会は一月八日、法制司法委員会全体会議と本会議を開き、「ホスピス緩和および延命医療の決定に関する法」を可決したことを保健福祉部が明らかにした。同法は無益な延命治療の中止の対象となる患者を、回復の可能性がなく原因の治療に無反応で、急速に臨終に近づいている「臨終期患者」と定める。こうした医学的状態は二人以上の医師の判断が必要となる。臨終期患者に対し延命治療を中止できるのは、大きく分けて三つの場合となる。患者自身が意識のある時に延命治療を受けないという意思を明確に示し

た場合と、患者の意識はないものの延命治療の中止について患者の意思を推定できる場合、また、患者の意思は推定できないが、未成年者については法廷代理人である親権者が、成人は患者の家族全員が合意し医療者二人も延命治療の中止に同意した場合だ。代理人による決定権が認められることになる。このほか、末期がん患者だけに適用されているホスピスでの緩和ケアについて、ＡＩＤＳ（後天性免疫不全）や慢性閉塞性肺疾患、慢性肝疾患などの末期疾患にも適用を拡大できるようにした。中止できるのは心肺蘇生や抗がん剤の投与、人工呼吸器の装着のように、改善に効果がなく死亡時期だけを遅らせる医療行為。痛みを軽減する鎮痛剤や水、酸素の供給は続けられる。延命治療の中止をめぐっては、一九九七年にソウル市内の病院で患者の人工呼吸器を外した医師と家族が殺人罪で起訴されている。その後、二〇〇九年に大法院（最高裁）は、植物状態に陥った患者の家族が無意味な延命治療の中止を求めた訴訟で、病院側に人工呼吸器の取り外しを命じた二審判決を支持する初の判断を示した。新法は猶予期間を経て、二〇一八年に施行される。」

現在、日本でも、脳死移植や、延命治療に関する論議が行なわれていますが、延命治療中止については異論が多く、医療現場で判断に困る事例が多くあるのが実情です。このように、韓国ではいろんな異論が出るのを予想して、猶予期間を設けて二〇一八年から延命治療中止を実行するとしたのには、一定の理解ができます。今後日本でも、脳死移植や延命治療中止に関する議論を国民がもっと真剣に行ない、我々自身が、そのような状況になったときの身の処し方についてある一定の方針を国民の総意として明らかにする時期に来ていると思いますが、皆さんはどうのように考えますか。

ジカ熱に注意が必要

先週の月曜日の朝、名誉院長の蟻田功先生から電話があり、「世界保健機関（ＷＨＯ）が二月初めにジュネーブに関係者を集め、ジカ熱について重大な発表を行なうようです」と話されました。蟻田先生は、ご存知と思いますが、元ＷＨＯの天然痘撲滅対策部長で、ご苦労されて、遂に世界から天然痘を撲滅されたことでノーベル賞の候補にも挙げられ、一九八八年に日本国際賞を受けられた方です。それで、いまでもＷＨＯからコンサルトを受けたり、ジュネーブに呼ばれたりされています。現ＷＨＯ事務局長のマーガレット・チャンなども先生のごく親しい友人です。

その後、実際にＷＨＯは一月二八日、「ジカ熱」が急拡大しており、米大陸で今年最大四〇〇〇万人に感染する恐れがあると発表しました。そして二月一日、ＷＨＯは、ブラジルなど中南米を中心に流行している感染症「ジカ熱」に関し、「国際的に懸念される公衆衛生上の緊急事態」を宣言しました。

ジカ熱はデング熱やチクングニア熱と同様、ネッタイシマ蚊を媒介して感染するフラビウイルス感染症ですが、ジカ熱は感染しても症状が軽いため気付きにくい場合もあります。蚊に刺されてから二～七日程度の潜伏期間のあと、軽度の発熱や発疹、結膜炎、筋肉痛、関節痛、倦怠感、頭痛などの症状が二～七日間程度続き、症状は自然に治まります。

一方、妊婦が感染すると胎児に「小頭症」と呼ばれる先天異常を引き起こします。また、産まれても早期に死亡する可能性も高いといわれています。そのため、南米諸国では妊娠を避けるよう呼び掛け、またブラジルでは人工中絶は違法ですが、人口中絶を認める声が強まっています。特効薬、ワクチンなどはありません。

ジカ熱そのものは、それほど怖い病気ではありませんが、問題になっているのは、妊婦が感染すると胎児に「小頭症」と呼ばれる先天異常を引き起こすことです。ジカ熱感染者が最も多いブラジルでは五〇万人～一五〇万人が感染したとみられ、昨年一〇月以来約四〇〇〇人の新生児に小頭症が発症しています。さらに、神経の難病ギラン・バレー症候群の発症も増えています。私が、以前、ＪＩＣＡの仕事で訪問したことのあるペルナンビコ州のレシエフエでは、なんと一〇〇〇人以上の小頭症の子供が生まれています。このため、ブラジルのルセフ大統領は、カーニバルやオリンピックに向け、ジカ熱を媒介する蚊の駆除に全力を挙げると演説し、米オバマ大統領もルセフ大統領と電話で対応を協議し、有効なワクチンの開発など共同の取り組みを急ぐことで一致しました。また、コロンビア、エクアドル、エルサルバドル、ジャマイカの四ヵ国は、自国の女性らに対し、数年妊娠自体避けるよう呼び掛けています。

二〇一四年以降日本人でも三人感染が発見されていますが、いずれも海外で蚊に刺されたためで、フランス領ポリネシアとタイ・サムイ島で感染されています。ただ、日本に存在するヒトスジシマカという蚊もウイルスを媒介し、日本で感染する可能性が全くないわけではありません。

今年はリオデジャネイロオリンピックが開催され、ブラジルへの渡航者が急増することが予想されるため、世界中で感染者が増えることが懸念されています。特に妊婦や妊娠の可能性がある人は、アメリカ大陸、アフリカ、アジア太平洋の島などにはいかないようにしてください。行く場合は、蚊に刺されないように長袖を着たり、蚊よけスプレーを使うなど注意が必要です。

大韓病院協会一行、当院を見学

皆さん、今週も寒い日が続きますね。病院は、救急患者が増加し、ほぼ満床の状況です。一一月、一二月は、暖かかったためか、空床が目立っていたのが嘘のようです。インフルエンザも流行りだし、しばらくはこの状態が続くと思います。救急患者が入院しにくくなっていますので、転院、退院の促進をお願いします。

さて、昨年から当院を見学したいという県外の病院からの要請がいくつかあり、当院としては、お役に立つことがあればと、喜んで受け入れています。最近でも、徳島県立中央病院、山梨県立中央病院などが来られました。これらの病院は、当院のほか熊本済生会病院や熊本赤十字病院も同じ機会に見学されるようです。どうやら、熊本が医療先進地とされているようです。

先週は、韓国の大韓病院協会から二九名の医師が見学に来られました。この大韓病院協会というのは、日本の日本病院協会にあたる組織で、病院の団体では韓国最大の組織です。メンバーも、日本の国立国際医療センターに相当する韓国の国立中央病院の最高責任者（CEO）をはじめ、公的病院や五〇〇床以上の私立病院などの院長、副院長、事務部長などの方々が来院されました。今回の日本訪問では五つの病院を訪問されますが、訪問順に熊本済生会病院、熊本医療センター、飯塚病院、聖路加国際病院、日赤中央病院となっていました。

まず、私から当院の概況説明を行ないました。私は、概況説明では、いつも当院の歴史を話します。今回も「当院は明治四年に軍隊の病院として開設されました」と説明したところ、訪問団の団長から、「それは大村益次郎の提案でできた鎮台病院ですね」と言われました。まさにその通りで、おそらく日本人でもこのことを正確に知っている人は少ないと思いますが、さすがに私も驚きました。「なぜ知っているのですか」と尋ねますと、「私は司馬遼太郎の大ファンで、大村益次郎を主題とした小説〝花神〟を読みましたから」と言われました。それにしても日本の歴史に詳しいこと、紀元前の日本人の祖先についての仮説などを話されました。

そして二班に分かれて、皆さん、熱心に病院を見学されました。中には、ドクターヘリを持っている病院もあり、年間約四〇〇台受け入れていると話していました。予定の二時間は、あっという間に過ぎ、別れの挨拶がありましたが、その中で、前述の団長さんから、「いま日本と韓国はいろいろ問題があるけれども、韓国はどれだけ日本から学んできたか。日本ほど親しい国はない。これからもぜひ日本人と仲良くしたい」とお礼の言葉を述べられました。私も、「東京よりもソウルのほうが近いのに、韓国に行ったことがありません。以前よりぜひ韓国の病院と国際交流をやりたいと思っていました」と述べました。最後に、国立中央病院のCEOの方が、「日本の優れた国立病院をぜひ見たかったが、予想通り素晴らしかった」とほめてくれました。多分、この方の希望で当院が選ばれたのではないかと思いました。彼女に「何がよかったですか」と尋ねましたら、すぐに「皆さんの笑顔が素晴らしかった。それが一番印象に残りました」と言われました。私達も、素晴らしい韓国人の方々をご案内でき、しかもとても喜んでいただき大変うれしく思いました。前日よりしっかり用意し、病院挙げての歓迎でした。事務部、看護部、国際医療協力室、病院幹部の方々にいつもながらのご協力感謝いたします。

今後どうなるかわかりませんが、チャンスがあればぜひ韓国の病院とも交流したいと思いました。

平成二七年度人事異動内示

皆さん、今朝は寒かったですね。今日は二月二六日ですが、ここ三年間の同日の気温で、一番寒い日でした。寒いと急病人が増加し、空き病床がなくなります。今週はずっと満床状態が続きました。多分、後方病院も満床なのか、転院がままなりません。しかし、断らない救急医療を行なうためには、絶えず受け入れるための病床を確保しなければならず、職員の皆さんには大変ですが、転院、退院の促進をお願いします。

さて、本日は、職員の皆さんにとって最も大事な人事異動内示の日です。当院は他の公的病院と異なり、医師以外の職種でも異動があります。また、原則、昇任する場合は、他病院へ転出しなければなりません。このため、毎年かなりの職員の方が異動されます。異動は、例外を除いて九州管内に限られますが、沖縄などにも勿論異動があります。特に事務職員の方々は、短い方は二年、長い人でも五年くらいで転勤になります。看護師さんでは、副師長から師長に昇進するとき、さらに各部署では、主任や副技師長、技師長などへの昇任時も異動となります。勿論、昇任でない異動もあります。

この大異動については、メリットとデメリットがあり議論のあるところです。大学病院では、たとえば看護師に例を取りますと、大学外への人事異動は全くありません。また、医師及び事務職以外の異動もありません。従って、就職すればずっと大学病院にいるわけです。ほかの市内の公的病院もほとんど同じ状態です。私は、熊本医療センターにきて当初は、特に事務系で、このような異動があれば病院にとって不利なことが多いと思っていました。実際に、引き継ぎがうまくいかず大事なことが忘れられるなどの事案も、過去にはあったようですが、私が院長になりましてからは、そのようなことは経験していません。むしろ、いろいろなタイプの人と接することにより刺激を受け、勉強させられることが多いように思いました。それに、長くいると分かるのですが、この組織は九州管内が一体となった組織であり、決してばらばらなものではありません。例えば、事務職の人が他の病院に異動になれば元の病院のことは全く関与しないかといえば、そうではなく、常に密接に連絡しあい、年に何回も会議で顔を合わせますので一体感は維持されています。これが、医療職Ⅱの臨床検査科、薬剤部、放射線科などになりますと、おのおのの組織がさらに密接になり、九州グループ全体で顔見知りの団体となります。私が特に誇りに思いますのは、これら医療職Ⅱの皆さんの各団体は、いずれもその分野で指導的な立場におられることです。私は、血液専門医ですので臨床検査科の血液や病理の職員の方とは長年一緒に仕事をしてきたのでわかるのですが、主任といわれる人になりますと、その分野では九州はおろか日本でもトップクラスの人が何人もおられます。中には医師でも書けないような専門書を刊行されている人もいます。また、薬剤部、放射線科などでは、国際学会で発表し英文論文を書いたりする方もおられ、大学の教授になられた方もいました。これらの職種の方々に共通するのは、九州管内で一体となり、それぞれの分野の方々がまとまり、臨床研究でしのぎを削り、若手の教育に情熱を注いでいることです。これこそが大学や他の公的病院をしのぐパワーとなっていると思います。医療職Ⅲの看護師でも同じで、九州管内のそれぞれ特色のある病院で働くことにより、いろいろな経験を積み、人間として看護師として素晴らしい指導者になっていかれます。その証が、機構病院の元看護師で、他の病院の看護部長や副部長になられている方は枚挙にいとまがありません。

今回の人事で移動される皆さんには、引継ぎをぜひよろしくお願いします。また、新天地で新しいことに挑戦していただけたらと思います。さらに素晴らしい出会いがあることを祈念しています。

今後の建設予定

皆さん、日の出が早くなりましたね。ちなみに今日の熊本市の日の出は六時三二分でした。数週間前が七時でしたので、どんどん早くなっています。春が駆け足でやってくる感じです。

さて、以前よりお話ししておりました病院の増築・改修工事の件です。一向に槌音が聞こえないがどうなっているのかとお思いの方もおられるでしょう。そこで、現在の状況をお話しします。まず、外来棟についてです。現在の売店・レストラン、さらに旧教育研修棟の場所に、五階建て、総面積約五〇〇〇㎡の外来棟を建設する予定で設計にかかっていました。ところが、敷地内に古い井戸があり、これを撤去していいかを文化庁に伺いましたところ、撤去などとんでもないといわれ、文化財として永久保存となり、このため設計が大幅に変更となり、予定が大分遅れました。その後、ご存知の通り、皆さんの意見を反映した設計が出来上がり、やっとこの三月四日に設計会社の建設費見積もりが出ました。今後、これを機構本部に提出し、許可が出ましたら官報に掲示し、入札となります。落札しますと建設工事が始まります。順調にいけば、本年一二月から仮設棟建設が開始され、完成は平成三〇年一〇月の予定です。その後、既存棟（現在の外来、事務部、救急外来）の改修が続き、これが終わるのは平成三一年八月です。ただし、入札ができない場合は、次の入札まで最低三ヵ月かかりますので、さらに予定が延びる可能性があります。

一方、これとは別に、保育所の増改修工事を予定しています。現在の保育所は収容人員が五〇人と手狭のため、二階も保育所にして七五人収容とします。本当は一〇〇人にしたかったのですが、当院が熊本城の公園敷地のため敷地を増やすことができず、二階を保育園に拡充しましたが、これが精一杯でした。この工事は、早ければ本年六月から開始し、一一月には完成予定です。また、保育所の二階の委託の方の更衣室がなくなるため、その仮設棟工事を看護学校の駐車場に建設します。この工事は五月から始め七月には完成予定です。そして、さらに駐車場の二の丸側にある車庫をいったん壊し、三階建てで車を七台収容の車庫棟を新設します。この中に、委託の方の更衣室、倉庫、カルテ庫、休憩室などを設置する予定です。この工事は、本年一二月から開始し、来年六月には完成予定となります。

以上が、予定です。ただ、今までもそうでしたが、なかなか予定通りには進まないことも予想されます。しかし、この計画は必ず実行され、今よりずっといい病院環境になりますので楽しみにしてください。

最近の当院の接遇・挨拶

皆さん、日中はかなり暖かくなりましたね。桜の開花が待ち遠しいですね。今年の開花は、福岡が早く、二一日が予想されています。数日遅れて熊本でも開花すると思います。

さて、最近いくつかとてもうれしい手紙が私に届きました。それは、病院見学のお礼の手紙です。「ご多忙のところ、親切にご案内、ご説明していただき感謝します」という型どおりの文面の後、どの手紙にも、通りすがりの職員からの挨拶がなされたことへの驚きと、称賛の言葉がありました。そういえば、韓国から来られた大韓病院協会の参加者が、「最も印象に残ったのは職員の皆さんの笑顔です」といわれました。

私の理想の病院は、「患者さんから信頼され、かつ患者さんにやさしくあたたかい病院」です。皆さんのおかげで、少しずつではありますが、理想の病院に近づいているような気がいたします。本当にありがたいことです。

私自身も、努めて職員の方へ挨拶をするようにしています。ただ、考え事をして歩いている時など、挨拶をしないことがあり、その節は申し訳ありません。

一方、患者様声シートについて言いますと、最近は、本当にクレームの内容が減少しました。そして感謝の内容が増加しています。以前、最も多かったクレームは待ち時間でした。これは、今でも時々あります。それと院内の設備への注文も沢山ありましたが、その都度、できるものはすべて対応してきましたので、最近はほとんどなくなりました。

自分達ではなかなか自分達のことはわかりませんが、いくつかの情報から、当院の接遇・挨拶は確実に進歩していると思います。

ただ、接遇も挨拶も、日々の努力が必要です。慢心するとすぐに元に戻ります。挨拶と笑顔で明るい楽しい病院にしたいと思います。これからもどうぞよろしくお願いします。

当院を去られる皆様への感謝の言葉

皆さん、やっと桜が開花しましたね。春らしくなりましたね。桜だけでなく沢山の花が開花しています。桜の花の咲く頃は、別れの季節でもあります。三月二二日は、当院の合同送別会でした。

今回の異動では、定年で退職される方五名、さらに、転勤や辞職される方を含むと総計で一三〇名の方が三月三一日でこの病院を去られます。

定年退職されます方をご紹介します。まず、四年間でしたが当院眼科の伝統を受け継ぎ、患者さんに対して親身になって、熱心に診療していただいた眼科部長・○○先生が古巣の菊池恵楓園に帰られます。先生は、当院女医会の会長として当院の男女共同参画にもご尽力いただきました。心より感謝申し上げます。次に、副看護部長の○○さんは、当院看護学校の先輩です。今回はご両親の介護のために辞職されます。笑顔の絶えない優しいまなざしで、看護師さんたちを指導されました。いずれ、看護職に復帰され、再び社会貢献される日をお待ちします。○○企画課長は、二度目のお勤めでしたが、当院の経営企画に大きく貢献していただきました。たびたび、私にもメールで情報提供、直球によるアドバイスなどをいただき、とても助かりました。四月からは、地域医療機能推進機構（ＪＣＨＯ）の九州管内一二病院の、九州地区総括事務を担当されます。また、看護師として定年を迎えられますのは、五人です。いずれの方も四〇年の長きにわたり、看護師として勤務いただき、本当にご苦労様でした。しかし、皆さんまだまだお若く、全員再雇用で、当院に引き続き貢献していただくことになりました。

さて、新しい職場に異動される皆さん、辞職される皆さん、皆さんは我々と一緒に、ある時は笑い、ある時は喜び、ある時は怒り、ある時は泣き、ある時はこぼし、いろんなことがあったと思います。しかしながら、皆さん患者さんのため、当院のために、一生懸命に働いていただきました。誠にご苦労様でした。心より感謝申し上げます。

新しい環境に移られましても、学会や研究会、その他でお会いすることがあると思います。中には、またいつの日か、ご一緒に仕事ができる方もおられると思います。新しい環境でも、皆さんは当院で培われた実力を遺憾なく発揮されて、ご活躍されることを確信しています。

今後、当院は、当院を去られる方々の心の故郷になりたいと思います。この病院で働かれた皆さんのことは、決して忘れないようにしたいと思います。どうかいつでも近くに来られましたら遠慮なく元の職場を訪ねていただきたいと思います。大歓迎したいと思います。

なお、当院を去られる方は自動的にOB会の二の丸会会員となられます。今後は、外から当院を見て、お気づきの点があれば、どしどしご意見やアドバイスをいただけたらと存じます。なお、会費一〇〇〇円をお支払いいただきますと、院内誌「kumabyo」をお送り致します。例年一一月最後の土曜日に開催しております二の丸会にぜひご参加いただき、この時に会費をお支払い願います。なお、当院を去られる前に会費を払われても結構です。

当院を去られる皆さんの益々のご発展とご健勝を祈念いたしております。有難うございました。

（二の丸会の会費は、諸経費の増加に伴ない、平成三〇年度から二千円となっています。）

平成28年度

博多のタクシー運転手さんと、エペソ人の手紙

昨日は、看護学校の入学式でしたが、朝から春の嵐で、新入生の皆さん、保護者の方も大変でした。さらに患者さんも職員の皆さんも通勤は大丈夫でしたでしょうか。お陰で、熊本城の桜もすっかり散ってしまい、葉桜になりました。

さて、本日は少し話題を変えまして、博多のタクシー運転手さんの話です。

博多のタクシー運転手さんは、熊本の運転手さんに比べて、おしゃべりの方が多いように思います。

先日の博多のタクシー運転手さんは特別におしゃべりな人でした。私が行き先を○○病院と告げますと、その名前の病院が分からず、「なんせ七五歳ですから、よく忘れるんですよ」との言い訳から独演が始まりました。

「私はもともと料理人でしてね、もちろん独立していたこともあるんですよ。西洋料理を作ってましして、義理の妹とその母親と店をやってましたが、私が、ついお客さんに、ただでコーヒーなんかをサービスしたりで、経営がうまくいかず、結局はやめました。経営能力が全くありませんでした。家内は看護学校の教員で、すごく勉強してましたね。私とはすれ違いで、結局離婚してしまったのですが、今の自分だったら別れなかったでしょうけどね。娘はアメリカに行って向こうの人と結婚しています。息子は、まだふらふらしていてだめですね。家内の教育が息子に対しては甘かったのかな。

今は私一人です。私は、毎朝三時に起きて、絵画や書道をやっています。書道は三段です。絵のほうも、下さいという人がいっぱいいますよ。市役所のコミュニティーセンターの常連です。目標がないとだめで

すね。例えば、一〇〇均で、カンの貯金箱を買ってきて五〇〇円玉を入れます。五〇〇円玉だけがぎっしり入りますとね、一二万円くらいになります。それで一〇〇万貯めようと思い、がんばったらできますね。これで、海外旅行に行きます。もういろんなところを旅行しましたね。日本人は、みんなもっと外国を見る必要がありますよ。いい勉強になりますしね。今年はスイスに行こうと思います。それとね、つまらないことかも知れませんけどね、私は、朝からのタクシーの水揚げが一万円を超えないと昼ご飯を食べないようにしています。そんなことをやっていましたら月の売り上げが会社で二番になりました。」

「運転手さん、あなたはどうしてそんなに前向きで明るいんですか。」と尋ねますと、「私は、最近キリスト教会に行って、牧師先生からありがたい話を聞くんですよ。例えばね、夫は家族にどういう風に接すれば幸せになれるのかとかね、妻や子供についても話があるんですよ。そして、そんなことはちゃんと聖書に書いてあるんですね。それを知っていたら前の妻とは別れなかったと思うんですよ。」

ここまで聞いて、自分の身に照らして、これは聞いておくべきだと思いまして、「運転手さん、そんなことが聖書に書いてあるんですか。聖書のどこに書いてありますか?」とやや真剣に尋ねました。そうすると、いとも簡単に「それは、エペソ人への手紙というところに書いてあります。」と言われました。というところまで話を聞いていたら目的地についてしまいました。とにかくしゃべりっぱなしで、実は、運転手さんの現在の個人的な話も伺ったのですが、そこは興味がありませんでしたので割愛します。とにかく、運転手さんの話を聞いて、タクシー代が安く感じられたのでした。

以下、聖書のエペソ人の手紙から、妻へ、夫へ、子供への抜粋です。

「第5章　5：22　妻たる者よ。主に仕えるように自分の夫に仕えなさい。5：23　キリストが教会のかしらであって、自らは、からだなる教会の救主であられるように、夫は妻のかしらである。5:24 そして教会がキリストに仕えるように、妻もすべてのことにおいて、夫に仕えるべきである。5:25 夫たる者よ。キリストが教会を愛してそのためにご自身をささげられたように、妻を愛しなさい。5:26 キリストがそうなさったのは、水で洗うことにより、言葉によって、教会をきよめて聖なるものとするためであり、5:27 また、しみも、しわも、そのたぐいのものがいっさいなく、清くて傷のない栄光の姿の教会を、ご自分に迎えるためである。5:28 それと同じく、夫も自分の妻を、自分のからだのように愛さねばならない。自分の妻を愛する者は、自分自身を愛するのである。5:29 自分自身を憎んだ者は、いまだかつて、ひとりもいない。かえって、キリストが教会になさったようにして、おのれを育て養うのが常である。5:30 わたしたちは、キリストのからだの肢体なのである。5:31「それゆえに、人は父母を離れてその妻と結ばれ、ふたりの者は一体となるべきである」。5:32 この奥義は大きい。それは、キリストと教会とをさしている。5:33 いずれにしても、あなたがたは、それぞれ、自分の妻を自分自身のように愛しなさい。妻もまた夫を敬いなさい。

第6章 6:1 子たる者よ。主にあって両親に従いなさい。これは正しいことである。6:2「あなたの父と母とを敬え」。これが第一の戒めであって、次の約束がそれについている、6:3「そうすれば、あなたは幸福になり、地上でながく生きながらえるであろう」。6:4 父たる者よ。子供をおこらせないで、主の薫陶と訓戒とによって、彼らを育てなさい。」

何か参考になりましたでしょうか。

「平成二八年熊本地震」について‥前震

昨晩、午後九時二六分ごろ、益城町で震度七、熊本市などで震度六弱となる熊本県を中心に西日本の広い範囲で強い揺れを観測しました。県内では、その後も震度六強を観測するなど余震とみられる強い地震が続いています。

私は、自宅の二階で、パソコンでメールを確認するためパソコンのスイッチをオンにしたと同時に地震に遭遇しました。今まで経験したことのないような強い揺れで、立っておれず腹ばいになりながら自分の部屋を出ましたが、あとからみると私の部屋は本棚から落ちた本で埋まっていました。幸い、私も家内もかすり傷一つ負いませんでした。テレビで震度を確認し、六以上でしたので、すぐに車で病院に駆けつけました。到着したとき、病院にはすでに多くの職員が参集しており、災害発生時の対応マニュアル通りの対応が開始されていました。二二時五〇分には、熊本県からの要請により救急科医長をリーダーとするDMATチームを益城町役場に派遣しました。

当院の集団災害発生時のフローチャートでは、震度六以上の時は、病院幹部及び全職員は自主参集することになっています。今回は、幹部職員を含む三四六人の職員が参集されました。この数字は、毎年行なっていいます災害訓練の昨年の参加者二五八人を大きく上回っています。お陰で、受診された七三人の患者さんに対して十分な医療の提供ができました。深夜三時ごろ、救急外来を受診する患者数が減少し、通常の救急体制に移行しました。自主参集いただきました職員の皆さんに心より感謝申し上げます。

一夜明けて、地震の規模とその惨状が明らかとなってきました。地震で亡くなられた人は九人、一〇〇〇人以上の方が負傷され、四四〇〇〇人の方が避難されています。このため、今後は、避難された方への医療の提供も問題になると思います。

幸い、国立病院機構本部は、災害対策本部を立ち上げ、国立病院九州グループに指示して、当院内に現地災害対策本部を開設し、関門医療センターのDMATチームを派遣しました。このチームは、当院のDMATチームと合流し、現場での医療の提供を開始しました。また、九州医療センターからも医療班が派遣される予定です。さらに、全国の国立病院機構病院から医療班を派遣する用意があると伝えられています。心強い限りです。

平成二八年熊本大地震：本震

皆さん、一六日の午前一時二五分の震度七の地震は、強烈でしたね。深夜で、自宅の被害や交通障害などがありましたが、多くの職員が病院に駆けつけ対応していただき有難うございました。皆さんの患者さんや病院を思う職業意識の高さに、感謝しますと同時に、皆さんを心から誇りに思います。

今回の平成二八年熊本大地震は、関東大震災、阪神淡路大震災、東日本大震災と同規模の地震です。いかに激烈であったか、私たちはその怖さが十分に分かりました。職員の中には、家が全壊したり、家族が負傷されたり、大変な目に会われた方が少なくありません。このため、避難所や、当院の駐車場で車の中に寝泊まりしている方もおられます。さぞ、ご不自由で困難な生活を強いられておられることとお察しします。

幸い、病院は六年前に耐震構造の全面建て替えを行なっていたことで、ライフラインは、ほとんど損傷ありませんでした。従って、当院へ運ばれたり、受診された患者さんには十分な医療が提供できていると思います。

また、病院としましても、職員のために、飲料水、食事などを提供してきましたが、今後も必要に応じて、いくらでも提供するつもりです。また、宿泊施設などにつきましても、看護宿舎、レジデントハウスの空き部屋を提供しています。

さらに、当院で宿泊される方のため研修センターホールを開放しています。今日より、簡易ベッドを導入しました。お困りの方は、遠慮なく上司にご相談ください。また、職員の中には、メンタル面での障害を受けた方もおられると思います。これほどの大惨事に直面すれば、ほとんどの方が精神面で、不安定な状態になると思います。当院では、精神科部長、医長、臨床心理士、副師長などからなるメンタルヘルス対応チームを立ち上げましたので、遠慮なく申し出てください。また、上司の方は、メンタルの障害を受けたい方がおられましたら、ぜひ相談を受けるように勧めてください。

まだまだ、余震が続いています。今一度大きな地震が起こる可能性もあります。今回の地震で、職員は結束して事に当たっていますが、さらに職員一丸となって今後も対応していくつもりです。皆さん、決

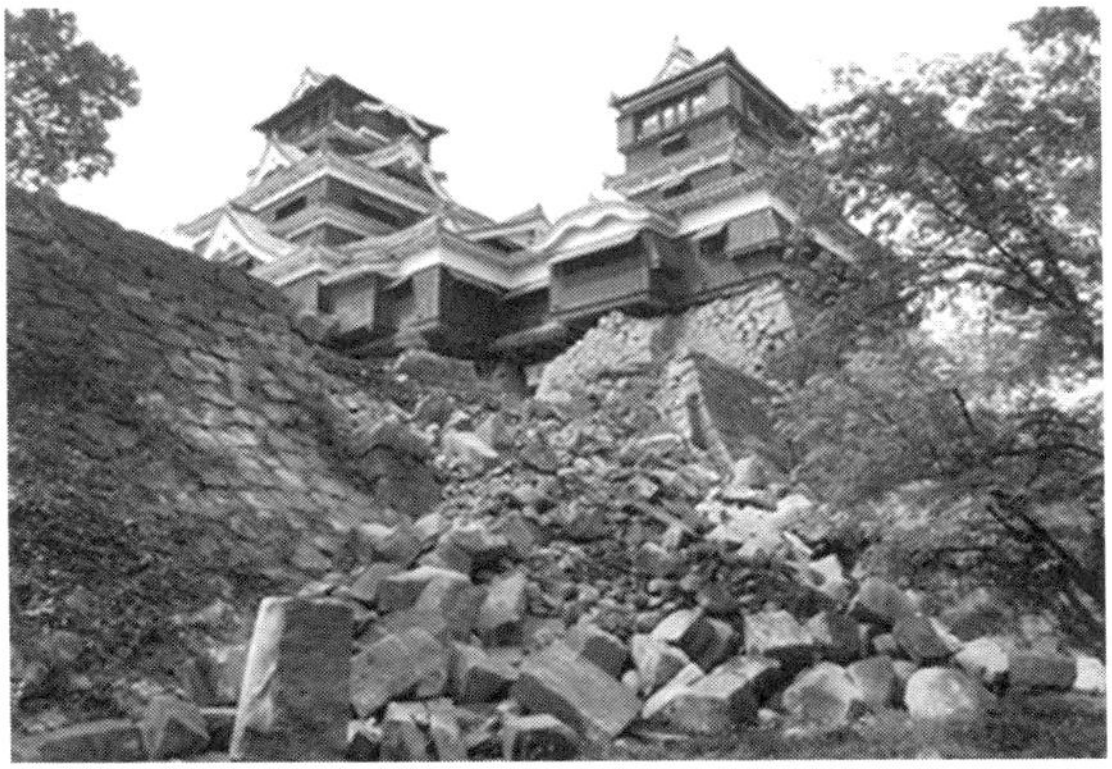
被災した熊本城

して一人ではありません。当院の職員はみんな仲間です。病院は職員を必ず守ります。みんなで助け合って当院を守り、熊本県民の健康を取り戻すために精一杯尽くしましょう。我々医療人にできることはそれだけです。

大きな余震に対する備え（二度あることは三度ある？）

皆さん、今日四月二八日で、最初の地震から二週間が経とうとしています。しかし、余震が続き、今朝も二時過ぎには震度四の余震がありました。気象庁によりますと、地震活動は、依然として活発に継続しており、今後も大きな地震が起こる可能性を否定していません。

職員の皆さんには、家が全壊された方などもおられ、また多くの方が被災され、大変ご不自由な生活を強いられておられると思います。国立病院機構では、このような大きな被災などの場合、年休とは別に、特別休暇が七日間取れることになっております。今回はさらに、四月二一日から特別休暇とは別に有給休暇を取れることが機構本部から通達されました。家の片づけとかご家族のお世話とか、休暇をとるための条件などがありますので、希望される方は管理課まで申し出、所定の書類に記入の上、申請してください。

また、宿泊するところがない職員の方には、研修センターホールに簡易ベッドを置いて対応してきましたが、宿泊される職員の数が著減しましたので、今後は、空いております看護宿舎、医師レジデントハウスなどを提供したいと思います。希望される方は、管理課までお申し出ください。

小学校が休校のため、学童が自宅待機で、そのため職場に来られない方がおられます。このような方のために看護部にお願いして、臨時学童保育所「二の丸キッズクラブ」を研修室2に開所しました。申し込みは看護部までお願いします。どうぞご利用ください。

さて、今週末から大型連休に入りますが、いつまた大きな余震がおこるとも限りません。

一応各部署には、すでにそれに備えた準備をお願いし、できることはすでに終了しています。

あとは、心の準備だけです。二度あることは三度あるのたとえもありますので、職員の皆さんには連休中も、心の準備をお願いします。

当院の熊本地震時の対応のまとめ

皆さん、あの最初の地震から、今日で二二日目、三週間が経過しました。今でも余震が続いており、まだまだ安心できない日々をお過ごしのことと思います。

ここで、当院の地震時の対応のまとめをお伝えしたいと思います。以下述べます当院の対応につきましては、救急部、看護部、事務部、薬剤部などの担当者に報告していただいたものを、私がまとめたものです。

当院の対応

まず、ご存知のように当院は、二〇〇九年八月に新病院の建設を行ないました。その時、最新の耐震構造の全面建て替えを行なっていたおかげで、今回の地震では、病院本体の損傷はごく軽度で済みました。

また、病院のインフラで最も大事な水についても、当院は地下水を使用していましたので、濁りはしたものの、ずっと利用でき、従って、シャワー、トイレなどに不自由することはありませんでした（実は、水道も、水道管は来ており使えますが、使用したことはありません。従って、基本料金だけは支払っております）。一時、飲用はできませんでしたが、それも浄水器を使うことで改善し、やがて、濁りそのものが減少し、飲めるようになりました。電気はごく短時間の停電に見舞われましたが、三〇秒後に自家発電に切り替わり、その後すぐに停電自体が解除されました。都市ガスは、二週間後に復旧しましたが、その前に都市ガス会社にお願いしてLPガス（プロパンガス）を導入して米飯を患者さんに提供できました。ただし、第一高校沿いの石垣の損傷はひどいものでした。このように、当院の被害状況について一言でいえば、非常に幸運であったというべきでしょう。

さて、四月一四日木曜日午後九時二六分に最初の震度七の地震が起きました。当院では、夜間・休日に地震が発生した場合、幹部職員は「震度五強以上」、一般職員は「震度六以上」の地震発生で自主参集、防災担当職員および宿舎入居者は「震度五以上」で自主参集となっていました。そこで、私も自分の車で病院に駆けつけました。この時、自宅や、病院までの市街地で、停電はなく、信号も正常でした。

午後一〇時半までに病院に到着。既に多くの職員が病院に参集されていました。地震発生を受けて管理当直医は、午後一〇時にはマニュアル通りに暫定災害対策本部を作り、各病棟、各部署からの被害の報告を受けているところでした。そこへ私が到着し、暫定災害対策本部を直ちに正式へ切り替え、災害対策医療活動の統括に当たりました。

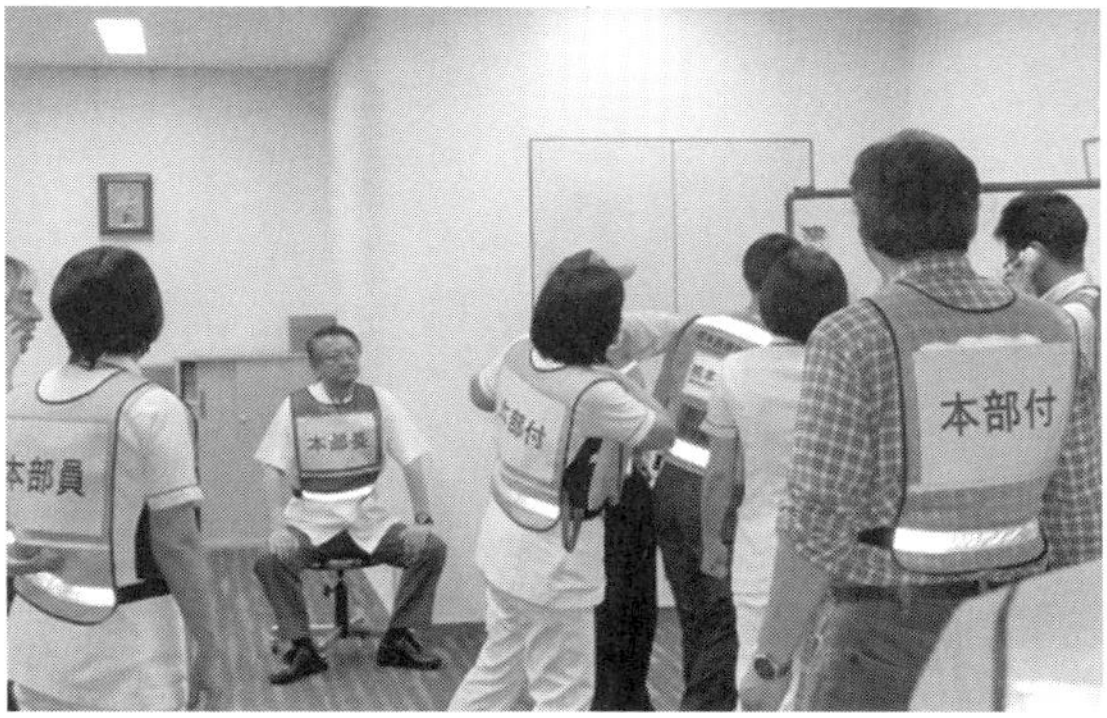

立ち上がったばかりの災害対策本部

災害訓練の時と同様に、正面玄関部分をトリアージエリアにし、外来受付部分を軽症患者診療エリア、待合スペースを中等症患者診療エリア、救急外来を重症患者診療エリアとし、救急患者の受け入れに備えました。軽症、中等症のエリアには薬剤部が臨時調剤所も設けました。程なくして、ウォークインや救急車で、体調が悪くなった患者さんや怪我をした患者さんが次々と運ばれてきました。当院は、熊本市内に六つある基幹病院のうち、最も揺れの激しかった益城町から一番遠く、熊本市西部に位置します。そのせいもあってか、歩いて受診される方は、近くに住む軽症者が比較的多かったようでした。それでも、朝までに七〇人超が受診し、うち一四人が入院しました。その中の一人は意識不明の重体でした。

一方、ライフラインが途絶したK病院およびH病院から、計三四人の転院要請があり、転送される方は受け入れました。当院のベッド数は五五〇床で、最近はおおむね四九〇床ほどが稼動しています。それが地震後の入院患者受け入れで、この日の在院患者数は五三〇人に上りました。

こうした当院の動きとは別に、国立病院機構では、地震直後の午後九時四一分に機構本部に災害対策本部を設置、併せて現地対策本部を当院内に立ち上げました。熊本県にもＤＭＡＴ調整本部が立ち上げられ、四月一四日二三時一九分に熊本県内のＤＭＡＴに出動要請があり、当院のＤＭＡＴ二チーム（医師二名、看護師四名、後方支援三名）は熊本赤十字病院に立ち上げられたＤＭＡＴ活動拠点本部に向かい、一五日未明から夕方にかけて被害が大きい益城町の支援に向かいました。災害医療センター（東京）と大阪医療センターに設置された厚生労働省ＤＭＡＴ事務局のＤＭＡＴチームも直ちに熊本県庁ＤＭＡＴ調整本部に駆けつけました。

トリアージエリアに訪れる患者が次第に減少したのに伴い、副院長の進言により四月一五日午前三時ごろには臨時に設置した器材類を片付けて撤収し、通常の救急外来体制としました。その後、私は自宅に帰りました。

翌四月一五日金曜日は、通常より救急患者が多かったものの、職員は淡々と仕事をこなし、院内は平穏を取り戻しつつありました。ところが、四月一六日土曜日午前一時二五分に、再び最大震度七の地震が発生して、状況は一変しました。

その時も自宅にいた私は、やはり車で病院に向かいました。しかし、前回と異なり、今度は道路に瓦などが散乱し、信号も一部消えていたため、病院に着くのに通常の倍近く時間がかかりました。行幸坂を上ると、左折するところの石垣が大きく崩れていました。

午前二時四五分ごろ到着すると、管理当直医が暫定災害対策本部長として既にトリアージエリアは再設置済みでした。そして、すでに多くの外傷患者が押し寄せていました。一四日よりも地震の規模が大きかったことに加え、当院よりも震源地の益城町に近い熊本赤十字病院や済生会熊本病院に救急患者があふれてしまっていて、その分、当院に救急搬送される件数が増えていました。

医師や看護師らメディカルスタッフが懸命に救急対応に当たる一方、事務部門も、被害状況の確認に始まり、県の災害対策本部への非常食および飲料水の要請、救急搬送車両の誘導、駐車場の整理、県や機構の対策本部への患者数の報告、さらには、これが一番面倒でしたが、多くのマスコミへの対応など、管理課長はじめ事務部の皆さんは、数日間ほとんど不眠不休状態でした。

この二度目の震度七で、手術室は一〇室中二室が損害を受けて使用できない状態になりました。一室は天井が一部落下し、もう一室は無影灯の軸が曲がり使用不能となりました。放射線科ではMRI3テスラー一基の軸が曲がり、さらに、心カテ用の連続血管造影装置の不具合などが起こり、両器ともに使用不可となりました。地震後には停電が発生し、無停電電源装置が作動。三〇秒後に復電したので、救命センターや集中治療室などに影響はありませんでした。しかし、エレベーターは停止したまま。そこで、事務部長が中心となって、人力による朝食搬送を計画しました。午前七時から八時にかけて、一階の厨房から病棟の最上階の七階まで、事務部の職員と栄養管理室の職員、さらには看護学校教員、学生、さらには看護師も応援に入って、合計四〇人がかりで、入院患者四六一人の食事を、各患者一人分のお膳をバケツリレー形式で運びました。エレベーターは、事務部門の必死の要請で専門業者が作業を行ない、午前一一時に復旧しました。この復旧で、入院患者の搬送、配膳などが可能となり、すごく楽になりました。厨房の都市ガスの復旧は遅れましたが、高橋副院長が県庁経由でガス会社に掛け合い、プロパンガスの導入を行ない、入院患者さんに暖かい米飯を提供できました。

周辺の医療機関からは、患者受け入れの要請が相次ぎました。熊本市民病院では、一階の天井が約二メートル四方にわたって崩れ落ちたほか、給水管が破損し、水漏れが発生。そのため、三二〇人余りの全入院患者を転院させることになり、当院では一九人を受け入れました。ほかにも、同じく建物が崩壊の危機に陥ったり、スプリンクラーが誤作動したり、あるいは断水によって人工透析が行なえなくなったという複数の病院からの転院要請に対して、最大限の対応を行ないました。その分、軽症患者をどんどん退院させる必要があり、地域医療連携室は、それこそ必死に努力して転院促進をお願いし、そのおかげで多数の入院患者の転院要請に応えることができました。さらに、当院のヘリポートから、転院の五名の重症患者さんを佐賀大学附属病院に航空搬送を行ないました。

一六日未明の地震を受けて、国立病院機構災害対策本部は、国立病院機構初動医療班を派遣することを決定し、当院に順次初動医療班を派遣しました。初期のチームはＤＭＡＴとして当院の災害対策本部支援および救急外来の診療支援を行ないました。国立病院機構初動医療班は速やかに益城町に救護所を立ち上げ、被災地での避難所支援と救護所業務を行ない、現在も「国立病院機構医療班」として継続して救護所活動・避難所支援を行なっています。

結局、一六日は夜間・救急対応だけで約三〇〇人が受診。翌一七日日曜日には同じく夜間・救急対応だけで約二〇〇人が受診しました。救急対応の指揮者は、高橋副院長、原田医長が、熊本県や熊本市のコーディネーターとして出動するため、代わりに北田医長、桜井医長、山田医長が責任者となり活動しました。特に、各地から派遣されてきたＤＭＡＴ、医療初動班などのサポート、指示など手際よく行なわれ感心しました。対策本部では、病院幹部の皆さんには一貫して指示系統を統括していただきました。

四月一八日月曜日、一九日火曜日は、救急患者対応のため一般外来を休診。増加する救急外来患者に対して各科から医師一人を救急外来へ供出し、さらに研修医全員も救急対応としました。当院の救急は、いつも言っていることですが、救急部だけではできません。すべての診療科のサポートで当院の救急医療は成り立っております。今回も、救急部の提案にすべての診療科の医長の先生方が全員一致でまとまっていただきました。

四月一八日の午前七時過ぎには、車中泊をしていて車から降りた際に倒れたという女性が心肺停止の状態で救急搬送されてきました。肺塞栓を起こしており、同日亡くなられました。熊本市消防局がこの事例を公表すると、今回の地震で「エコノミー症候群」による死者が明らかになったのは初めてだとして、マスコミが大きく報道し、事務部門が取材対応に追われることになりました。

四月二〇日水曜日からは、通常の診察を開始し、翌四月二一日木曜日には、救急患者が減少してきたので、災害対策本部機能を縮小し、救急患者診療エリアを平時の通り救急外来のみに戻しました。最終的に、発災より一週間で約一〇〇〇名の傷病者を受入れ、そのうち二〇〇名が入院されました。

今回の震災で、県災害対策本部に要請した非常食と飲料水は比較的早く手に入り、大変助かりました。さらに、国立病院機構やＳＰＤ（物品管理）を担う外部委託業者からは、当院職員に対する食料や水の援助があり、とても心強く思いました。職員自身が被災者で、中には家屋が全壊や半壊してしまった方もおられます。この援助で職員がどれだけ元気づけられたか、また、いざという時は、いつでも機構から援助が来るという安心感は、私たち職員をとても勇気づけてくれました。

なお、避難所生活などを余儀なくされる職員向けには、早くから当院の講演会などに使う大きなホールなどを開放していて、希望に応じてそこで寝泊りしてもらいました。さらに、駐車場も、同じような理由で開放し、現在も開放したままにしています。

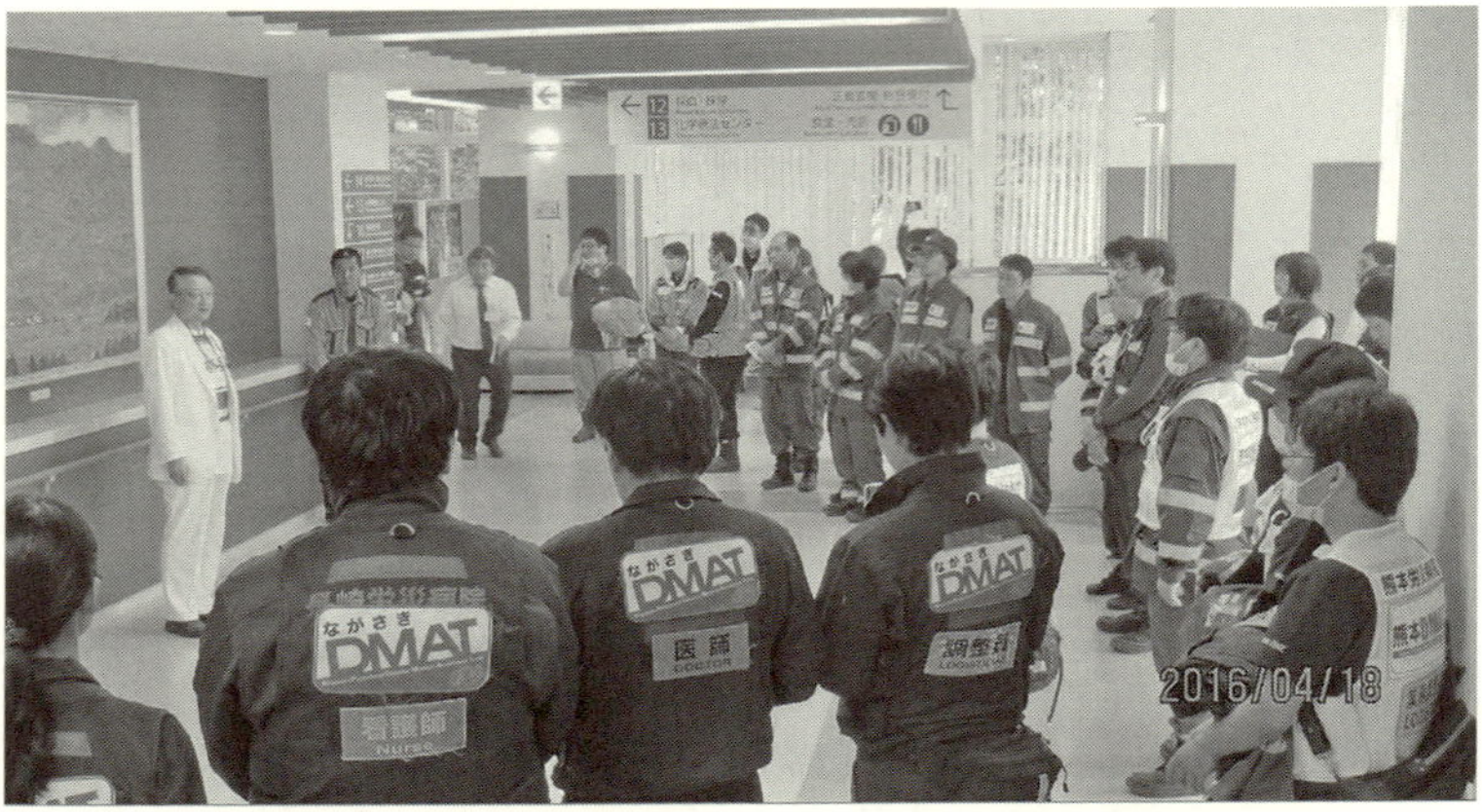

全国から参集していただいた DMAT チームへ感謝の言葉を述べる院長（私）

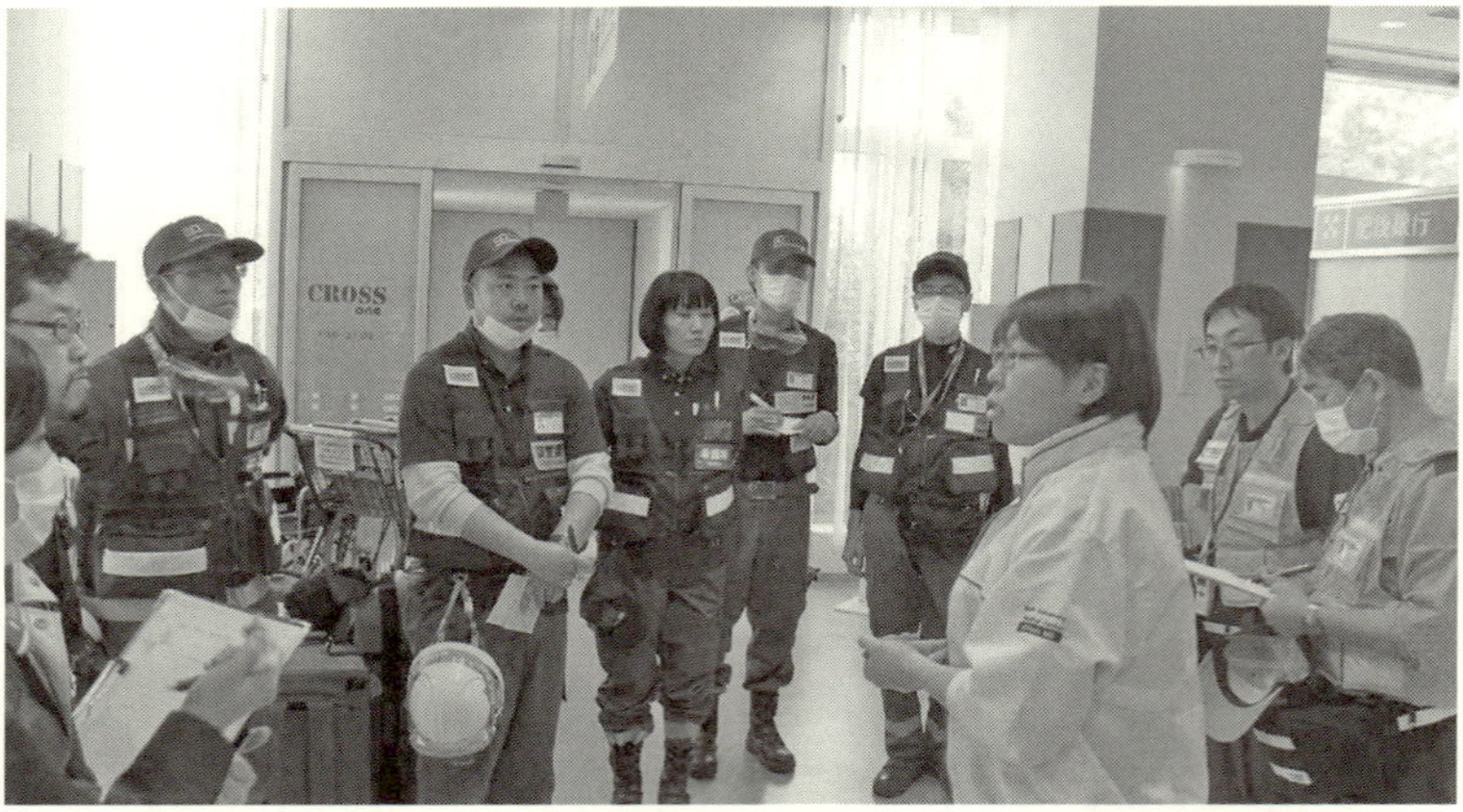

派遣された DMAT 隊に、指示を行なう救急部の北田真己医長

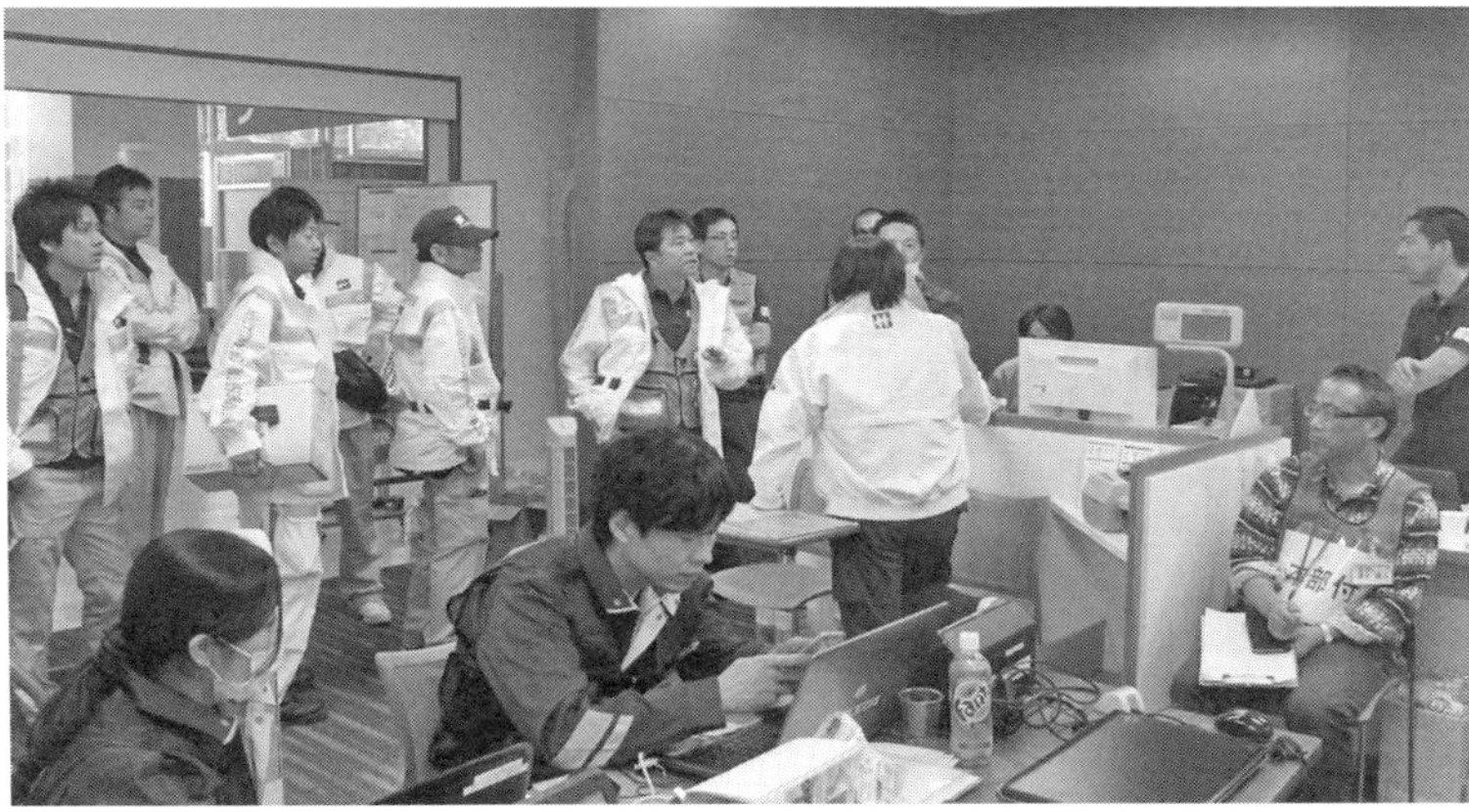

続々と災害対策本部に到着する応援の DMAT チーム

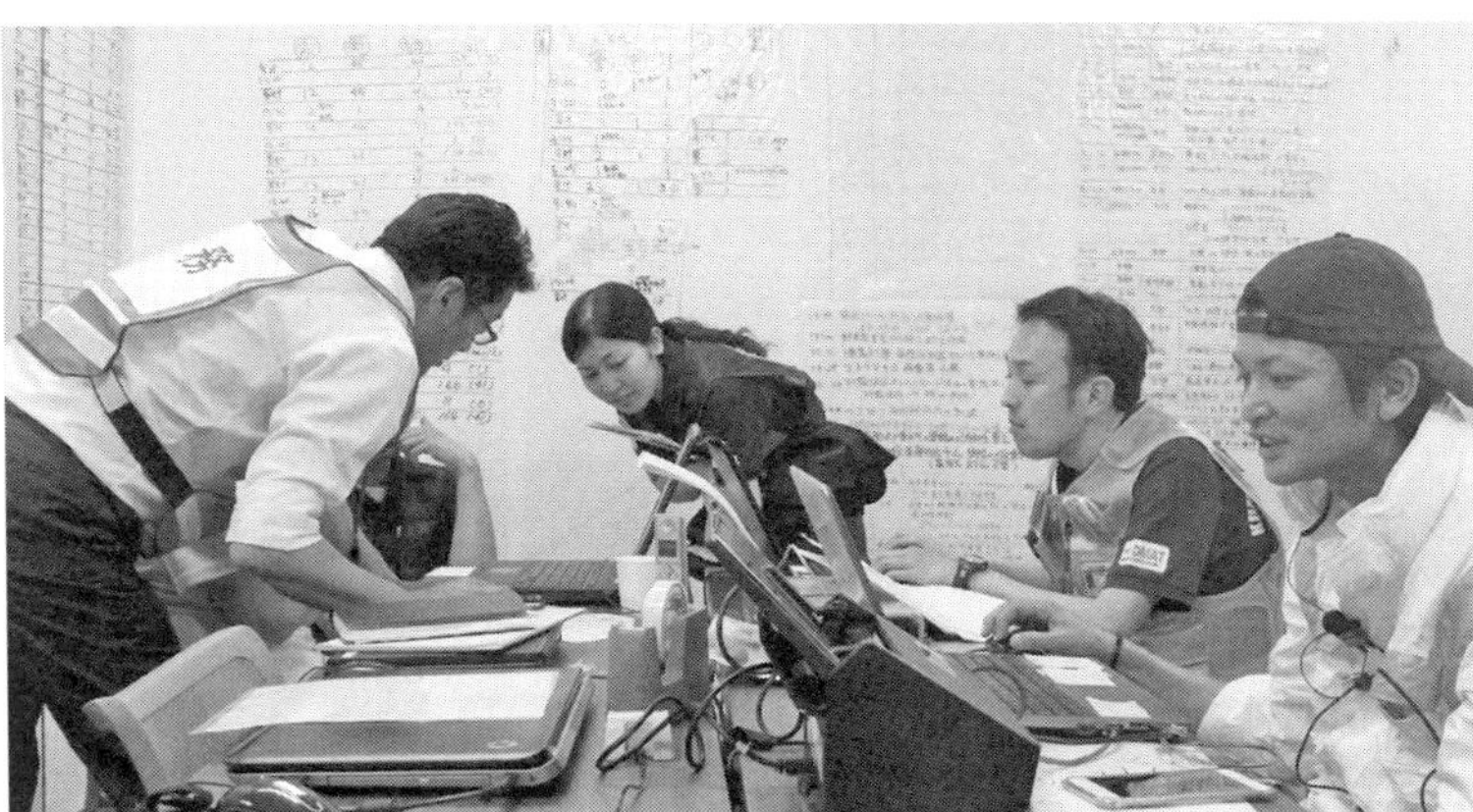

災害医療を支える業務調整・情報連絡処理を行なうロジスティック機能にも、支援 DMAT が応援してくれ助かった。

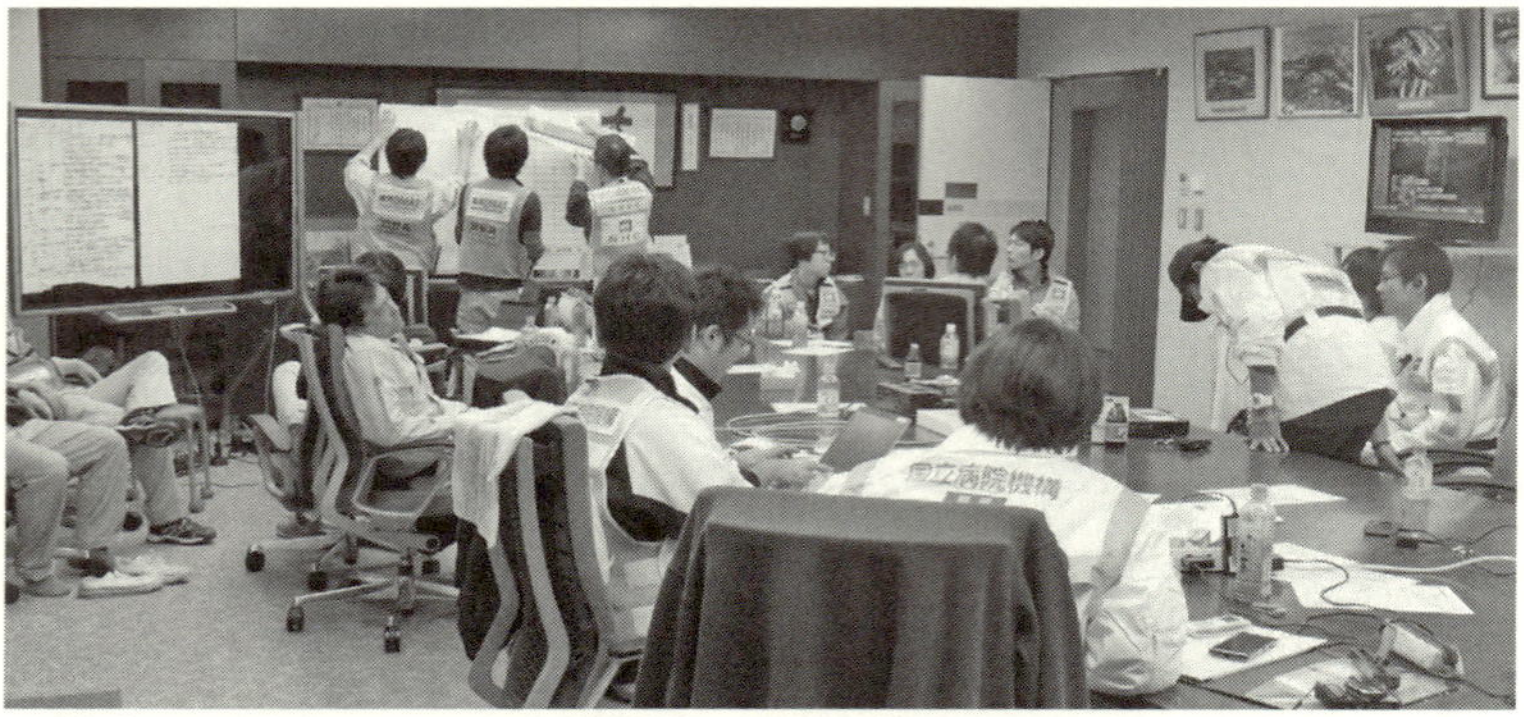

当院内に設置された国立病院機構の現地対策本部。最初の前震直後に設置されたたため、本震により被災した。

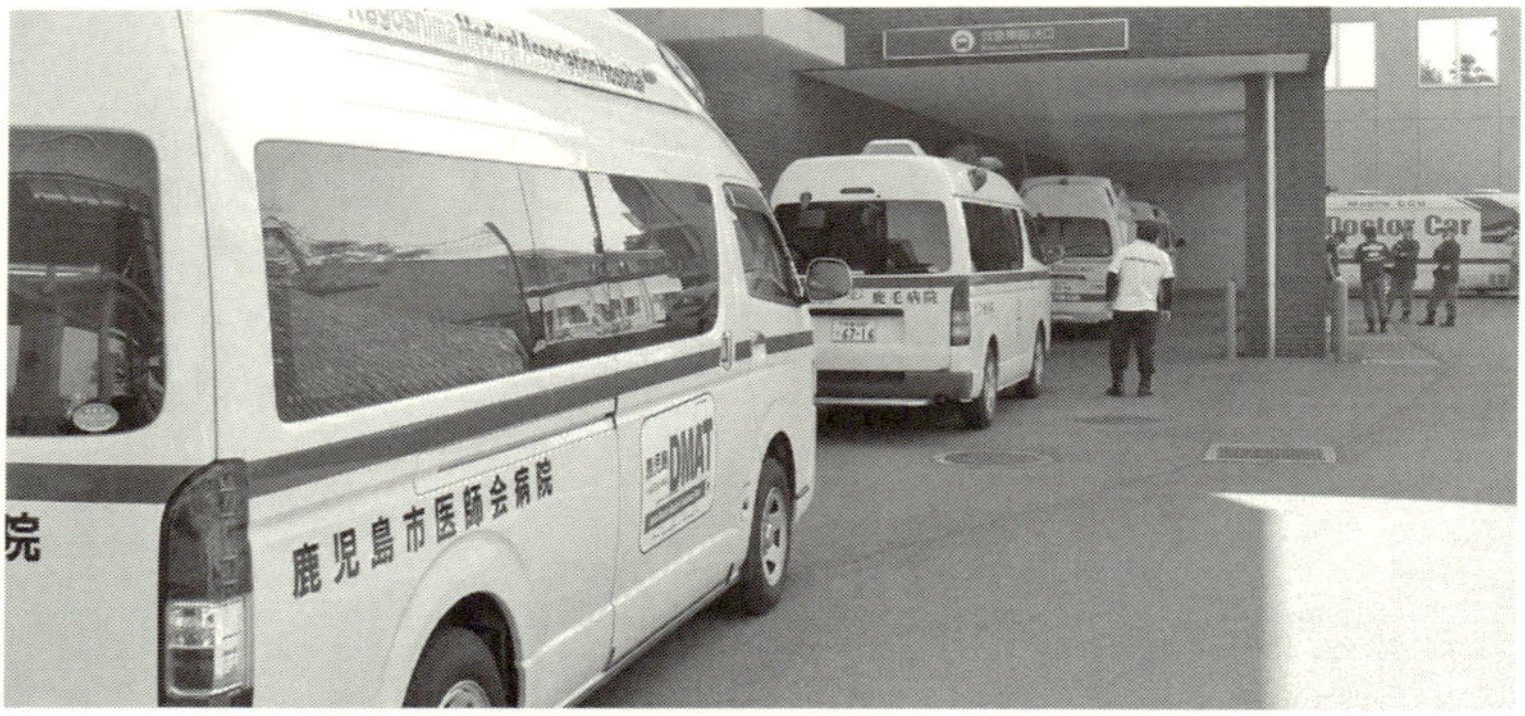

救急車の搬送があいついだ。

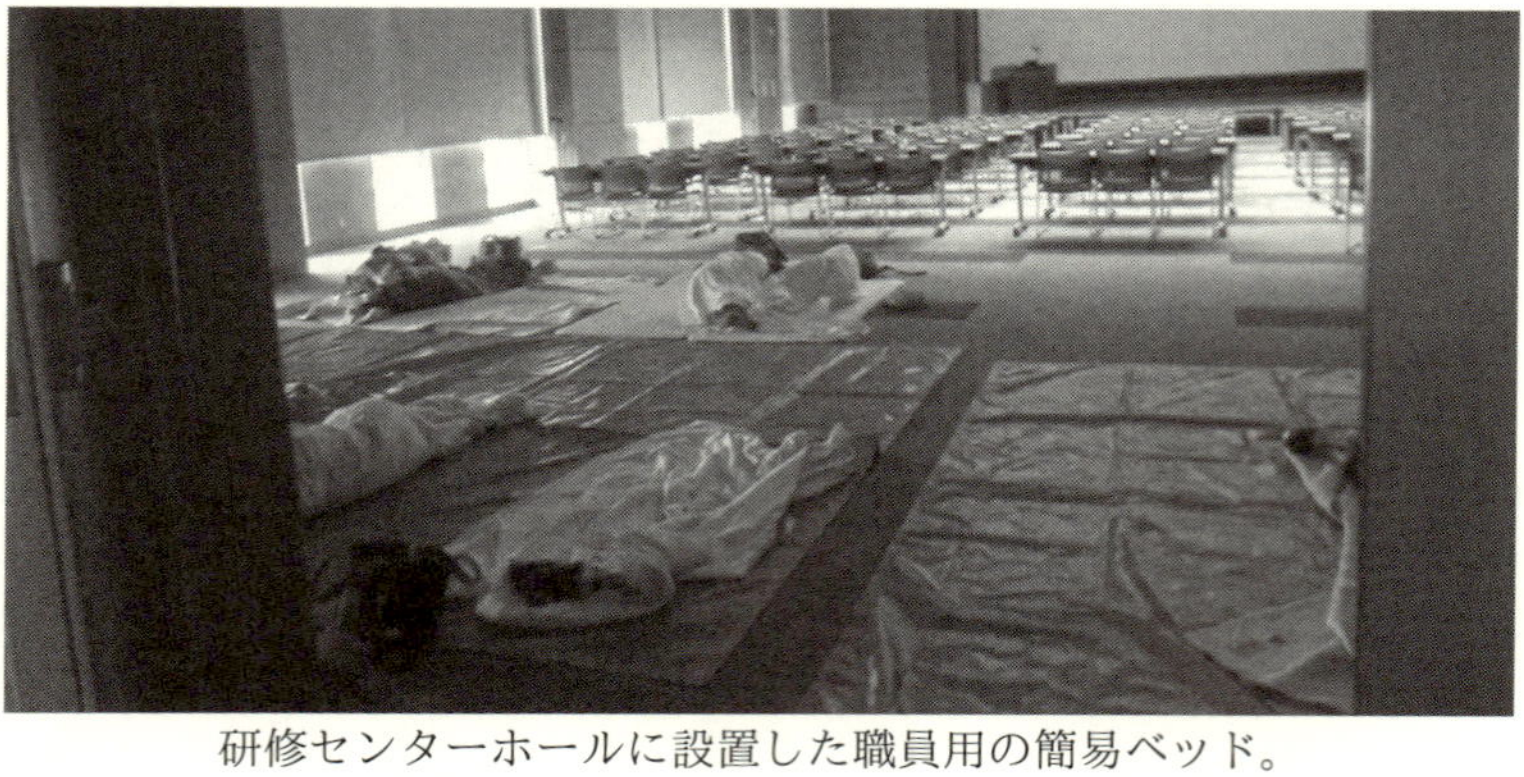

研修センターホールに設置した職員用の簡易ベッド。

国立病院機構を通じて人的支援の面も手厚く援助してもらいました。時間の経過とともに、頑張っている職員は疲労がたまるので、交替要員がいることで肉体的・精神的にも楽になれます。看護師、JNP、事務職員、放射線技師などの人的支援を九州グループ各病院が行なっていただきました。
また、当院は電子カルテを導入していて、今回も、停電から一時、急遽紙カルテの使用が必要になりましたが、わずかな時間で回復し、事なきを得ました。

今回の熊本地震の大きな特徴として、過去に例がないほど余震が続いていることが挙げられます。現在も、いつまで続くのか予想もできない状態だそうです。そうである以上、二度あることは三度あるかもしれません。それゆえ、私は、連休前に、三度目の震度七の地震に備えての対策を指示しました。まず、患者の食料だけでなく、職員の食料も備蓄するように指示しました。さらに、前二回の地震時の対応の反省会を開き、すぐにできることを実施しました。そして職員全員に対して、この「院長室便り」で三度目の地震に対する心構えを持つよう伝えるとともに、災害対策のマニュアルの訂正も行なうよう指示しました。備えあれば憂いなしではないですが、初回、二回目の地震に対しての反省に立ち、できることから準備しました。

これから今回の震災対応への長期戦が強いられます。地震発生から一週間の災害サイクルにおける「急性期」の時期を過ぎ、発生から三週間までの「亜急性期」。そして、今、「慢性期」へと入ります。この先は、消化管出血（ストレス性潰瘍）、慢性疾患および生活習慣病などの増悪、さらに続くとストレスから来る精神疾患が増えてくることが予想されます。われわれ熊本医療センターの職員は、地域医療機関と協力し合いながら、こうした疾患へのバックアップ体制をしっかり敷いておくことが欠かせないと思います。

それと、職員の皆さん方も被災者です。精神的に落ち込んでおられる方も多いと思います。今回の地震に対する精神的カウンセリングも始めています。精神科の先生や、臨床心理士の方にぜひご相談ください。お困りの方は、直接相談されても結構ですし、上司を介してもかまいません。住居などでお困りの方は、管理課にご相談ください。

最後に、最初から現在まで献身的に働いていただいている全職員の皆さんに心から感謝申し上げます。皆さんの職業本能といいますか、人道的支援といいますか、とにかく患者さんのため、病院のために、皆さんが我を忘れて頑張っていただいていることを、誇りに思います。と同時に、「心から感謝します」以外に言葉がありません。

地震被災者の心理状態

皆さん、熊本地震から今週の土曜日で、一ヵ月が過ぎようとしています。余震の程度は、少しずつ小さくなり、また、地震の頻度も少なくなってきたように感じますが、気象庁は、相変わらず、震度六弱の余震が起こる可能性を否定していません。一体いつまで地震の恐怖にさらされるのでしょうか。

新聞などによりますと、震災にあった多くの人が精神的ダメージを受けており、注意が必要とのことです。私自身も、精神的ダメージがあるのだろうかと胸に手を当てて考えてみました。そう考えてみますと、なにか悲しいような気がしだしました。周りから「大変だったね」と言われてみると、だんだんそうなのだと思うようになってきました。そして、なんだか涙がもろくなった気がします。県外の人にやさしい言葉をかけられると、自分はそんなに被害を受けていないのにと言うのが面倒になり、「ありがとう」と答えてしまいます。同じ熊本の人同士だと、「大変だったね」と言い合っても涙は出ません。むしろ少し元気が出るような感じです。みんなお互い様だからしょうがないねということでしょうか。これは、いつかみんなで、お酒でも飲みながら、大変だった会でも催すことが必要なんじゃないかと思っています。

さて、実際に大きな地震に遭遇した被災者の心理については、阪神・淡路大震災や、東日本大震災を経験した人から多くの報告がなされています。それによりますと、まず、災害発生直後から数日間を「急性期」と呼びます。災害直後は、その衝撃に圧倒され、物事を合理的に考えられなくなり、集中力や記憶力が低下します。身体的には、アドレナリンが過剰に分泌され、心拍数、血圧が増加し、呼吸が速くなり、発汗が起こります。精神的には躁状態になるかもしれません。また、家が全壊したり、身内の不幸などがあったりしますと、茫然自失に陥り、不安と恐怖が強く、怒りと悲しみでいっぱいになるなどの情緒不安定になります。行動は硬直化し、いらいらしやすくなります。

その後、災害発生から一週間から六週間の時期を「反応期」と呼びます。この時期は、非常事態で興奮し、抑えられていた感情が湧き出してくる時期です。つらい出来事を思い出したり、悪夢を見たり、いらいらしたり、さらにしばしば抑うつ的になります。

続いて、一月半から半年位までを「修復期」と呼びます。通常の心理的な回復過程では、悲しみや寂しさが募り、不安を感じることもありますが、混乱した感情が徐々に修復される時期です。少しずつ気持ちが収まり、日常への関心や将来への見通しに目を向けるようになります。一方で、立ち直れず、抑うつや、アルコール依存などの問題も生じてきます。

阪神淡路大震災での震災一年後の調査では、急性期に最も精神的な支えになった人は、友人と答えた人が最も多く、つづいて、親類、配偶者、子供、両親と続きます。被災した体験を、信頼できる人に話すことで癒されることが分かります。震災からしばらくたってからの反応期や修復期でも、メンタルケアは必要になります。この時期の心の支えになる人は、やはり深く心を通わせていた人々でした。長く連絡を取り合っていない相手でも、支えになるケースがあります。

当院では、今回の地震による職員の皆さんの心のケアを行なうために、精神科の先生方や心理療法士、看護師の皆さんにお願いして〝熊本地震にかかわる二の丸ストレスケアチーム〟を立ち上げていただきました。そして研修会を、五月一七日と一九日に、一七時半から一八時半まで、同じ内容で研修センターホールで研修会を開催していただきます。興味のある方はぜひご参加ください。

また、それとは別に、同じチームの主催で、五月二一日午前一〇時から一二時まで、研修センターホールで、〝平成二八年熊本地震セルフケア講習会〟を開催します。こちらは外部講師の方が参加されます。事前申し込みは不要です。興味のある方は、奮ってご参加ください。

避難所生活を過ごされる方々の健康管理

皆さん、五月も半ばを過ぎましたが、熊本県を中心にした一連の地震は、発生からひと月を超えました。

そして、一五〇〇回を超える余震があり、今なお、一万人以上の人が避難所生活をしています。

さて、厚生労働省は、避難所生活を過ごされる方々の健康管理に関するガイドライン（平成二三年六月三日版）を、厚労省のホームページに載せ、その初めに、一般的留意事項を示しています。以下、記述します。

まず、Ⅰ、生活・身の回りのことについて、⑴居住環境、空調・換気の重要性、⑵水分・飲料水の十分な摂取、⑶適切な栄養管理、⑷食中毒予防、⑸入浴ができない場合、⑹避難所周りの環境、つづいてⅡ、病気の予防として、⑴感染症予防、⑵粉じん吸入予防、⑶慢性疾患の悪化予防、⑷エコノミークラス症候群予防、⑸生活不活発病予防、⑹熱中症予防、⑺低体温症予防、⑻口腔衛生管理、⑼一酸化炭素中毒予防、⑽アレルギー疾患の悪化予防、⑾健康診査などについて、⑿救急受診体制、そして最後は、Ⅲ、こころの健康保持です。

避難所生活が長く続けば、上記のような病気が増加します。この中でエコノミークラス症候群と診断された人は、県下で、五一人に上ります。このうち、最初に診断され、亡くなられた方は当院の患者さんでした。エコノミークラス症候群は、車中泊者の女性に多く、運動不足及び水分摂取が不十分な場合に起こりやすくなります。また、当院の救命センターでは、嚥下性肺炎患者の増加が指摘されています（「西日本新聞」二〇一六年五月二三日）。肺炎の予防には、歯磨きや口腔清掃が大事です。さらに、当院循環器内科では、心不全の患者さんの入院が急増していることを公表しました（「熊本日日新聞」、「日経メディカルオンライン」二〇一六年五月二〇日）。精神的ストレスの増加や、不適切な食事による塩分の取り過ぎで、血圧が上昇することが原因と考えられます。ストレスを少なくするためには早期の適切な住居の提供と、かかりつけ医の管理が望まれます。

また、先日は、ブドウ球菌によるおにぎりの食中毒が発生し、当院に一三人が入院しました。南阿蘇ではノロウイルスの集団感染もあり、感染症予防の重要性が指摘されています。当院のＩＣＴチームは、熊本県からの依頼で、県下のＩＣＴチームと協同で、避難所の感染防止のための避難所ラウンドを週二回開始しました。加えて、当院救急外来には、ストレスの増加による自殺企図の患者さんの受診が後を絶ちません。今後とも当院は、被災者の皆さんの医療に積極的にかかわり、〝頑張ろう熊本〟をしっかり支えていく所存です。職員の皆さんの一層のご協力をお願いします。

スティーブ・ジョブズ、最後の言葉

皆さんお元気ですか。このところ、曇りの日が続き、また蒸し暑いですね。余震も続くということで、私も、朝から元気が出ません。気持ちも暗くなりました。とても「院長室便り」を書く気分ではありません。どうしたものかと思っていましたら、知人から、何度目かのお見舞いのメールが届きました。メールの文面は簡単なものでした。「お疲れ様です。元気になるかどうかわかりませんが、最近感動しました文章を添付いたします」とのこと。以下、その文章を添付します。

「アップル創業者　スティーブ・ジョブズ　最後の言葉」

私は、ビジネスの世界で、成功の頂点に君臨した。

他の人の目には、私の人生は、成功の典型的な縮図に見えるだろう。

しかし、いま思えば仕事をのぞくと、喜びが少ない人生だった。

人生の終わりには、お金と富など、私が積み上げてきた人生の単なる事実でしかない。病気でベッドに寝ていると、人生が走馬灯のように思い出される。


私がずっとプライドを持っていたこと、認証（認められること）や富は、迫る死を目の前にして色あせていき、何も意味をなさなくなっている。この暗闇の中で、生命維持装置のグリーンのライトが点滅するのを見つめ、機械的な音が耳に聞こえてくる。神の息を感じる。死がだんだんと近づいている。

今やっと理解したことがある。人生において十分にやっていけるだけの富を積み上げた後は、富とは関係のない他のことを追い求めた方が良い。


もっと大切な何か他のこと。それは、人間関係や、芸術や、または若い頃からの夢かもしれない。終わりを知らない富の追求は、人を歪ませてしまう。私のようにね。

神は、誰もの心の中に、富によってもたらされた幻想ではなく、愛を感じさせるための「感覚」というものを与えてくださった。

私が勝ち得た富は、私が死ぬ時に一緒に持っていけるものではない。
私があの世に持っていける物は、愛情にあふれた（ポジティブな）思い出だけだ。
これこそが本当の豊かさであり、あなたとずっと一緒にいてくれるもの、あなたに力をあたえてくれるもの、あなたの道を照らしてくれるものだ。

愛とは、何千マイルも超えて旅をする。人生には限界はない。
行きたいところに行きなさい。望むところまで高峰を登りなさい。

全てはあなたの心の中にある、全てはあなたの手の中にあるのだから
世の中で、一番犠牲を払うことになる「ベッド」は、何か知っているかい？
シックベッド（病床）だよ。

あなたのために、ドライバーを誰か雇うこともできる。お金を作ってもらうことも出来る。だけれど、あなたの代わりに病気になってくれる人は見つけることは出来ない。

物質的な物はなくなっても、また見つけられる。しかし、一つだけ、なくなってしまったら、再度　見つけられない物がある。

人生だよ。命だよ。手術室に入る時、その病人は、まだ読み終えてない本が一冊あったことに気付くんだ。「健康な生活を送る本」

あなたの人生がどのようなステージにあったとしても、誰もが、いつか、人生の幕を閉じる日がやってくる。

あなたの家族のために　愛情を大切にしてください。

あなたのパートナーのために　あなたの友人のために。

そして自分を丁寧に扱ってあげてください。

他の人を大切にしてください。

スティーブ・ジョブズは、アップルの創業者で、現在皆さんが使っている、iPod・iPhone・iPadといった一連の製品群を開発したアメリカ・ビジネスの伝説の人です。暫定ＣＥＯに就任して以来、基本給与として年一ドルしか取っていませんでした。そこで「世界で最も給与の安い最高経営責任者」とも呼ばれていました。二〇一一年一〇月五日、五六歳、すい臓がんで亡くなりました。

（STEVE JOBS LAST WORDS　http://www.akiradrive.com/steve-jobs-last-words より引用）

熊本地震、全国からの沢山の援助に感謝

皆さん、もう六月ですね。新年度に入り、すでに二ヵ月が過ぎました。この間、熊本地震が起き、今年も多難な新年度を迎えました。少しずつ、町も復興していますが、皆さんのご家庭はいかがですか。私の家は、二階の窓のサッシが壊れたくらいで済みましたが、部屋の中、特に私の部屋は、本、書類などが散乱し、足の踏み場もなくなりました。また本棚がすべて倒れ、部屋の中に入ることもままならぬほどでした。これを先週の週末にやっと何とか始末をつけ、ゴミ出しで終わりにしました。他の部屋は、明日から手を付ける予定です。

さて、この度の地震に際しましては、県外から多くの皆様の援助がありました。医療援助につきましては、再三「院長室便り」で取りあげましたので繰り返しません。今回、私個人で気付きましたことを記してみます。

地震の翌日、目立ちましたのは、電力会社の作業車輌でした。私の住んでいるそばに電力会社の営業所がある関係で、夕方には九州各県から何十台という車両が行き交い、停電が比較的早く復旧したのも、こ

のためかと思いました。

次に、毎朝、同じ場所で、ある給水車と出会いました。この車は、長崎県平戸市水道局のもので、トラックにタンクを積んで、ロープで固定している非常に旧式のものでした。ほかの都市の車は新式で、ロープで縛っているものなどなかったと思います。それだけに、けなげで、今日も頑張ってくれているのかと毎日感謝していました。

さらに、水前寺公園のそばのホテルの前には、いつも複数のパトカーが止まっていました。これも全国から警察官の皆さんが応援に来ていただいているのです。昨日は、一台に減っておりました。

また、家のそばの錦が丘公園には、自衛隊の二つの部隊が駐屯していました。一つは北海道、釧路の部隊で、被災者の皆さんのために毎日炊き出しをしていました。もう一つの部隊は、愛知県、春日井市の部隊で、お風呂を提供していました。お風呂の名前は、「尾張の湯」でした。この二つの部隊はすでに撤収しましたが、本当にお世話になりました。

このほか、全国各地から、水道局、ガス会社などが、一斉に作業をしていただきました。そして、ゴミ出しの収集にもいろんな県のゴミ収集車が来ており、先週末にも他県のゴミ収集車を目にしました。

そして、個人のボランティアの多くの方々が、まだ熊本にとどまり、いろんな活動をなさっています。さらに、障害者援助などのＮＰＯ法人、各種ボランティア協会、大学などたくさんの皆さんの好意に驚きを隠せません。中には、収束するまで活動を続けるという団体もあり、感謝の気持ちでいっぱいです。今までの大災害で、ここまで私たちは、被災者のために援助をしてきただろうかと思いました。考えたり、思うことと実行することは全く異なります。今回の地震で、世の中には何と心の温かな素晴らしい人々がたくさんおられるのかと、日本国民の素晴らしさを実感しました。

平成二七年度患者満足度、五〇〇床以上機構病院（一二施設）でトップ

皆さん、熊本地方は、梅雨入りしました。うっとうしい季節となりましたね。そして、政府の地震調査委員会は、六月九日に、「熊本地方は、今後も最低一ヵ月は震度六程度の余震に注意が必要」と公表しました。まだまだ、地震に対する備えが必要と思います。このような新聞記事を見て、今日もどうも気分がすぐれません。

ところが、今朝の打ち合わせで、経営企画室長が朝からのだるい気分を打ち砕くような素晴らしい知らせを届けてくれました。

それは、昨年度（平成二七年）の全国患者満足度調査結果です。国立病院機構五〇〇床以上の一二病院中、当院は外来、入院ともに一位でした。この結果は、以前私が皆さんに示しました目標を、見事に達成したことになります。以下、約三年前の平成二五年九月二四日の「院長室便り」を引用します。

「病院の評価を行なう上で、もっとも大事な指標とされるのが患者満足度調査です。今般、昨年（平成二四年）一〇月に行なわれました患者満足度調査の結果が発表され、当院は機構の五〇〇床以上一三病院の中で、外来は六位、入院は八位でした。年頭のあいさつで、私が申しました通り、当院は患者満足度世界一の病院を目指しますが、ぜひ近い将来、まず機構一三病院トップの患者満足度を獲得しようではありま

せんか。」

私が平成二五年の年頭のあいさつで、機構の五〇〇床以上病院で、患者満足度トップになりましょうと宣言してから、三年で目標を達成したことになります。

これは、職員の皆さん全員が努力していただいた結果だと思います。本当に素晴らしいことです。私たちは、国立病院機構の急性期基幹病院の中で、患者満足度第一位の病院で働いています。どうぞ皆さん誇りを持ってください。当院は素晴らしい病院です。皆さんは素晴らしい職員です。今日一日は、このうれしさを祝いたいと思います。皆さんありがとうございました。感謝感激です。

しかし、喜んでばかりはおられません。なんせ目標は世界一です。その前に、まだ達成しなければいけない目標があります。それは、国立病院機構一四三病院でのトップです。今回は、入院は一四〇病院中二二位、外来は一四〇病院中一八位でした。上には上があります。

今回の集計結果を、つぶさに分析し、足りない点、反省する点をしっかり取りだしてさらに改善したいと思います。今回の成果に、外来サービス向上委員会、病棟サービス向上委員会の貢献が大きかったと思います。今後も、両委員会で今回の集計結果をもとにさらなる対策と実行をお願いします。

在宅復帰率、八割を割り込む!!

皆さん、すでに梅雨に入り、うっとうしい毎日が続いています。熊本地震から二ヵ月が経過し、余震もやや少なくなってきました。皆さんも少しずつ元気を取り戻してこられたのではないでしょうか。

さて、今年四月に診療報酬改定があり、当院のような急性期、七対一看護の病院は、入院患者さんの在宅復帰率が七五％から八〇％に引き上げられました。在宅復帰率とはどんなことを意味しているか知っていますか。

政府は、高齢化に伴う医療費の伸びを何とか抑えようとして、入院患者さんをできるだけ自宅へ移して治療しようとしています。それは、入院療養のほうが自宅療養より費用が高くつくからです。そのため、入院患者さんで、自宅でも治療可能となった患者さんをできるだけ自宅に早く退院させるために、在宅復帰率という基準を導入しました。例えば、月に一〇〇人の方が退院されるとします。そのうち八〇人以上が自宅に帰られると、在宅復帰率が八〇％を超えることになります。しかし、実際は、なかなか直接自宅に帰れる人が八〇％にはなりませんので、自宅に準ずるということで、以下に述べるような病棟や施設に転院した場合も在宅復帰にカウントしてもいいことになっています。

つまり七対一の「在宅」基準には、自宅のほか以下のものを含んでいます。

・居住系介護施設等
・回復期リハビリテーション病棟
・地域包括ケア病棟
・療養病棟（在宅復帰機能強化加算の届出病棟に限る。）
・介護老人保健施設（いわゆる在宅強化型老健施設等に限る。）
・有床診療所（在宅復帰機能強化加算の届出施設に限る。）

さて、今回、五月の当院の在宅復帰率が報告されましたが、なんと七九・三％と八割を割ってしまいました。これはとても危険なことで、過去六ヵ月の在宅復帰率が八割を割り込みますと、七対一看護基準を返上させられ、下位の看護基準となり、結果として診療報酬が削減され、毎月数億円の欠損が生じることになります。このため、六月からはなんとしても八割をクリアーできるように、地域医療連携室を中心に各病棟の退院支援看護師さんなどと協力して、後方病院の該当病棟に転院できるように全力を傾けていただきます。

しかし、担当医の皆さんや病棟の担当看護師さんなど、皆さんの協力がなければ達成できません。どうぞ皆さん、これまで以上のご協力お願いします。

なぜ在宅復帰率を七五％から八〇％に上げたのか？

皆さん、ひどい雨が続き、朝の通勤、洗濯など大変ですね。

さて、前回の「院長室便り」で、在宅復帰率八〇％を割り込んだら大変とお伝えしましたが、今回の診療報酬改定で、そもそも七五％から八〇％に上げた理由が分からないという方がおられました。職員の皆さんの中にも、同じような疑問を持たれた方がいるかもしれませんので、そのことを簡単に説明します。

七対一看護は、ご存知ですよね。これは、病棟での看護師の密度を意味しており、患者さん七人当たり看護師が一人いますということです。一〇対一看護とは、患者さん一〇人に看護師一人ということです。

日本の一般の病院では、七対一看護は急性期病院の最高の看護密度を意味します。従って、七対一看護の病棟に入院しますと、一般病棟では最も高い入院料を請求されます。一〇対一看護だと入院料は安くなります。一方、ＩＣＵとかＣＣＵなどの特別病棟は、二対一看護ですので、入院料はとんでもない高額になります。このように、看護体制によって入院料は大きく異なっています。

日本では、高齢化のために、医療費が毎年上昇しています。その原因の一つに、これまで七対一看護の病院が増えすぎているという事実があります。厚労省は、これを少なくしようと七対一看護の要件を厳しくしたのです。要件には、看護度とかいくつかあるのですが、その中の一つが在宅復帰率です。在宅復帰率は、退院する患者さんの八〇%が、自宅または自宅とみなす施設に退院しなければなりません。

しかし、当院のような重症の患者さんが多い病院では、退院して自宅に帰ることのできる人は一般の病院に比べると少なくなります。従って、今までの基準である七五%でも厳しかったのが八〇%になると相当苦労しているわけです。

もし八〇%をクリアーできなければどうなるかといいますと、下位の基準一〇対一看護を取らなければならなくなります。そうなりますと、入院料が下がり、収益が少なくなります。しかし、患者さんの重症度は変わりませんので、看護師さんを減らすわけにはいかず、結局、収入に比べて人件費がかさみ、病院としては赤字に転落することになります。そのようなわけで、在宅復帰率をなんとしても八〇%以上に保つように努力しています。皆さんどうぞご協力お願いします。

救急患者さんの入院ベッドが足りません。在院日数の短縮をお願いします

皆さん、今日は梅雨の谷間でしょうか、少しだけですけど日が差しています。お陰で気温がどんどん上がって、暑くなりましたね。

そして、今日から七月です。梅雨は、いつまで続くのでしょうか。平年ですと九州北部の梅雨明けは七月一九日くらいだそうですが、昨年は何と七月二九日までずれ込みました。今年も大体二〇日前後でやや遅れると予想されています。ですからまだまだ雨の日が続きそうです。

さて、六月の病床利用率ですが、過去最高に近い九四・五%という高い数字でした。しかし、新入院数は、昨年同月と比べますと四三名も減少しておりましたので、病床利用率の増加は、在院日数が長くなったのが原因と分かります。さて、七月の新入院患者の予想ですが、七月は例年、新入院患者さんが年間で最も多い月に当たります。過去三年間を見ますと、すべて一二〇〇名を超えています。よって今年もまた、六月より多い一二〇〇名を超える新入院患者さんが来られると予想されます。しかし、今のままの在院日数ですと満床となり、新入院患者さんを収容できない日があるのではと危惧されます。最も困るのが、救急患者さんの受け入れが難しくなることです。「断らない救急医療」がモットーですので、なんとしても救急用のベッドを開けておく必要があります。六月の在院日数の伸びは、重症者が多かったり、地震の影響で後方病院のベッドの空きがないなどの理由で、退院、転院が遅くなったことが考えられます。しかし、最近は、後方病院のベッドも徐々に空きが出てきているようですので、ぜひ、早期転院並びに早期退院をお願いしたいと思います。

また、前回お願いしておりました在宅復帰率は、皆さんのご協力で徐々に成果が上がってきているのではと期待しています。六月の結果が出ましたら、またご報告します。

皆さんのご協力をお願いします。

看護師のキャリアアップ

皆さん、梅雨の合間ですが、真夏日が続き、熱中症の患者が増えてきました。もう真夏到来といってもいいですね。皆さんもどうぞ体調管理を怠りなくお願いします。

さて、七月七日、七夕の日に、うれしいニュースが飛び込んできました。当院から認定看護師の研修を受講した四人の看護師さんが、全員認定審査に合格しました。これで当院の認定看護師は一五名となりました。それに、在職中の専門看護師（がん看護）二名、診療看護師一名、認定看護管理者二名（一名は同じく七月七日に合格）を合わせますと、当院のスペシャリストの看護師は二〇名となりました。そして、現在研修受講中の看護師が六名（うち一人は、診療看護師）で、来年には五名（診療看護師は二年後）が認定審査を受ける予定です。

ご存知のように、近年、医療技術の高度化や専門化が進む医療現場において、看護師に求められる役割やその業務の範囲はますます拡大しています。それに伴って看護師の専門性や質の向上を目的とする資格認定制度も充実してきました。このため、当院でもスキルアップやキャリアアップを目指す看護師を支援するように努めています。

認定看護師の受験資格は、五年以上の実務経験(うち三年以上の認定分野での看護経験を含む)、及び認定看護師教育機関（認定分野ごとに決まっています。多くが県外です）で六ヵ月の教育課程を修了することです。その後認定審査を受けます。二〇一六年一月現在、特定されている分野は二一分野です。現在当院では八分野の認定看護師がいて、来年、認知症看護、がん放射線療法看護の二つの分野で認定看護師が誕生する予定です。今後、新たに獲得したい分野は、糖尿病看護、透析看護、手術看護、慢性心不全看護などです。ぜひ、この分野で認定看護師を目指してください。

次に専門看護師になるには、看護系大学院修士課程修了者で実務研修が通算五年以上あり、うち三年間以上は専門看護分野の実務研修であることなど、かなりハードルが高いようです。専門分野は以下の一一領域。(1)がん看護　(2)精神看護　(3)地域看護　(4)老人看護　(5)小児看護　(6)母性看護　(7)慢性疾患看護　(8)急性・重症患者看護　(9)感染症看護　(10)家族支援　(11)在宅看護などです。

最後に国立病院機構独自の名称である診療看護師（ＪＮＰ）は、専門看護師と同様に大学院を受験する必要があります。ただし、診療看護師を育成するための大学院は全国に九校と少なく、当院では、国立病院機構東京医療センターの付属施設である東京医療保健大学大学院（修士課程）への受験を勧めています。二年かけて大学院で診療看護師になるための知識や技術を習得し、教育課程基準の所定の単位を取得し修了するとＮＰ（Nurse Practitioner：ナースプラクティショナー）協議会の認定審査を受けることが出来ます。現在、当院では一名のＪＮＰが在籍し、すでに大活躍しています。そして本年度から、もう一人が進学しました。

いずれの資格も、その獲得のためには病院の支援が必須です。当院では、前述しましたように病院をあげて看護師のキャリアアップを支援していますので、希望者は看護部にまずご相談ください。

分子標的薬剤、「イマチニブ」（グリベック）のすごさ

皆さん、ここ二日ばかり、晴れて真夏日となっています。蝉の声がうるさいほど聞こえます。しかし、今後また雨の日が続くようで、梅雨明けはまだのようです。

さて、今日は、「イマチニブ」という慢性骨髄性白血病の特効薬の話をします。なぜこのお薬の話をするかといいますと、それはとんでもなくすごい薬だからです。私は、この薬剤を作ることに貢献した人にノーベル賞を与えるべきではないかと思います。それほど意義のある薬と思っています。

皆さん慢性骨髄性白血病（CML: Chronic Myelogenous Leukemia、以下ＣＭＬと略）をご存知ですか。ＣＭＬは、比較的ゆっくり進行する血液のがんで、すべての白血病（年間一〇万人あたり六人程度発症）の約二割を占める比較的頻度の多い白血病で、中年男性にやや多く見られます。インターフェロン、骨髄移植、イマチニブなどの治療法がなかった時代は、数年で急性白血病に移行する不治の病でした。

この白血病は特徴的な染色体異常（フィラデルフィア染色体）をもっており、この染色体の異常が白血病発症の原因と特定されています。このように、がんの原因が特定された病気は、ＣＭＬ以外にはありません。

このフィラデルフィア染色体の研究から、遺伝子異常が解明され、その異常遺伝子（BCR-ABL）が作る

異常たんぱく質（チロシンキナーゼ）が、白血病を起こすことが分かりました。この異常たんぱく質は、この病気の人にしかありません。そこでこの異常たんぱく質を阻害する薬を製薬会社が開発したのが、「イマチニブ」という薬です。この薬の効果は劇的で、今までの薬剤とは比較にならず、この薬剤の出現により、それまで唯一、治癒を目指す治療法とされていた骨髄移植はほとんど行なわなくなり、一日数錠の経口薬だけで長期生存が可能となりました。

このように特別な遺伝子異常（分子異常）にだけ効果を持つ薬剤の開発は初めてで、これを分子標的薬剤と呼びます。以後、様々ながんに対して分子標的薬剤が開発されています。しかし、ＣＭＬの分子標的薬剤ほど効果のある薬剤は、これまで開発されていません。それは、他のがんでは、がんの発症機序がＣＭＬほどはっきり解明されていないからです。他のがんでも、がんの発症に関与しているとされるがん遺伝子がたくさん発見されていますが、そのがん遺伝子だけではがんは発症しません。いろんながん遺伝子が複雑に関与してがんを発症するとされていますが、その正確な発症のメカニズムがどれもはっきりしていません。しかし、ＣＭＬでは一つのがん遺伝子（BCR-ABL）だけでがん（白血病）をおこすのです。

一方、ほとんどの抗がん剤は、がん細胞が正常細胞に比べて細胞の成長が早い性質を利用して、細胞分裂を阻害する薬剤です。従って、正常細胞も傷害し、がん細胞だけを消滅させるというわけでありません。一方、「イマチニブ」（今では、同じ種類の薬が三つほど市販されています）は、今までの抗がん剤と違い、がん細胞だけを傷害するという画期的な薬剤です。

このような素晴らしい薬剤ですが、新たな問題が生じてきています。一つはこの薬は非常に高額であることです。なぜ高額かといいますと、薬剤の開発には膨大なお金がかかることと、当初はＣＭＬの患者だけにしか使用できませんでしたので、患者数があまりに少ないという問題がありました。患者さんが少ないと薬剤の使用量も少なくなりますので、売り上げが少なくなり利益が上がりません。従って、一錠を高額にしてあります。この薬剤が開発された時も、製薬会社は製品化には難色を示したほどです。日本では保険適用薬剤となり、高額医療などへの配慮もあり、一般の人でも使用可能となっていますが、それでも高額となり、更なる保険診療の改善が求められています。

しかし、「イマチニブ」には、更なる問題も起こっています。この薬でも、CMLを完全には治癒できず、ずっと飲み続ける必要があります。さらに、がん遺伝子が変異して薬剤耐性となることがあり、その場合は変異したがん遺伝子に効果のある他の類似薬に変更する必要があります。

それでも、発症が早い段階で「イマチニブ」をのみはじめると、薬剤耐性が起きにくく、遺伝子上も完全寛解となり、ほとんど治癒と呼べるようになります。このような患者さんが増えつづけており、以前、この病気の治療で苦汁をなめ続けていた血液内科医にとっては夢のような話です。

常に進歩・改善を目指すレストランに感動す

皆さん、やっと梅雨明けですね。カラッとして、真っ青な夏日、夏が来たーと叫びたくなりました。三連休中、私には、震災後の家の後片づけが待っていました。連日、荷物を段ボール箱に詰めて運び、汗だくになりました。

一仕事終わり、家内と某レストランに久しぶりで昼食に出かけました。このレストランは家内が好きで、時々利用します。その店に、混む時間を少し外していきましたが、人気店ですので、すぐには席に座れません。待つこと五分、案内されて席に着きました。若いウェイトレスが冷たいお茶とメニューを持ってきます。私はすぐに注文するものを決めますが、家内はいつものように迷いに迷います。ここで私がすぐに注文しようとすると、家内がまだ決めていないのにとトラブルになりますので、ぐっとこらえて大人のようにふるまいます。やっと家内の注文品が決まり、注文します。若いウェイトレスは、はっきりとした声で確認しながら注意深く復唱します。これを見て、医療安全の復唱確認を思い出し、同じだなあと感慨にふけりました。

そして待つことしばらく、時間がありますのでスマホでメールを確認していると、注文した品がやってきました。そして、また若いウェイトレスが、いつものようにドレッシングの種類などを説明し、最後に、「野菜、ごはん、お味噌汁はおかわりできます」とつけ加えました。しかし、次の言葉がいつもと違っていました。「ごはんとお味噌汁は、ご自由にご自分でおつぎ願います」と言い、その場所を指し示したのです。これを聞いて私は、すごいサービスの進歩と思いました。以前ですと、ごはんやみそ汁のお代わりはスタッフに頼まねばならず、遠慮がちな人は頼みにくかったと思います。実際、私もその口で、なかなかお代わりを依頼するのには勇気がいりました。しかし、今回は、最初に頼んだ味噌汁が赤だしだったので、次は白みそを飲みたくなり、自分でつぎに行きました。さらに、子供や孫たちのお土産に、そのレストランのオカズを注文したのですが、そのメニューも以前に比べ大幅に増え充実していました。

これらことを見て、私は、この店が常にお客サービスを改善しようとしていることに気付き、深く感動しました。飲食業界というのは競争が非常に厳しい業界です。ここで、長年営業を続けるには、十年一日のように同じことをしていたのでは生き永らえません。常に、お客の気持ちに立って、サービスの改善を図っていくことが重要と思われます。この店は、このことを忠実に守り、常に改善、改革を行なっているのでしょう。

病院も同じと思います。最近、患者さんの投書に、何年か前にこの病院に入院したある人が、今回再び入院し、病院の職員の対応や病院設備が驚くほど改善していたとお褒めの言葉ありました。これこそまさに私たちが目指している患者さんのための少しでもいい医療とサービスの提供の改善です。私たちは、立ち止まらず、常に今より少しでもいい医療とサービスの提供を目指したいと思います。

高額薬剤で、医療保険が破たんの危機

皆さん、前々回の院長室便りで、慢性骨髄性白血病の治療薬「グリベック」を紹介し、この薬が非常に高額であるとお話ししました。どのくらい高額かといいますと、発売時グリベック一錠は七二一六円でした。この薬剤は、連日服用のため錠数にもよりますが、支払い料金は、毎日約三万円前後、月に九〇万円以上となりました。ただし、本人の支払いは、どんなに薬剤費が高くなっても、高額医療制度のため四万円〜八万円（所得額により異なります）となります。ところが問題は個人の支払いも高額ですが、それと同時に国の支払いもとても高額となります。なぜなら国は、保険医療で残りの薬剤費（九〇万円から個人が支

払った残りの約八〇万円）を支払わなければなりません。グリベックにつきましては、患者さんが少ないために、国内の医療費全体から見ればあまり問題になりませんでした。

ところが、二〇一五年から次々に登場したC型肝炎治療薬は、（C型肝炎を治癒させることのできるこれまた画期的な薬でした。ソバルディ、ハーボニーなどの製剤です）薬剤費が三か月で五〇〇万から七〇〇万円という大変な高額となりました。なんと発売数ヵ月で、一〇〇〇億円を売り上げました。この場合も、患者が払う金額は高額医療制度のおかげでグリベックの時と同じように、最高でも月に八万円で、残りは国（市町村も含みます）が支払います。

さらに、今、最も話題になっている免疫チェックポイント阻害剤ニボルマブは、悪性黒色腫、肺がんに効果があり、年間患者数から試算した薬剤費は年間一兆七五〇〇億円とされました。そして、今後、ニボルマブの類似薬が次々と登場予定であり、このままでは国が支払う薬剤費はますます増え、本当に日本の医療保険財政を圧迫し、何も対策を打たなければ確実に破たんします。

では、厚労省はこれらの高額医療に対してどのような対策を立てているのでしょうか。そもそも日本の薬価はどのようにして決められているのでしょうか。

大雑把に言いますと、薬価を決めるのに二つのケースがあります。ひとつは、すでに類似薬がある場合です。この場合は、その類似薬剤の値段を参考に薬価が決まります。新薬は、必ず高い値段が付きます。次に全くの新薬で、類似薬がない場合です。この場合の薬価は、新薬を作るまでの研究開発費、製造コスト、営業利益を足したものになります。この場合、研究開発費が多くなればなるほど薬価は高くなります。今問題になっているのはこのことです。最近の新薬には、莫大な研究開発費がかけられているからです。

薬価は、二年ごとの医療費の改定時に、市場の実勢価格に合わせる形で引き下げられます。しかし、これでも高額な薬剤の薬価がまだ高すぎるために、一九九四年からは通常の薬価改定に加え、売上高が年間一五〇億円を超えれば最大二五％の大幅な引き下げを行なっています。そしてさらに、今年から特例拡大再算定制度を導入し、年間売上高一五〇〇億円以上の場合、薬価を最大五〇％引き下げることにしましたが、薬剤業界からは当然不満の声が聞こえます。それでも最近の新薬は、これらの薬価減少対策でも不十分となってきています。

外国ではその対策はどうしているのでしょうか。最も進んでいる英国では、医療費は全額無償です。ですから高額の薬剤は、公的給付の対象とすべきかどうかを決めています。その判定には、その薬剤の費用対効果を用いています。英国では、国立医療技術評価機構（ＮＩＣＥ）が、その薬剤を使った場合、健康な余命一年を伸ばすために必要な追加費用を積算し判定します。そして、高額薬剤を、⑴使用を推奨する、⑵使用を推奨しない、⑶一部の患者集団に限定して使用を推奨する、のいずれかを勧告します。ＮＩＣＥが推奨しなかったものは、公的医療給付の対象となりません。ですから、他の国で非常に有益であるとして使用されている薬剤でも、ＮＩＣＥが検証し推奨しないとなれば、患者は公的給付を受けられません。服用したければ自分で購入しなければなりません。一方で、無駄な薬を飲まずに済むという考え方もあります。さらに、ＮＩＣＥは、疾患ごとに、複数の治療法について医学的効果と経済的コストの両面から評価を下したガイドラインを作成し、一般医向け、患者向けなどとしてウエブサイトに無料で掲載していますので、国外の我々も閲覧可能です。

英国を参考に、日本でも今年四月から、中医協の専門組織で、ニボルマブなど高額薬剤七品目で、費用対効果の検証が開始されました。この結果で、費用対効果が悪いと評価された場合は、薬価が引き下げられることになっています。

さらに厚労省は先週、高額薬剤の使用に患者や医師の条件を付ける適正使用指針を策定することを公表しました。指針の内容は、厚労省の関連機関や専門の学会、製薬会社が、臨床試験(治験)のデータをもとに検討し、効果が見込める遺伝子配列を持つなど対象患者の条件や、治療実績が豊富で適切な治療ができる医師や医療機関の条件を定めるとしています。

いずれにしろ、わが国の高額薬剤対策は、始まったばかりです。

タクシーに財布を忘れた!!

皆さん暑い日が続いていますが、お元気ですか。藤崎台球場の高校野球県予選も終わり、秀岳館高校が県代表と決まりました。春のベストフォーをしのぐ成績を期待しています。

さて、本日は、私がいかに多くのうっかりミスを重ねてきたか、その恥の一端を紹介します。これまでの人生で、どれほどの、あっと驚くうっかりミスを行なってきたか、自分ながら本当に嫌になります。今回、その輝かしい実績に新たな事件を付け加えることになりました。

近日、某研究会終了後、意見交換会に出席し、夜一〇時ごろ、自宅マンションに帰るつもりでタクシーに乗りました。ちなみに私は、アルコールは一滴も飲んでいませんでした。運転手さんは年輩の男の人で、個人タクシーではありませんでした。マンションの玄関前でお金を払う時に、ズボンの後ろポケットにいれた財布からお札を取り出し、また小銭入れから小銭を出し、支払いました。そしてタクシーから降りました。その時、財布をポケットに入れるのを忘れ、後部座席に財布が落ちたようです。いままでも、そんなことを経験したことがあり、その時は、運転手さんに「財布を忘れていますよ」と指摘されたことがありました。今回は、私がタクシーから降りた時に、たまたまタクシーの前から次のお客さんがやってきて運転手さんに乗せてもらえるか尋ねていました。それで、運転手さんも、後部座席の確認をしなかったようでした。私はそのままマンションに入ってしまいました。部屋に入り、着替えをしているときに、財布がないことに気が付きました。どんなに探してもありません。「タクシーの中に財布を忘れてしまった」と、深い後悔におちこみましたが、幸い山の神は寝ております。何とかこのまま自分だけで解決しようと思いました。山の神を起こして、この事実を話せば、また何と言われるかわかりません。

幸い、私はこのような修羅場をもう数え切れないほど経験しており、さすがに最近は、このようなときには、落ち着いて冷静に処理することを学んできました。

さて、〝どうしよう〟。ひょっとして、マンションの下にタクシーが待っているのではないかと思い、二回くらい玄関に降りてみましたが、タクシーはいません。つぎに、タクシー会社の名前を憶えておらず、領収書をもらわなかったので、どの会社かもわかりません。全く絶望的です。財布には、免許証、銀行カード、保険カード、クレジットカードなどめぼしいものが全部入っています。また、お金も今月分の小遣いをもらったばかりでたっぷり入っていました。これが紛失したらと、少しめまいがしました。

次の行動は、パソコンのインターネットで、「タクシーに財布を忘れたとき」で検索しました。その結果、沢山の解決方法が示されていました。その中で、最もわかりやすいものを選びました。そして、そのマニュアルに従い、まず、熊本県のタクシー協会に電話して、届け物がないかを尋ねることにしました。すぐに電話しましたが、時間外なのか、何回電話してもつながりませんでした。次に、タクシー会社を調べることです。この場合、会社の名前を憶えていなくてもタクシーの色で会社が分かることがあるとマニュアルに書いてあります。私は、タクシーの色は覚えておりましたので、早速インターネットで、〝熊本市の○○色のタクシー〟で検索しました。なんと、その色のタクシー会社は、熊本市には一つしかありません。そして、個人タクシーが数件出てきました。個人タクシーではありませんでしたので、迷わずそのタクシー会社に電話しました。その結果、まさしく、その会社に私の乗ったタクシーの運転手さんが財布の忘れ物情報を届けてありました。そして、わずか一〇分後に、その親切なタクシーの運転手さんが、マンションの玄関まで財布を届けてくれました。これほどうれしかったのは久しぶりです。心ばかりの謝礼を受け取っていただき、何度も感謝の言葉を伝えました。遂に山の神は気づきませんでした。この件は、山の神に話すつもりはありませんので、永久に知られることはないでしょう。

反省と対策として、今後、①タクシーを利用するときは、必ず領収書をもらうこと、②できればいつも同じタクシー会社を使うこと、③財布の中に多額の現金はいれないこと、④お金を渡す時は、渡した後に財布を元のポケットに戻したことを必ず確認する、など、医療安全のマニュアルのようだなと思ったことでした。

皆さんこんな経験はありませんでしたか。

後日談。その翌日、再びタクシーを利用したのですが、そのタクシーは偶然前日と同じ会社のタクシーでした。そこで、運転手さんにそのタクシー会社のことをいろいろ尋ねてみました。会社は保有台数一六

○台という熊本でも最も大きな会社のひとつで、しかも古くからある老舗でした。運転手さんの話しぶりから、社内教育が相当しっかりなされていることが分かりました。領収書はもらいませんでした。

夏休みの小旅行

皆さん、猛暑が続きますが、お元気ですか。もう夏休みはとられましたか。国立病院機構の職員は、夏休みとして三日間の休みが取れることになっています。期間は六月から一〇月末までです。各部署で、休みが重ならないように調整して、必ず夏休みを取ってください。

今年は、海外情勢が不安定なために、海外へ行く人は今のところ例年に比べ少ないようです。さて、本日は、恥ずかしながら私の夏休みをご報告します。多忙な勤務をされている方がおられる中で、能天気な旅行をご披露することは、はばかられるのですが、「院長が率先して夏休みを取らずにどうする」という声もありますのでご笑読いただければ幸いです。

二〇一六年八月三日　水曜

熊本空港、七時半発で羽田へ。モノレール、京浜東北線で東京駅へ。一一時六分発、北陸新幹線「あさま」で出発。一二時三〇分、上田着。すぐにレンタカー店で、スズキ・スウィフトを借りる。郊外のソバ屋で、昼食にそばを食べる。そばの量が半端でなく多い。それに野菜天ぷらがいっぱい。その後、車を無料金駐車場に止めて上田城を見学。ＮＨＫ大河番組「真田丸」のためか、人がとても多い。博物館をじっくり見学。途中で以前に当院に勤めていた看護師さん一行に会うハプニング。「元気ですか」とエール交換。ここで会うかとお互い驚く。そして訪れたかった池波正太郎真田太平記館を見学。本を五冊と、信濃かすりの入れ物を買う。その後、四五分ドライブにて戸倉・上山田温泉に投宿。すぐに風呂。ここの風呂は硫黄のにおいがする、垂玉温泉に似ている。夜の食事は、すべて味がよかった。二一時ごろ疲れて就寝。年寄りは早寝。

八月四日　木曜

朝六時起床、風呂に入る。露店風呂が総ヒノキで気持ちがよかった。

七時半朝食、朝食は割とシンプル。二メートルほどの長身の外国人主人と、みどりさんというおかみさんに送られ、レンタカーで長野市の善光寺を目指す。ここも旅の目的の一つ。途中、犀川の橋で大渋滞、家内の親友に電話して待ち合わせ場所を聞く。何とか九時過ぎ、件の駐車場に到着。ここで家内とその友人は喫茶店で積もる話をする。私は歩いて善光寺へ。善光寺は大きくてすごく立派。お守りなどの販売店が充実、客が多く、飛ぶようにお守りが売れる。商売上手であることが分かる。お参りして、近くの東山魁夷美術館に行く。日本画の大家と知られているが、ここでは特にヨーロッパの絵が素晴らしかった。絵葉書をたくさん買ってしまう。善光寺、美術館でお土産を購入した。お昼を家内の友人にごちそうになったあと、川中島古戦場、松代城、真田館を見学。大名屋敷がそのまま残っていた。そのあと、一路松本市へ、高速道路を使う。一時間半くらいで国宝・松本城へ到着。天守閣の景観が息をのむほど素晴らしい。

まさに聞きしに勝るとはこのこと。姫路城に匹敵するほど美しい。夢中でシャッターを押す。そのあと、美ケ原温泉へ投宿す。松本城から一〇数分で到着。すぐ風呂に入り、夕食。野菜と豚の焼き物がおいしかった。二一時ごろ就寝す。

八月五日　金曜

六時起床、風呂に入る。風呂は循環湯らしい。荷造りをして、七時半朝食。野菜をたくさん食べる。チェックアウトし、レンタカーに給油して九時に松本駅前のレンタカー店に車を返す。松本駅で、七番乗り場から九時二一分の列車で終点・新島島（島が二つ）駅へ。ここでバスに乗り換えて、上高地へ。ここからの山道は狭く、崖道でとても怖い。運転も難しそうである。バス同士のすれ違いもままならない。上高地につく前に沢渡というところに大きな駐車場があり、一般の車はここまでしか行けない。環境保護のためとか、素晴らしいことである。このようにして上高地の自然が守られていることに感激する。

ここからバスで、ほぼ一時間、上高地へ到着。茄子のお焼き、カツサンドの昼食を食べているとき、携帯が鳴る。看護部長からの電話。何事か？　一瞬顔がこわばる。幸い、メールでの依頼をこちらが見忘れていたことへの返事の催促。すぐに返事して無事終了。これはこちらのミス、だいぶ心配をかけたと反省。その後、芥川龍之介で有名な河童橋まで散策。途中の喫茶店でカフェオレとアップルパイを食べた。そして、平湯温泉行のバスに乗り、平湯温泉へ。ここで高山行の特急バスに乗り換え。一時間で飛騨高山駅に到着。

ホテルのシャトルバスへ乗り換え、ホテルへチェックイン。すぐにタクシーで高山を散策。まず高山城へ行く。古い山城で、天守閣跡まで歩く。相当の山道、人はいない。「熊に注意」と書いてあった。その後、歩いて有名な観光地「上三之町」へ。古い町人街である。半分以上が外国人客。白人が多いのに驚く。タクシー乗り場でタクシーを呼びホテルに帰る。シャワーして午後六時半から夕食バイキング。飛騨牛を頼むが、上等ではない。野菜を一杯食べ、おなかを膨らます。そのほか漬物も食べる。カレー、ラーメン、ソフト、コーヒー、ブドウ、スイカ、メロン、サイコロステーキなど極めて少しずつつまむ。それでもお腹がいっぱいになった。そのあと、大きな土産物センターでしこたま買い物、地酒・久寿玉を買い部屋へ戻り、酒を飲む。そのあとメールへの返事を書く。洗濯物を干して、零時半ごろ就寝す。

八月六日　土曜

七時起床、七時半より朝食バイキング。昨晩を反省し、やや小食となる。そのあと風呂。大浴場に一人。九時にチェックアウトし、ホテルのシャトルバスで飛騨高山駅前のバスセンターへ。荷物をロッカーに預け、歩いて二〇分、汗だくになり、やっと有名な「宮川朝市」にたどり着く。宮川というきれいな川沿いに沢山の屋台とお店が並び、主に野菜、赤かぶ、みたらし団子、せんべいなどたくさんの種類のものを売っている。ここでもお客は半数以上が外国人。私は、趣味の線香、七味唐辛子などを買い、再び駅に移動し、駅前ビルの一階の喫茶店「i」へ入る。ここは、四番目の娘から必ず行くようにリクエストのあった店。物まね上手な清水ミチコの実家が経営している。四女は、彼女の熱烈なファン。この店の内装は、黒の色調でとても落ち着いた雰囲気。カフェオレがとてもおいしかった。そして一一時、高山ラーメンの老舗を聞いて、歩いて数分、高山ラーメンを食す。高山ラーメンは、醤油ラーメン。濃い醤油味でおいしかった。一二時発のバスに乗り、山また山を高速道路ですいすい走り、郡上八幡インターで下車。ここからタクシーで郡上八幡観光サービスセンターへ。荷物をロッカーに預け、踊り体験できる郡上八幡産業振興公社へ。ここでは、踊りのいくつかを実演してくれる。踊りが一〇種類くらいあるのに驚かされる。そのあと、古い町並みを散策し、有名な「宗祇の水」を飲みに行く。そばの小駄良川では、子供が水遊びをしている。そのあと、郡上八幡駅から長良川鉄道でゆっくり長良川に沿って犬山を目指した。長良川は、どこも鮎釣りの人でいっぱい。この日の宿は岐阜県犬山市のホテル。チェックインして風呂に入り、夕食は和食。長良川の鮎を堪能した。鮎の大きいこと、熊本でいう尺鮎である。二一時ごろ就寝。

八月七日　日曜

朝六時起床、荷造りの後、朝食バイキング、九時にチェックアウトし、荷物をカウンターに預け、歩いて国宝・犬山城天守閣に登る。ここから木曽川が眼下に見え、壮大な濃尾平野が見える。そのあと、名鉄とバスを乗り継ぎ、名古屋（小牧）空港へ。ここで一時間の余裕があり、最後の昼飯は「きしめんカレー」、これが結構いける。小牧発、一三時一〇分、一四時半に無事熊本空港へたどり着いた。

まあ、年甲斐もなく強行軍で、へとへとになり、夏休みが休みにならずでしたが、初めて行ったところばかりで、精神的にはリフレッシュできました。ご参考になれば幸いです。

断らない救急医療の実践が、医療の現場で評価されている!

皆さん、お盆も過ぎましたが、暑い日が続きますね。夏バテしていませんか。私も、熱帯夜の中、連日クーラーをかけて寝ていますが、どうしたわけか、咽喉を痛め、咳が止まりません。皆さんもご注意ください。

さて、このところ、看護師採用試験、研修医選考試験と面接試験が続いています。面接日には、一人約一〇分、計一五人くらい連続で面接しますので、そのあとはぐったりしてしまいます。

その面接の中で、受験生がどうして当院を選んで受験したのか、その理由についての回答で、驚くようなものがありました。

その驚かされた回答例を以下に挙げます。

「私は、正直、貴院のことはあまり知りませんでした。そこで、看護師の母に、貴院のことを聞いてみました。母は、熊本医療センターは、どんな患者さんも断らない病院だよ。私の病院も、いつもとても頼りにしている病院なんだよ。」

「私の母は、小さな診療所をしております。貴院のことを母に聞いてみました。母は、熊本医療センターは、救急医療を断らないって言っているけど、本当に断らないよ。お陰で、私のような診療所でもやってゆけるのよ。どんなに助かっているか知れないわ。」

このような内容の回答に接しますと、本当に心の底からうれしくなってきます。

これは、当院の職員の皆さんが、当院の最も大事なモットーである「三六五日、二四時間、救急医療を断らない」を実践していただいていることへのご褒美だと思います。

お断りしておきますが、面接試験は、厳正に行なっております。このようなコメントをいただいたからといって、高得点につながるわけでありません。面接は、いろんな観点から評価されます。多数の評価の一部である当院のことをよく理解している点は評価したいと思います。

ヒマワリ

皆さん、暑い日が続きますね。三五℃どころか、三八℃を超える日もありました。このため、熱中症をおこす人も多く、救急外来はいつにも増して混み合っています。

さて皆さん、救急外来の救急車が搬入される崖下のわずかな花壇にヒマワリが咲いているのをご存知ですか。ヒマワリは暑さに強い植物ですが、水やりを怠ると枯れてしまいます。そのため、栽培時は毎日朝晩水やりを欠かさず行なうことが必要です。

このヒマワリは、自然に生えてきたわけではありません。誰かが固い土を掘り返して柔らかくし、肥料も与えて、そこに種を植えるなど、とても手の込んだお世話を行なってやっと大輪の花を咲かせたと思います。その他、まだ花は咲いていませんが、八種類くらいの花の球根が植えられています。水やりは、週末にも行なわなければならず、とても大変な労力です。この仕事を、喜んでお世話いただいている方がおられます。もちろん日常の業務もありますので、朝は早く出勤し、花のお世話をし、また帰りや休日にもこのために時間を割いておられます。まさにボランティアをしていただいております。自分が好きだからということですが、病院の環境整備のためだけでなく、心が癒される効果絶大です。その心意気に、私は心から感謝しています。

私にとってヒマワリは、同名の映画とその主題歌のメロディーが素晴らしかったことからも大好きな花です。

ここで、ウィキペディアからの引用で、ヒマワリについて調べてみました。意外と知らないことがたくさんあり、驚いています。ご参考になれば幸いです。

ヒマワリ（向日葵、学名：*Helianthus annus*）はキク科の一年草（春撒き、または秋撒きして一年以内に開花する植物を一年草と呼びます）です。日回りと表記されることもあり、また、ニチリンソウ（日輪草）、ヒグルマ（日車）、ヒグルマソウ（日車草）、ヒマワリソウ（日回り草）、ヒュウガアオイ（向日葵）、サンフラワー（英 :Sunflower）、ソレイユ（仏 :Soleil）とも呼ばれます。種実は食用や油糧とするため、あるいは花を観賞するために広く栽培されています。また、ヒマワリは夏の季語です。花言葉は「私はあなただけを見つめる」です。

ヒマワリの原産地は北アメリカ大陸西部であると考えられています。既に紀元前からインディアンの食用作物として重要な位置を占めていたそうです。一五一〇年、スペイン人がヒマワリの種を持ち帰り、マドリード植物園で栽培を開始しました。ヒマワリがスペイン国外に持ち出されるまで一〇〇年近くを要し、ようやく一七世紀に至りフランス、次にロシアに伝わりました。ロシアに到達してはじめて、その種子に食用油及び食用としての価値が認められ、一九世紀半ばには民衆に普及し、ロシアが食用ヒマワリ生産の世界の先進国となっています。植物油生産量はパーム油、大豆油、ナタネ油、ヒマワリ油の順です。ちなみにロシアの国花はヒマワリです。日本には一七世紀に伝来しています。従って、もともと日本にはなかった花です。

映画『ひまわり』（原題：*I Girasoli*）は、マルチェロ・マストロヤンニとソフィア・ローレンが主演した一九七〇年公開のイタリア・フランス・ソ連の合作映画でした。日本での公開は一九七〇年九月一二日。監督はヴィットリオ・デ・シーカ。音楽をヘンリー・マンシーニが担当し、数多くの映画音楽を担当したヘンリー・マンシーニの作品の中でも特に評価は高く、主題曲は世界中でヒットしました。戦争によって引き裂かれた夫婦の行く末を悲哀たっぷりに描いた作品で、エンディングでの地平線にまで及ぶ画面一面のひまわり畑が評判となりました。このひまわり畑は、現在ロシアと仲の悪いウクライナの首都キエフから南へ五〇〇キロメートルほど行ったヘルソン州で撮影されたものだそうです。

福山医療センター院長がお見舞いに来られました

皆さん、一昨日（震度五）、昨日（震度四）と大きな余震があり、とても驚かれたと思います。二回とも病院のエレベーターが数台止まりました。まだまだ油断できないと改めて思いました。

さて、昨日は、広島県の国立病院機構福山医療センター院長の岩垣博已先生と小林英樹管理課長が、熊本地震への義援金（院内職員有志から）を持参され、わざわざ当院へお見舞いに来られました。私が病院職員を代表して、慎んでいただきました。誠にありがたく思いました。

福山医療センター（三七四床、三四診療科）は、主に周産期母子医療に力を入れている病院で、四〇〇床クラスの病院では国立病院機構でも医療、経営内容ともに屈指の施設です。院長先生も大変にエネルギッシュな方で、南海トラフ地震の際は、その後方病院としての責務を負われる病院として、今回の熊本地震について大変熱心に我々の被災状況をお聞きになりました。

また、同じ機構の病院ということで、病院運営などの意見交換を行ないました。福山医療センターは、備後地区（福山・府中、尾道・三原、井原・笠岡市を包含する）人口約一〇〇万の都市圏を対象に、周産期母子医療を目玉に、がん、救急医療などを行なう中枢的医療拠点機関です。来年一〇月に病院の全面建て替えを終了される予定です。当院とは若干診療体制が異なりますが、七対一看護体制を維持するために、看護度を維持する必要から、在院日数を一〇日前後と非常に短く設定し、これをさらに短くするように努力されています。このため、後方病院との連携が非常に密に行なわれており、逆紹介率が九〇％を超えるといわれていました。どの病院も、診療報酬改定後、病院運営が困難になりつつある中で、それぞれに努力されていることが分かりました。

当院は、福山医療センターと同じ七対一看護体制ですが、救急の重症患者の入院が多いことから看護度は高く、ほとんど問題になりません。しかし、震災後、救急車搬入が急増し、病床利用率が増え、入院困難な状況が増えてきました。毎年冬場はさらに入院患者が増加しますので、今から逆紹介（現在七五％程度です）を増やし、少しでも救急患者のための病床を確保していく必要があります。そのためには、在院日数のさらなる短縮が必須です。皆様のご協力とご理解をお願いします。

接遇について思うこと：競争の激しい量販店のサービス

皆さん、朝夕は少し涼しくなりましたね。病院正面の坂付近の桜からは落葉が始まりました。もう秋が忍び寄ってきています。季節の変わり目ですので、皆さん体調に十分注意してください。

さて、私も買い物を時々しますが、その中で気付いたことをお話しします。

ある種のものを扱う量販店のことです。この種の量販店は大型のものが多く、価格も競い合い、競争が激しいことで知られています。私も以前は、どの店と決めた店はなく、家から近い店を使っていました。ところが、最近、気がついたのですが、ある会社のチェーン店の応対が抜群にいいのです。最初は、それほど気付かなかったのですが、徐々に他の店との差に気付いてから、今ではもうその店にしか行かなくなりました。どこが違うかと言いますと、まず係の人の数が違います。他の店ですと、係の人を探すのに苦労しますが、この店には、店員が多く、呼べばすぐに来てくれます。次は、応対が丁寧です。一番感心したのは、私が求めていた製品がその店になかった時です。係の人は、まず、取り寄せですとどのくらい時間がかかるかを説明しました。さらに、急ぐのであれば、熊本市内でおいてある数軒の他の会社のチェーン店を紹介してくれました。このようなことが数回続き、対応の仕方はどの店員も同じでした。ある店員は、自分が詳しくない時は、専門のより詳しい店員をすぐ呼んでくれました。そのうち私は、子供達や家内にもこの店を勧めるようになりました。そして、これも最近偶然ネットで見つけたのですが、このチェーン店の親会社が、抜群の営業成績をあげ、他の量販店と著しい差が出ているのを目にしました。多分、私の行く店以外の同じチェーン店でも同様のサービスを行なっているものと思いました。

私は、このような経験から、当院の応対はどうだろうかと思いました。患者さんへの応対は、ちゃんとできているだろうか。外来患者さんへ応対する人の数は充分なのか。また、接遇はしっかりできているのか。今一度、原点に戻って謙虚に見直す必要があると思いました。

病院は、患者さんに選ばれているのではないかと思います。我々の病院は、「患者様の声シート」という病院に対する意見書をいつも参考にして病院を改善しようとしています。毎週金曜日に「患者様の声シート」を回収し、火曜日の朝、幹部会議ですべてを検討し、改善するところはすぐに実行に移していきます。また、個人やグループに対するクレームやお褒めの言葉もすぐに担当者に直接配布しています。この中で、外来の紹介患者さんが、当院の接遇に腹を立て、「先生はしっかり診ていただきましたが、私はもう二度とこの病院は受診しません」と言われたことが何回かありました。以前は、このような内容の話は聞いたことがありません。といいますのは、患者さんは、紹介された先生を選んで受診しているのですから、多少の接遇の悪さは我慢して通院されると思っていました。ところが、最近の患者さんは、接遇に対して我慢ができず、病院を平気で変えるようになってきているようです。

当院は、外来サービス向上委員会、病棟サービス向上委員会を中心に、患者さんの目線で、サービス向上、接遇の向上に力を注いでいます。職員の皆様の一層のご理解とご協力をお願いいたします。

医学生のアルバイトについて

皆さん、毎日雨ばかりでうっとうしい日が続きます。それでも少しは涼しくなり、秋近しですね。来る九月一八日は、熊本市で最大のお祭りの〝藤崎宮秋季例大祭の馬追い〟が行なわれます。今年は、熊本地震のため参加するグループが少なくなるとのことで少し寂しいですね。

さて、本日は、来年度から当院で研修を希望する医学生のマッチングのための選考会での話です。今年は、希望者が多く四〇名を超える医学生の面接試験を二日に分けて行ないました。私も面接官として、二日で約二〇名を面接しました。いろんな大学から医学生が参加しましたが、皆さん優秀な人ばかりで、正直なところ優劣を付けるのが非常に難しくなっています。

面接ではいろんなことを尋ねるわけですが、今回最も驚いたことをお話しします。それは学生時代のアルバイトのことです。ある女子学生でした。「あなたはアルバイトをしたことがありますか」との問いに、彼女は、「夜の飲食業のアルバイトをしています」と答えました。詳しく尋ねますと、レストランで、夕方から閉店するまで働くそうで、もう何年も務めているとのことです。「どうしてそのアルバイトを選んだのですか」との質問に、「実は、家庭教師などのアルバイトの方が報酬は高いのですが、将来医師になることを考えると、いろんな人に接して、社会人としてのマナーを身につけることができ、さらに最も大事なコミュニケーション能力を身につけるにはこのアルバイトが最適と思いました」と答えたのです。これにはとても感動しました。さて、今回の面接ではさらに驚いたことに、このような飲食業のアルバイト経験者の多いことです。中には、前述の女子学生と同じレストランで働いているという人もおり、そのレストランのアルバイターはすべて医学部の学生だというのです。その人達のアルバイト選択理由も同じで、社会人として働くことにより、コミュニケーション能力を身につけることのメリットを強調していました。

このように最近の医学生の皆さんは、私達の世代に比べますと、モチベーションも高く、プロ意識もすでにあるようで、とても感心しました。また研修医の皆さんも、私達の世代に比べますと数段ビジネスマナーがいいように思います。

願わくば、今の気持ちをこれからもずっと持ち続けることが大事だと思います。

病院構内発バス路線が始まります

皆さん、シルバーウイークは、いかが過ごされましたか。季節はさらに進み、気温もかなり下がって秋らしくなってきました。ナシやブドウ、クリなど秋の果実が八百屋やスーパーにあふれんばかりに並んでいます。食欲の秋ですね。体重増加にご注意ください。

さて、当院は、長い坂のために歩いて通院する患者さんから病院構内へのバスの乗り入れの意見が、モニター会議などで寄せられていました。このため以前、路線バスの玄関前への乗り入れを熊本市営バスを運営する熊本市に数回陳情したことがありましたが、うまくいきませんでした。ところが、今回、熊本市営バスが、民間の都市バスに変更されたこともあり、都市バス会社と交渉した結果、新たに病院構内発のバス路線を新設することで積年の願いが叶うことになりました。

バスは、熊本城巡回バスに使われているような小型のものです。停留所は、病院から坂を下りて病院前、交通センター、市役所前、通町、水道町で、その後折り返します。折り返しますと通町、市役所前、交通センターからこのバスに乗り、当院へ来ることもできます。時間は、一時間ごとです。一〇月一日から開始し、運賃は一五〇円（子供半額）となります。

これで患者さんの利便性も向上すると思いますが、乗客が少ないと赤字となり、赤字分は当院の負担となりますので職員の皆さんもご利用願います。いろいろ問題が出てまいりましたらその都度、会社と相談し改善していく予定です。皆さんのご理解とご協力をお願いします。

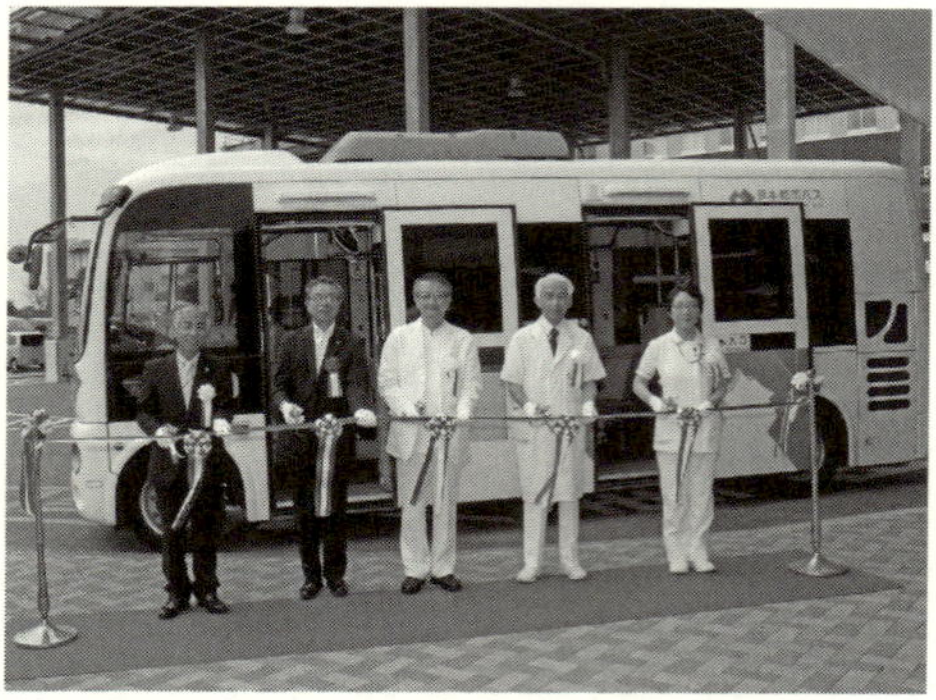

熊本都市バスの病院構内への乗り入れで便利になりました。左より内田事務部長、都市バス社長、著者、片渕副院長、佐伯看護部長によるテープカット。

医師の不養生

皆さん、秋雨が続き、何となくうっとうしい日が続きますね。今日で九月も終わり、明日からは一〇月、天気もよくなるといいですね。

さて、私事ですが、最近私の知り合いの医師二人が亡くなられ、お一人の〝偲ぶ会〟に出席しました。またもう一人の方は、同じ機構の病院長をされていた方ですが、急にお亡くなりになりました。その他にも、同級生の医師数名の訃報が届いた年になりました。病名は、胆管がん、膵臓がん、心筋梗塞などでした。

私達は団塊の世代で、同級生の数が多いため、生まれてすぐから競争が激しく、みんな猛烈に働いてきて、それに何の違和感も持たないような世代だったと思います。私も、医療の世界に身を置き、患者さんのために、社会のためになどと理由をつけて、家族を犠牲にして働いてきたんじゃないかと今頃反省しています。恐らく亡くなった友人達は、若い頃自分の健康に余り注意しておらず、いつのまにか生活習慣病にかかり、六〇歳過ぎてから致命的な病気に罹患したと思います。

ふり返りますと、私が糖尿病と診断されましたのは、四五歳くらいの時だったと思います。それも、生命保険の掛け替え時、生命保険会社の尿検査で糖尿が判明したのです。その時は、ペットボトル症候群（糖尿病のために喉が渇き、水分補給のためいつもペットボトルを持っている状態）がすでにあったのですが、自分では全く健康と思っていました。当時、私は受持患者さんのことや、いろいろな院内の仕事のストレスに対して、毎晩ウイスキーや焼酎の深酒をしておりました。特に家内が旅行などで不在の時は、どの位酒を飲むと肝機能に変化がでるか試すために角瓶を半本くらいのんでいたこともあります。そんなことをしたので、天罰でしょう、尿意をこらえて迷走神経反射で意識をなくし倒れたこともあります。こんなまねをしてはいけません。

若い時から、健康に注意し、ほどを知ることが大事です。特に標準体重やＢＭＩに注意し、適度な運動を行なってください。仕事に熱中する余り、自分の健康を忘れてはいけません。程度というものがあります。私達の世代のようにならないようにお願いします。

国立病院機構では、検診を義務づけています。政府も、治療よりも予防を重要視し、予防の目標値を決めて、国民の検診を強く促しています。皆さん検診を必ず受けて、自分の健康は自分で護ってください。特に医師の方は、私のようにならないように、ご家族のためにも若いうちから健康に留意してください。

アメリカ留学の思い出

皆さん、すっかり秋らしくなりましたね。朝晩は肌寒いほどです。しのぎやすくなり、食べ物がおいしくなり、読書などもしたいですね。

さて、今回は、私事で恐縮ですが、約三〇年前のアメリカ留学の思い出を書いてみました。若い先生方で将来留学したいと思っている方の参考になれば幸いです。

私は、一九七三年に東京医科大学を卒業して、すぐに熊本に帰り、熊本大学第二内科で二年間の研修を行なった後、医局人事で同期の仲間と二人で天草の病院（天草中央病院）に赴任しました。その当時、天草の病院には内科の指導医の先生はおられず（ずっと年齢の上の副院長先生などはおられたのですが、あまりに年齢が離れており、相談はできませんでした）、もっぱら、年齢の近い外科の先生からいろいろ教えてもらっておりました。その中で、私達と一緒に赴任された外科部長の先生はアメリカ留学を終えて、二年くらい他県の地域の病院に勤務されたあと、私たちと同じ病院に来られた先生でした。この先生から、アメリカ留学の話を詳しく聞き、「君たちも留学への道もあるよ」といわれ、すっかりその気になりました。そこでアメリカで医療ができる資格を取る試験、ＥＣＦＭＧがありましたので、友人と二人で一生懸命勉強しました。そして一年後には合格しました。しかし、人生はそう簡単にできておらず、その年から留学するためには今のＴＯＥＦＬみたいな英会話の試験も必須となったのです。それ以前はその項目はありませんでしたので、英会話の勉強はまったくしておりませんでした。そこで天草勤務の約束の二年は終わり、医局に帰り、アメリカへの留学はかないませんでした。しかし、私は、いつの日かチャンスがあればアメリカに留学するぞと強く思いました。

その後、数年してから東京医大の野球部の二年後輩が、「アメリカへ研究留学の話があり迷っているがどうしたらいいか」と相談してきましたので、チャンスがあれば躊躇することなく留学するようにと勧めました。その後、彼は、奥さんとダラスに三年くらい留学し、すばらしい業績を上げ、アメリカ人のように精神的にもアグレッシブになって帰ってきました。私は、内心うらやましくて仕方がありませんでした。

一方、私も、一九七八年のカナダで開催された国際血液学会に医局の先輩にくっついて、初めての外国、アメリカとカナダを訪れました。当時は、学会で外国に行く場合、せっかくだから観光もしてこいというお許しがあり、全部で一四日間くらいの旅程でした。ニューヨーク、モントリオール、バンフ、カナディアンロッキー、バンクーバー、サンフランシスコなどを堪能しました。そしてアメリカ、カナダが大好きになって帰ってきました。当時のお金で一〇〇万円くらいかかったと思います。家内は、この時は何にもいいませんでしたが、その後、年が経つにつれ、「あのとき家庭はひどい状態だったのに、有り金全部を持って行って、ひどい人だと思った」といわれ、その後この旅行のことは話さないようにしています。

その後、一九八〇年、高月清先生が教授として赴任してこられ、一九八三年、山口一成先生と二人で高月先生の出席されるコールドスプリングハーバー（アメリカ、ニューヨークの近く）の国際レトロウイルス会議に、鞄持ちでついて行きました。この研究会は今から思いますと、とても記念すべき研究会で、後でノーベル賞を受賞したフランス・パスツール研究所のモンタニエ教授が、この研究会で初めてエイズウイルス発見を発表しました。この研究会には、レトロウイルスの世界のトップ研究者がすべて出席していました。その中でも、レトロウイルスが原因の成人T細胞白血病（ＡＴＬ）を発見した高月先生は際立っておられ、世界の名だたる研究者が高月先生のところに親しくあいさつに来られるのを見て驚きました。そのたびに私達二人を紹介していただきました。

高月先生が熊大に来られてから私にも運が向いてきました。私の仕事は、一貫して急性骨髄性白血病の治療でしたが、退局した先輩から受け継いだＡＴＬの症例もたくさん受け持っておりました。そして、ＡＴＬの症例報告をするうちに、ＡＴＬには臨床経過が異なる症例があることに気が付き、症例を整理することでＡＴＬの病型分類を提唱し、論文化しました。そしてこの論文で博士号をいただきました。

そのころは、医局の人たちが次々に国外に留学し、私も勿論留学したかったものですから、わざと医局の自分の机の本棚に留学と大きく書いた紙袋を置いてアピールを始めました。その後、医局のみんなが、あいつは留学したいんだということに気づき、やがて彼は留学するんだというような雰囲気になっていきました。そしてついに、高月先生が私に「今度は河野君が留学する番ですね」といわれました。

それからが大変でした。留学先を探すために、自分の研究分野で名前だけ知っているアメリカの有名な教授宛に総計で三〇通くらい「留学させていただきたい」という手紙を送りました。すぐ返事が来たのは断りの手紙ばかりでした。そのうちロスアンゼルスのＵＣＬＡから、「来てもいいよ、ただし自費で」というのがありました。家内と相談して、「少しはお金を出せないのか」という返事を書きましたら、「年間五〇〇〇ドルでどうだ」という返事と、山のような研究計画書が小包で送られてきました。自分で研究計画を作り、日本で研究費を取って持ってこいということでした。他にいい話もないので、ロスに行くかと思っておりましたところ、最後にもう一つ手紙が返ってきました。それを家内に見せますと、年俸一万六千ドル（当時の日本円で三〇〇万円くらいでしょうか）でどうかといってきているよというじゃありませんか。それはミネソタ州ミネアポリスのミネソタ大学の臨床腫瘍部門の、Clara.D.Bloomfield教授からの返事でした。そこで一も二もなく行くことにしました。

それからがまた大変です。私は英会話が全くできません。熊本在住のカナダ人の女性に家庭教師を頼み、週に一回の個人教授をお願いしました。約三か月の個人教授だったと思います。後から聞いた話では、そのカナダ人が、「文夫はこりゃあとてもだめで、留学なんかしたら相当苦労するんじゃないか」といっていたそうです。自分でも心配になり、留学した先輩にどうしたものだろうと尋ねますと、「心配ない、どうせちょっとくらい英語ができても、現地に行けば全く分からないから心配してもはじまらない」。その話を聞いて、そんなもんかと妙に落ち着きました。ところが後から考えてみると、彼が留学した大学のボスは日本人だったのです。

こんな状況で、留学するのですから家内はとてもじゃなかったようです。家内は、英文科の大学を出ており、英語が専門でした。私と結婚したときから、私が将来留学するといっておりましたので、それを真に受け、英会話の準備をずっとしておりました。それがとても役に立ったわけです。彼女はいくつかのサークルに入り英会話を勉強していたのですが、その中の友人が、なんとミネアポリスに住んでいるアメリカ人老夫婦を紹介してくれました。この友人こそ、当時、熊本大学工学部教授で、後の熊本大学学長の埼元達郎先

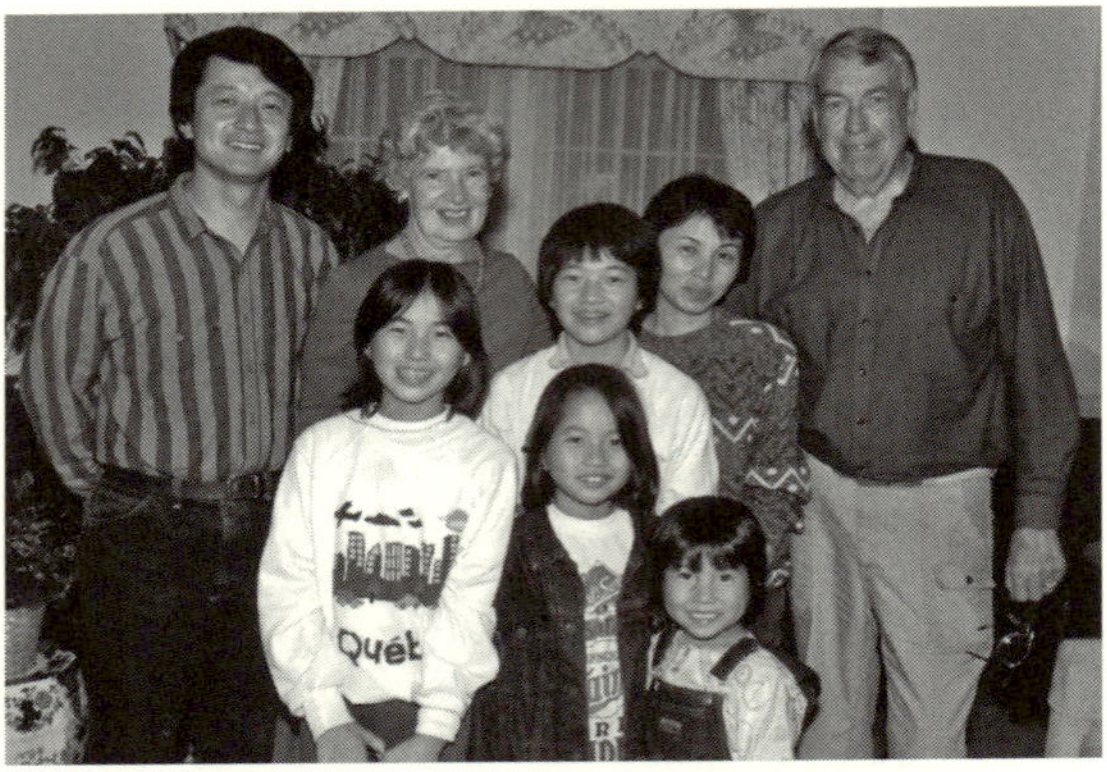

ミネソタ州ミネアポリスで。 実の親のようにお世話になったBea&John Laddご夫妻と家族。

生と奥様です。この紹介で私達の留学生活がどれ程助けられたか、まさにお二人は恩人です。今も家族ぐるみのおつきあいをさせていただいています。家内はこの紹介された老夫婦に直接電話をかけ、連絡を取り、留学するときには、すでにアパートや子供達の幼稚園、小学校まですべて用意がなされていました。子供の通う校区など私達の希望を聞いてくれたのです。アパートや学校の写真も何枚も送ってきました。

そういうことで、ほかの留学生に比べればとてもラッキーな留学生活が始まりました。しかし、子供四人を連れての留学生活はどれほど大変だったか、家内には今でも頭が上がりません。また、予想どおり、私は全くアメリカ人の会話が分かりません。多国籍国家アメリカでは、インテリとか、上流階級の人になればなるほど、英会話はもとより多国語を話すのは常識で、たとえ海外からの留学生でも、医師ともなれば英語が話せないなどというのは考えられないわけです。従って私の会話力からは、どこか途上国から来た難民と思われます。カフェテリアのアルバイトや、レストランの女の子が私の英語を聞いて眉をひそめ、何を言っているのか分からないので、変な顔をするのです。こちらは、落ち込み、暗くなるのです。医局でも同じで、若い研修医からも相手にされず、これはもう人種差別かなとも思いました。

しかし、私だけではなく、日本人の留学生はほとんど私と同じような状況の人が多かったと思います。自然と日本人の留学生ばかりが病院のカフェテリアに集まり、くだを巻くという結果となりました。日本人留学生の中にはアメリカ人が嫌いになり、精神的な病気となり、何のために留学したのというようなことになる人もいました。そんなとき私にとって、一番頼りになったのは、私を雇ったアメリカ人のボス（女性教授）でした。この人は医局の人には「横暴だ」とひどく嫌われていましたが、唯一の日本人留学生の私には本当によくしてくれました。「この日本人留学生は、今はあまり英語が話せないが、立派な英文論文をいくつか書いており、本当はすばらしい血液学者なんだ」と周りの人に話してくれました。そんなことは聞いていて分かるのです。一般的に、日本人留学生を雇用したことのある教授は、日本人が特別英語を話せないということを知っていたように思います。したがってそのような理解のある人たち以外の人と話す時がストレスを感じました。

というようなわけで、私はアメリカ留学で、英語ができないことから来る引っ込み思案と、阻害された人種差別的な感じを体験しました。

これではいけないと、家内や、家内のアメリカ人の友人に勧められて、この時住んでいた地域のコミュニティーセンターで、難民を対象とした無料の英会話教室があり、私はこの教室に半年ほど通うことになりました。そこには、いろんな外国人、様々な年齢の人がいました。体の大きなメキシコの中年男性は、いつもfor exampleといって、たどたどしい英語でしたが、堂々と話していました。韓国から来た私より少し若い男性は、昼はどこかで働いて、夜に英会話に来ていましたが、とてもインテリで多分韓国の大学を出ていたと思います。いつも日本人の私を意識して、ソウルのほうが東京より大きな都市だとか、競争意識をあからさまにしていました。しかし、私は、彼と親しくなるに連れ、彼の父親が、戦前、日本の炭坑、それも大牟田で強制労働を強いられていたことを知り、彼が日本人に対して悪感情を持つに至ったことがよく理解できました。そして彼の気持ちもよくわかりました。それからいつの間にか彼とはすごくいい友人になりました。私がその英会話教室を辞めたあとも、何回か彼から電話があり、職場でのアメリカ人による人種差別に対しての怒りを話してくれたりしました。私は、「君は優秀だから、いつかは彼らを見返すときが来るから、今はよけいなことを考えずにがんばれよ」と伝えたと思います。さらには、アフガニスタン、カンボジアの友人は、ともに本当に政治的理由から逃げてきた難民で、アフガニスタンの友人の兄は、母国にとどまり戦っているといっていました。他にも、香港、台湾、ブラジル、グアテマラなど多くの友人ができ、お互い下手な英語で帰りのバスの中でよく話しました。ただし、これらの友人とは、英会話学校を辞めてからは全くつきあいがなくなりました。みんな、昼間は食べるために必死で働いている人たちばかりで、私のようなお気楽な身分の人はいませんでした。

一方、私は、日本と異なり、夕方は五時過ぎには帰宅する毎日でしたので、家族と接する機会は日本とは比較にならないほど濃厚でした。日本では、仕事にかまけてほとんど家庭は顧みないため家族と疎遠でしたが、留学したおかげで普通の家庭の親子関係が築けたと思っています。また、家族は、米国のいろんな人たちと友人になり、三〇年以上経た今でもつながりを持っています。家内は帰国してから日本でもいないような親しい人の葬儀にすでに三回渡米しています。娘達四人はミネソタなまりの英語をものにし、そのミネソタの贈り物でそれぞれの人生へこぎ出しました。

私は、なかなか英語がうまくならず、帰国後もラジオの基礎英語を始めたり、やめたり。しかし、私の人生は、この留学で一八〇度変わったと思います。いろんな影響を受けましたが、一番痛感したのは、このような過酷な条件の中で、家族六人、二年間何とか生き抜いたということで、自信のようなものが出来ました。実際、帰国してからもいろいろ苦労はありましたが、留学時のことを考えますと、なんといっても日本でのことですので比較にもなりません。

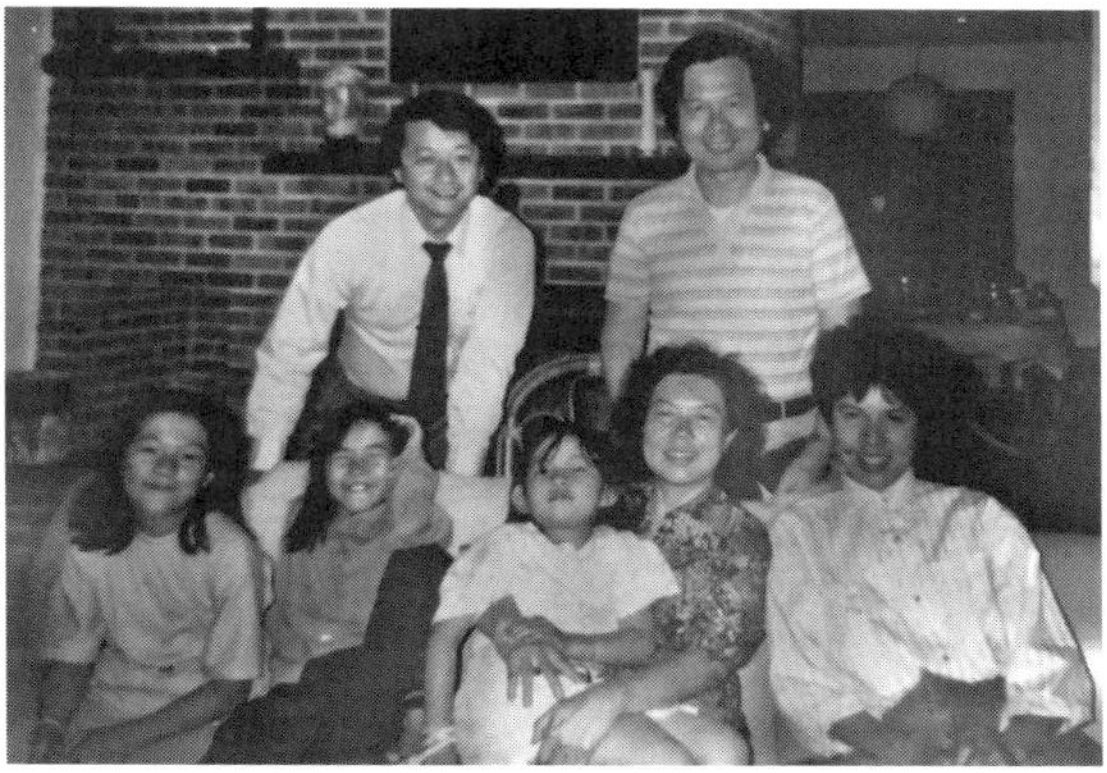

Eileen & Charlie Son ご一家
右前から長女のスーさん、アイリーンさん、右後がチャーリーさん（Son 先生）。ご夫妻とも日本語が堪能で、お得意の中華料理をいつもごちそうになった。スーパーマーケットでアイリーンさんから家内が声をかけられて知り合いになった。

もう一つは、人間の本当の価値は、職業とか、身分とか、金持ちとか、地位とかではないということを実感したことです。一言で言いますと価値観が変わりました。お金とか地位とか物に、以前ほどこだわらなくなりました。私達をお世話いただいたミネソタの老夫婦が二組ありまして、一組は、先ほど述べましたアメリカ人のご夫婦で、すでに金融仲買業をリタイアされておられ、私の両親とほとんど同じ年代でした。もう一組は台湾から米国に帰化し、ミネソタ大学工学部でダムを研究されていた教授ご夫妻でした。両夫婦ともに、いつも優しく、まさに親のように接していただきました。このような人たちと接しておりまして、世の中にはとてもすばらしい、大きな人格の方々がおられるのだなあと気づかされました。両夫婦ともに、私達を知られる前から日本人の友人がおられ、とても日本人に好印象をお持ちでした。子供達のことが大好きで、いつも子供の

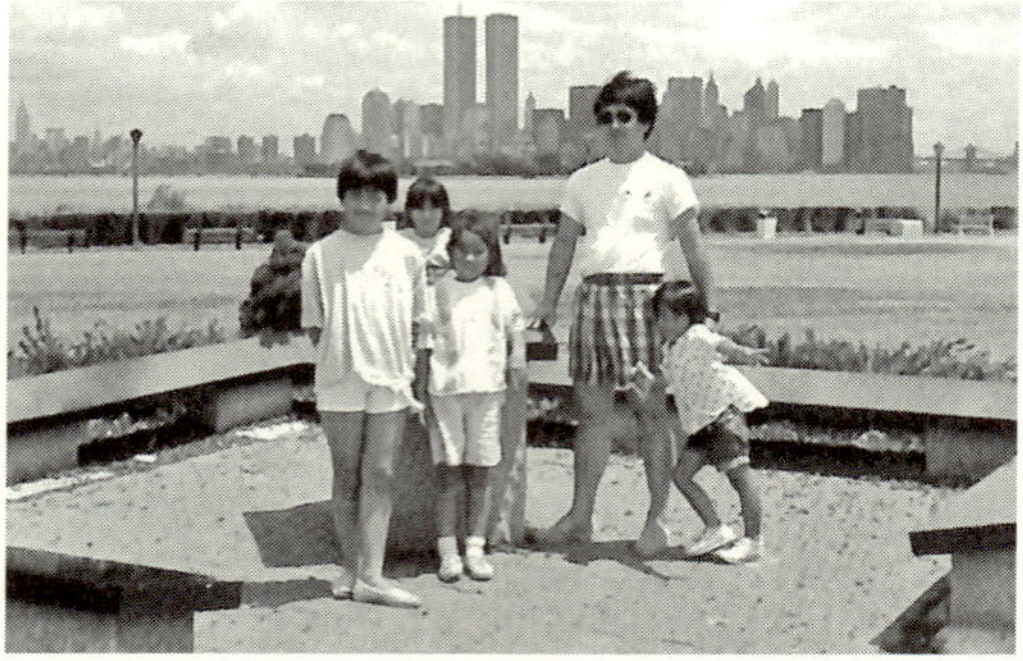

ニューヨークへも車で旅行しました。自由の女神の公園から今は亡き世界貿易センタービルを背景に。

お世話をしていただきました。また、私にはゴルフや魚釣りなどを教えていただき、「文夫、人生はもっと楽しまないといけないぞ」といわれているような気がしました。それまでの私は、一つの生き方しか知らず、本当に保守的な、上昇志向の強い、鼻持ちならない男だったと家内がいっておりますし、私もそうだったと思い当たります。ただし、帰国してからは、また、全く元のような生き方しかできず、ゴルフも魚釣りもやりませんでした。

こんな留学経験が、当院に赴任してから、当時の院長だった蟻田先生から勧められた途上国との国際交流に対して、特に違和感を覚えなかった理由の一つではないかと思います。

私たち家族の留学体験は、かなりラッキーな面が多く、留学された皆さんが私たちのような恵まれた留学をされたわけではないと思います。留学で成功するためにはいくつかの条件がありますが、最も大事なことは十分な準備をしていくことです。会話の勉強が最も大事であることは当然ですが、家族みんなで留学の準備をすることが必要です。現在は、私たちの時代と異なり、簡単に外国に行けますので、留学しようと思うところへは前もって見学に行くこともできます。そこで短期滞在して留学に値する場所なのか十分に観察するのがいいと思います。また、留学しようと思う人は、お金も準備する必要があります。最初から給料を出してくれるのかどうかわかりませんので、しっかり貯金して留学資金をためておくことが大事と思います。

敷地内禁煙について

皆さん、一〇月も半ば過ぎました。急激に季節が変わり始めました。一〇月一一日には、この秋初めてのインフルエンザAの患者さんが救急外来にみえました。近々、当院でもインフルエンザの予防接種を行ないますので、希望される方は忘れないで接種を受けてください。

さて、厚生労働省は、一〇月一二日、二〇二〇年東京五輪・パラリンピックに向け、他人のたばこの煙を吸わされる受動喫煙防止策として、病院や学校を敷地内全面禁煙とする強化策の案をまとめ公表しました。違反した場合、施設の管理者だけでなく喫煙者本人にも罰則を適用する方針とのことです。今後、関係各省庁や、たばこ業界との調整が必要だそうですが、遅くとも二〇一九年までには法律が施行されることは間違いなく、それよりもっと前倒しになる可能性もあります。

当院では、前院長の時代に一度敷地内禁煙を行なったことがあります。ところが、患者、職員の喫煙者が、二の丸公園側の敷地外で喫煙するようになり、これを見た観光客や地域住民から「敷地外喫煙が見苦しい」との苦情と投書が多数寄せられ、前院長が建物内禁煙への後退を決断され、駐車場に喫煙室を設置され、現在に至っています。

また、病院機能評価や、がん連携拠点病院の施設基準にも、「敷地内禁煙が望ましい」とされており、いずれ厳格な敷地内禁煙が決定される機運にあります。

従いまして、法律施行後は、必ず当院でも敷地内禁煙を導入することになりますので、皆さんもそのつもりで気持ちの整理をお願いいたします。

一方、禁煙治療に関しては保険適用が認められ、ニコチン依存症管理料や、ニコチンパッチなど保険が適用されています。禁煙治療が保険適用される医療機関は、敷地内禁煙であることなど一定の要件を満たして届け出の上、認可を受ける必要があります。最近、この届け出をして禁煙治療を行なっていた医療機関で、職員が常時施設内で喫煙した事実が発覚し、それまでのニコチン依存管理料を全額返還させられた病院が話題になりました。当院でも禁煙外来の設置を検討しなければなりませんが、このような事例にならないようにしたいものです。

（私が退任した後の、平成二九年五月三一日世界禁煙デーから、熊本医療センターは全敷地内禁煙となりました。）

附属看護学校設立七〇周年記念式挨拶と先輩小山珠実さんの特別講演

皆さん、こんにちは、学校長の河野でございます。本日は、国立病院機構熊本医療センター附属看護学校設立七〇周年記念式に、多数ご参加いただきまして誠に有り難うございます。

熊本震災後、六ヵ月が経過致しましたが、まだまだ復興の兆しは遠いように思われます。本日ご出席の皆様の中にも被災された方が多数おられると思います。心からお見舞い申し上げます。

当看護学校も、熊本医療センターも被災しましたが、職員は勿論、当看護学校の学生諸君、教職員の皆さんの献身的なご協力により何とか乗り切ることができました。当看護学校、熊本医療センターは今後も県民の皆様とともに復興に向けて一歩ずつ歩いて行きたいと思います。

さて、当看護学校の前身であります国立熊本病院附属看護婦養成所は、昭和二二年、新制度による専門教育機関、甲種看護婦養成所として、第一期生二〇名の入学式を挙行致しました。創立七〇周年と言いますのは、この新制度によるものです。その時の養成所長は、当時の国立病院長の山田政信先生、教務主任は佐々木光義先生、係婦長は濱田マスエ先生、吉田カヨ先生、伊佐マル先生でした。

この中で、伊佐マル先生は、その後の看護教育の発展の功績が認められ、ナイチンゲール記章を受けられました。そして、そのナイチンゲール褒章は先生が生涯にわたって最も愛された当看護学校の応接室に大切に保管されています。当院の看護学校は、伊佐先生を始めとして、当院に奉職されました多くの教職員の先生方の献身的な教育により素晴らしい成果を収めてまいりました。改めて御礼申し上げます。

また、当看護学校、熊本医療センターは、永くこの地にありますことにより地域の皆様との関わりを大切にしております。学生は、多くの地域の行事に参加することで、社会とふれあい、地域の住民の方々から多くのことを学んでおります。いつもお世話になっております地域の皆様に深く感謝致します。

そして、本年三月に第六七期生が卒業し、当看護学校の卒業生数は二六〇〇名を超えました。本年四月には第七〇期生四五名が入学しました。当看護学校を卒業された先輩は、熊本医療センターをはじめ、熊本県は勿論、全国の医療施設で、ご活躍され、文字通り日本の看護を支えて来られました。

本日のこの記念すべき日の特別講演は、当校の誇るべき先輩、第二九期生の小山珠美《こやまたまみ》さんにお願いしました。小山珠美さんは、ＮＨＫテレビ・プロフェッショナル仕事の流儀で取り上げられました摂食嚥下のプロ中のプロです。素晴らしいお話が聞けると思います。

最後に、熊本医療センター附属看護学校の益々の発展と、学生諸君、先輩諸氏のご活躍を祈念して設立七〇周年のご挨拶と致します。皆様本日は誠に有り難うございました。

食いしばりとは

皆さん、秋晴れの気持ちいい天気が続き、少し気分もよくなりませんか。しかし、季節の変わり目で体調が悪くなられる方もおられると思います。充分体調に気を付けてください。

さて、私は最近、朝起きると下顎の前歯の一本がぐらぐらして痛くなり、午前中は食事をしっかり噛めなくなりました。歯科に受診し、見てもらいましたら歯がすり減ってかみ合わせが悪くなっていました。そこでかみ合わせをよくするように歯を削ってもらいますとすっかり良くなります。しかし、傷んだ歯は、歯の根元が割れて歯根膜炎を起こしており、いずれは抜かないといけないかもしれないそうです。このとき歯科の先生が、意外なことを言われました。「こんなになる原因は、ストレスですね。歯ぎしりをされているのではないですか。歯ぎしりはストレスを発散させているといわれています」。そこで、帰ってから調べてみました。そしたら、先生の言われる通り、歯ぎしりや、食いしばりは、ストレスが原因で起きやすく、歯の病気の大きな原因になっていることがよくわかりました。私の場合は、家内に聞きますと、いびきはかくけど歯ぎしりはないそうですので、食いしばりだと思います。

ここから先は、調べたものからの引用です。

「食いしばりとは、クレンチング症候群ともいわれ、上下の歯で強く噛み合わせる事です。通常、上下の歯と歯が接しているのは、食事の時だけで、一日当たりで考えると二〇分程度です。それ以外は、上下の歯は一㎜程度隙間を開けた状態で保っているのが正常です。しかし、食いしばりの癖がある場合は、一日に一時間から二時間、大きな力で上下の歯を噛み合わせる状態になります。特に睡眠時に歯ぎしりと同じように起こります。

食いしばりの主な原因は、ストレスや緊張です。対人関係など何かしらのストレスがある場合や、緊張する場面に遭遇した場合に、食いしばりをしやすくなります。ストレスがあると、交感神経が優位になるので、口の周りの筋肉が緊張し、食いしばる状態になりやすいのです。ストレスを緩和するために食いしばりをしているという考え方もあります。もう一つの大きな要因はかみ合わせです。噛み合わせが低い部分や、高い部分があると、しっかり噛む事ができずに、脳が噛む力を強くしようと働きます。その結果、食いしばりの力が強くなる事があります。

食いしばりによる症状は、歯に起こるものから、全身的なものまで、様々な症状があります。歯に起こる症状としては、歯が割れたり欠けたりする、歯が擦り減る、歯がグラグラする、知覚過敏が起きる、歯髄炎が起きる、歯周病が悪化する、顎関節症になる、口腔乾燥症が起こる、虫歯が起きるなどです。一方、全身的な症状としては、頭痛、首や肩のこりなどがあります。」

私の場合、歯の症状はぴったしでした。下顎の前歯は、摩滅し、歯が割れ、さらに歯根膜炎をおこし、虫歯となるなどさんざんです。また、朝起きて午前中、歯が痛み、ぐらぐらしますが、午後からは歯の痛みも全く取れてしまいます。これは寝ている間の食いしばりを示しています。食いしばりが強いので歯が摩耗したり、歯の一部が削れ、その結果、かみ合わせが悪くなり、しっかり噛むためさらに食いしばりが強くなるとの悪循環もあると思います。その大本の原因はストレスとのこと。これはちょっと私の今の状況ではなかなか解決しないようです。私と同じような症状の方がおられましたら、すぐに当院の歯科・口腔外科を受診されることをお勧めします。ひどくなりますと、今話題の顎関節症になることもあります。逆に顎関節症と言われた方は、食いしばりが強い可能性があります。クレンチング症候群の治療は、歯科の先生とよく相談して行なってください。いろいろな治療法があります。

熊本地震時の予期せぬ対応

皆さん、今週初めから急に寒くなりましたね。私は、寒冷アレルギーなのか、急に寒くなった朝、家の外に出るやいなや、くしゃみが始まり、なかなか止まりませんでした。皆さんも風邪など引かないように、外出する時は服装に充分注意してください。

さて、震災後六ヵ月を経過し、被災した様々な施設や各種行政機関では、熊本地震時を振り返り、今後の対策、改善点などが検討されています。私どもの施設、国立病院機構熊本医療センターもやっと落ち着いて、様々な出来事についてもう一度、震災時の救急医療対応をふり返る時期に来ており、ＢＣＰ(Business Continuity Plan ※) に沿ったマニュアルの改訂を勧めています。

当院では、平成一〇年より開始された熊本市が行なう震度六以上の地震を想定した災害福祉訓練に毎年参加し、病院をあげて真剣に取り組んできました。その中で、震災対応マニュアルも作り替えてきています。しかし、今回の地震で、病院を統括する立場、院長として、マニュアルにない全く予期せぬことがあり、その対応で感じたことがいくつかあったので紹介します。

まず最初は、当院の救急救命の司令塔の二人、救命救急センター長と部長が、震災後当院に駆けつけたものの、まもなくして病院にいないということが判明しました。二人は、熊本県、熊本市の災害コーディネーターに指名されており、二人とも震災後は県と市の災害本部に駆けつけなければならず、当院がお留守になったというわけです。すぐにそのことに気付き、その下の救命救急センターの医長級を災害担当司令に指名し、指揮命令系統を再構築しましたが、これにまず肝を冷やしました。結果として、指名された人達は、副院長をはじめとする幹部の支援の下に十二分にその役目を全うしてくれました。

次の予期せぬ出来事は、当院は震災後の救急医療に全力を挙げて対応し、訓練通りに慌てることなく救急医療を行なったがために、当院の救急対応には問題がないと判断され、当院への支援グループの応援が遅れたことです。国立病院機構初動医療班、ＤＭＡＴ、ＪＭＡＴなどは、大きな被害のあった医療施設や避難施設に集中し、一見順調な救急医療を提供している当院へは、なかなか応援に来てくれず、その結果、職員がかなり疲弊してしまいました。特に事務方の疲弊が激しかったと思います。今回の反省点は、我々に震災後の救急医療が長期に及ぶとの認識が足りなかった点が上げられると思います。震災の大きさから、震災後の長期の救急医療に備え、早くから災害本部にもっと強力に人的応援要請をするべきであったと思われます。

さらに、次のことが最も重要なことですが、応援する支援医療班に対する対応(受援時の対応)です。我々が必死で救急医療活動を行なっている時に、応援に駆けつけてくる支援医療班は全く未知の方々ですので、コミュニケーションが取りづらく、また彼らはすぐにでも働きたいため、遠慮のない助言や意見も多く、時には煩わしさすら感じました。さらに、多くの支援医療班は、その支援病院の精鋭で部長級の先生方が多く、軽い仕事をお願いしづらいなどの遠慮も出てしまいました。このようなことの解決策は、支援医療班に対応する部署、受け皿をしっかり作ることです。私はそのことに気づき、すぐに受け皿として支援医療班と気持ちが共有できる当院の支援医療班（ＤＭＡＴ）が当たるようにし、仕事の内容にかかわらず、遠慮せずに、次から次に仕事を割り振るように指示しました。当初、その受け皿設置以前は、支援医療班に待機してもらうこともありましたが、受け皿がしっかりしてからは順調に回転しだし、結果的に職員の疲労が大幅に軽減し、支援医療班には大変お世話になり助かりました。これは当院だけでなくほかの施設にも言えることで、受援時には、支援を行なう支援医療班に指示したりサポートする部署がしっかり設置されていることが非常に重要であることを痛感しました。

以上のようなことは、震災前には予想もしなかったことで、実際の災害時には非常に大事なことです。このような震災前には予想もできなかったことが、医療機関や行政などそれぞれにあると思われます。このようなことこそ、しっかり報告していかなければならないと痛感した次第です。

※ＢＣＰ（Business Continuity Plan）：大災害や事故などの被害を受けても重要業務が中断しないこと、もしくは中断したとしても可能な限り短い期間で再開することが出来るよう、事業の継続に主眼をおいた計画。

臓器提供を受けた患者さんからのサンクスレター

皆さん、秋も深まり、朝夕はかなり寒くなりました。幸い、まだインフルエンザは流行しておりませんが、体に充分注意してください。

さて、先週お知らせしましたが、当院で行ないました熊本県の脳死下臓器提供三例目が無事終了し、心臓、肝臓、腎臓、膵臓のレシピエント（移植希望者）への移植もすべて成功しました。これまでの熊本県での脳死下臓器提供は当院がすべて行なってきました。

このたび、当院で行ないました第一回の脳死下臓器提供で、臓器提供を受けられた患者様より、臓器提供を行なった当院のスタッフに対してサンクスレター（感謝のお手紙）が届きましたのでご紹介します。以下全文を記します。

〝提供施設の皆様へ

この度は、臓器提供に対しまして提供施設の皆様のご尽力を心から感謝申し上げます。

昨年三月に提供していただいた大切な命は胸の中で動き続けています。体が動くほどの鼓動と冷たかった手足の温もりを感じた時には、提供された方の力強さに驚かされる毎日でした。三年前、心不全が進み、車椅子を押してもらい、地元にはもう帰れないだろうと思い、覚悟して大阪の病院へ転院してきました。しかし、今あきらめていた移植を受けさせていただき、自分の足で歩き、生まれた空の下で生きています。家族で食事ができること、肩まで湯船につかれること、普通の暮らしが普通におくれる毎日を幸せに思います。これもご家族の悲しみの中、臓器提供のご決断をしていただいたご家族の皆様、ご家族の意思を繋《つな》いでいただいた病院関係の皆様のご理解と温かいお気持ちがあったからこそ実現でき、生きる希望を与えてくださりました。これからは繋いでいただいたご縁を大切に、この尊い命を守っていきます。そして提供していただいた方と一緒に一日一日を生きていきたいと思います。この度は本当に有り難うございました。 心臓移植レシピエントより〃

また、これとは別に、移植施設のレシピエント移植コーディネーターからも、〃提供施設病院長並びに関係スタッフの皆様へ〃という大変ご丁寧な、レシピエントの経過説明と、感謝の手紙が届いています。

この手紙にある当院で初めて行ないました脳死下臓器提供は、我が国で三一五例目でした。このように、臓器移植は、文字通り患者さんの命を救う最後の手段ですが、成功すれば本当に新たな命をもらうことになります。我が国には、臓器移植を必要としている沢山の患者さんがおられますが、それに対応する臓器提供者数はまだまだ足りず、臓器提供者を求めて外国に行かれる患者さんが後を絶ちません。脳死下移植につきましては、我が国ではまだ国民の合意が充分とはいえません。しかし、当院のこれまでの経験から、脳死下臓器移植へ理解のある方も徐々に増加しつつあります。当院は、今後も脳死下臓器提供施設としての責務を果たすべく、粛々と救急医療を行なうつもりです。皆さんのご理解とご協力をお願いします。

持病糖尿病との闘い

皆さん、一昨日から急に寒くなりましたね。日本中が寒波に襲われ、昨日、東京は積雪しましたが一一月の積雪観測は記録が残る一八七五年以来初めてだそうです。風邪など引かないように防寒にご注意ください。

さて、以前、私の不養生をご紹介しましたところ、意外と皆さん読んでいただきました。〝それでは〟、ではありませんが、私の不養生「糖尿病との闘い」をお話しします。同病の方には少し参考になるかもしれません。

私は、四〇歳くらいから太りはじめ、おそらくそのころから糖尿病を発症していたと思われます。実際に糖尿病を指摘されたのは、四五歳くらいの時に生命保険のかけ替えがあり、保険会社の医師が来られ、尿検査で尿糖を指摘されたのでした。恥ずかしながら、その時のテステープが真っ黒だったのに衝撃を受けました。なんかの間違いではと思いましたが、血糖値は正常値を大幅に超えていました。以来、食事療法、運動療法、経口糖尿病薬などで、何とかHbA1cを七・〇以下にコントロールしておりました。ところが、昨年より連日のアルコールによる消化管消毒（宴会）などもあり、体重が八〇キロを超えるようになり、経口糖尿病薬の効果も薄れてきました。そこで、一大決心をしてアルコールを止めてみました。さらに、炭水化物ダイエットを行ない、一年かけて一〇キロの減量に成功しました。しかし、HbA1cはさらに悪化したのでした。ここに至り、糖尿病内分泌科部長の西川武志先生をお頼りするしかなく、治療をお願いしました。

直ちに教育入院を兼ねた治療が始まりました。私の標準体重から、一日の摂取カロリーは一八〇〇キロカロリーでした。これを三食に分けて食べるわけです。それまで、炭水化物ダイエットと、朝食抜きダイエットでしたので、朝食のご飯の量の多さにはびっくりしました。治療は、今まで服用していた経口糖尿病薬にシュアポストが追加され、さらに昼食後の血糖値が高いので、昼食前にインスリン四単位を自己注射することになりました。これだけで、血糖値はどんどん下がっていったのです。

そして、二ヵ月後には、HbA1cは六・七に下がり、七ヵ月後の現在もほぼ同じです。三食しっかり食べることで、眩暈もなくなり、かといって体重の増加もありません。バランスのいい食事というものを入院生活で経験し、さらに栄養管理士さんの食事指導でよく理解できました。頭の中で理解できていたのと実際は大分異なっていました。

また、入院時のお腹のCT検査では、肝臓やら膵臓、腎臓が脂肪の中にうずもれていました。立派な生活習慣病と脂肪肝でした。この結果は、炭水化物ダイエットによるものと思います。炭水化物ダイエットでは、カロリーをたんぱく質や脂肪分で補いますが、油料理が好きな私はこれ幸いと、毎日てんぷらとチーズ類を食べておりました。今考えますと、眩暈の原因は朝食抜きによる低血糖や血糖値の変動が激しかったことによるものかもしれません。肝機能検査やコレステロールなども正常化しています。

しかし、油断はできません。かろうじてまだ私の膵臓の機能は温存されているようですが、今後も膵臓のβ細胞が増えることはなく、不摂生をすれば膵臓の機能は悪化するだけです。これほど分かっていても、つい美食にフラフラすることもあります。この文章を書きながら、「もっとしっかりせんといかん」と自戒しております。

賀状欠礼

皆さん、もう一二月、師走です。早いもので熊本地震の二〇一六年も終わろうとしています。その地震からの復興はまだまだで、先月の蒲島県知事の話では、家屋の解体も二割程度の進捗状況だそうです。職員の皆さんの中には、今までの家に住めなくなり、仮の住まいに移られた方も多いと思います。私もその一人で、住まいを移った当初は、体調を崩し大変でした。皆さんもどうぞ体調管理にご注意下さい。

さて、毎年今頃になりますと賀状欠礼のはがきが届きますが、今年は驚いたことがあります。賀状欠礼は、ご存知と思いますが、本年度中に身内の方のご不幸があった場合、喪に服する意味で「正月の賀状交換を辞退します」と通知するハガキのことです。したがって内容も、身内の誰それが何歳で亡くなりましたと書いてあります。この何歳に私は驚いたのです。殆んどの方が九〇歳以上で、中には一〇〇歳以上も珍しくありません。何と一番若い人で八二歳でした。そう言えば、私も五年前に父が亡くなり賀状欠礼を出しましたが、父の年齢は九〇才でした。高齢化ではなく、超高齢化時代を肌で感じるようになりました。

振り返って考えますと、今、このように高齢で亡くなっている世代、我々の両親の世代は、戦後の貧しい時代を生き抜いてきた人々で、その子供に当たる我々団塊の世代に比べ贅沢な食生活をしなかったと思います。だからこそこのような長寿になったのではと思うのです。私の母は、現在八九歳で元気ですが、彼女の二〇歳前後が戦争中であり、まともな教育や料理教室など当然無く、結婚後もそれを口実に、父や私達に食事の文句を言わせませんでした。少なくとも父は、母との結婚後は、外食を除けば粗食でした。私が結婚して、時々両親を我が家に呼びますと、父は家内の作った食事をおいしそうに、またうらやましそうに食べておりました。しかし、その母の作った粗食のおかげで父は糖尿病にもならず九〇歳まで生きたのではないかと思います。両親の世代の食事に比べ美酒美食の我々の世代が同じように長寿になるとは到底思えません。今日も自戒しているところです。

蟻田《ありた》功《いさお》名誉院長、天然痘根絶三五周年記念講演会で講演

皆さん、一二月一四日も過ぎ、震災より八ヵ月が経過しました。少しずつではありますが、壊れた家の解体工事後の空き地が目立つようになりました。

また、年末で、忘年会シーズンです。飲酒運転や、お酒の飲み過ぎによる転倒などに注意して下さい。特に飲酒運転は犯罪です。深酒の翌日は、運転しないようにお願いします。

さて、一二月一四日、くまもと県民交流会館パレアホールで〝天然痘根絶三五周年記念講演会〟が開催されました。

ご存じと思いますが、天然痘は感染力の強いウイルス感染症で、ジェンナーによる種痘(ワクチン接種)が行なわれる前までは、致命的な感染症として多くの人が亡くなる病気でした。種痘が行なわれるようになり、先進国では天然痘という病気はなくなりましたが、一九六〇年当時はまだ多くの発展途上国で種痘が徹底されておらず、天然痘で亡くなる人が後を絶ちませんでした。このため世界保健機関（ＷＨＯ）は、発展途上国に種痘を広めることで天然痘を根絶する計画を立て、発展途上国での種痘の実施を強力に行な

いました。しかしながら、途上国の中には内戦状態の国などがあり、種痘の実施は生命の危険を伴う非常に困難な作業でした。しかし遂に、内戦で混乱を極めるソマリア・エチオピアでの患者を最後に、世界中で天然痘の患者は姿を消しました。その後、二年間にわたる監視の後、天然痘患者は現れず、WHOは「天然痘根絶宣言」を行ないました。これはジェンナーの種痘に始まる天然痘ウイルスと人類の闘いについに終止符を打ち、予防医学の重要性と有効性を明示した歴史的な偉業でした。この天然痘根絶という歴史的偉業を指揮され、根絶宣言されたのが当時WHO天然痘根絶対策本部長を務められた蟻田功先生でした。この偉業は、NHKテレビの「プロジェクトX　挑戦者たち〝決戦　人類最大の敵　日本人リーダー　天然痘と闘う〟」でも取り上げられました。

講演会当日は、なんと私が先生のご講演「ヒューマニズムと平和～天然痘の根絶を通して」の座長を務め、先生のご略歴とご業績をご紹介しました。そこで、先生のご略歴を記載し、皆さんにも先生の素晴らしいご業績をご紹介します。

先生は、大正一五年五月一五日のお生まれですので、現在満九〇歳になられますが、大変お元気でお過ごしです。

先生は、昭和二四年に熊本医科大学をご卒業後、翌昭和二五年に厚生省に入省され、公衆衛生局を皮切りに主として感染症対策に従事されました。また、英国・スイス・西ドイツなど欧州各国においてワクチン製造・品質管理の研修に励み、その対策向上に尽力されました。

昭和三七年、世界保健機関（WHO）からの要請を受けアフリカ事務局に出向され、発展途上国での天然痘などの感染症の悲惨な状況をつぶさに観察され、WHOに報告されました。昭和三九年、WHOジュネーブ本部に転任され、昭和四二年には世界天然痘根絶対策本部に移られ、その後は一貫して天然痘に関する業務に携わり、流行地の種痘、ワクチンの品質向上に献身的に尽力されました。昭和五二年二月より世界天然痘根絶対策本部長に就任し、自ら世界各地に飛んで指揮を執られ、その結果、昭和五二年一〇月二六日にソマリアでの天然痘発症を最後に流行が途絶えました。その後二年間にわたる監視でも、新しい天然痘患者の発生はみられず、昭和五五年五月八日に歴史的な「天然痘根絶宣言」を世界天然痘根絶対策本部長として発表されました。

先生は、昭和六〇年にスイスより帰国され、昭和六〇年から平成四年まで国立熊本病院の院長を務められ、この間、国際医療協力を病院機能の一つとされました。また、院内感染対策として我が国でも最初となる院内感染サーベイランスを開始され、院内感染対策の厚労科研の班研究を主催されるなど、当院の発展と活性化に尽力されました。この時から現在に至るまで、当院は国際医療協力を病院機能の柱と位置づけ、発展途上国の医療従事者の研修を行なうなどの国際医療協力を行なっています。

先生は、退官後、自ら立ち上げられました財団法人国際保健医療交流センターに勤務し、開発途上国の保健医療従事者に対する研修、予防医学に力点を置いた国際的な保健計画の研究を実施するなど広く日本の国際協力に貢献されました。

これらのご業績に対し、熊日賞、朝日賞、熊本県民栄誉賞、熊本県近代文化功労者、オズワルド・クルズ賞、ＷＨＯ西大西洋地域事務局ポリオ根絶賞、さらに日本発のノーベル賞といわれます日本国際賞Japan Prizeを日本人として初めて受賞されています。

先生は、現在も当院に通院もかねて月に一度くらいお見えになり、院長室で私も親しくご指導を受けています。先生がいつもいわれる言葉は決まっています。「今何を研究していますか？　国立病院でやりたい研究があればいつでもＷＨＯや、厚生労働省に言いますから私に話して下さい」。また、「エコノミスト」などの外国雑誌を見ておられ、私達に役に立つページをコピーして持ってこられます。先生のスイスＷＨＯでの生活は二三年間に及びます。そのためと思いますが、先生と話をしていますと、途中から日本語がいつの間にか英語に変わります。その堪能な英語よりも実はフランス語の方が得意とのことですから恐れ入ります。

講演会で、蒲島知事から直接お話をお聞きしましたが、蟻田先生のご業績については、熊本県の中学校の道徳の授業で副読本「熊本の心」に取り上げられており、今の中・高校生は蟻田先生のことを皆知っているとのことでした。

蟻田先生はいつも優しい父親みたいな先生ですので、私などは全くそんなにえらい先生と意識することもなく失礼ばかりしておりますが、今回のような機会にあらためて先生が世界的な業績をあげられたことを再確認し、尊敬し、爪の垢でも煎じてのまなければと思いました。

国立病院看護研究学会学術集会、当院で開催：若手未婚とパラサイトシングルなどについての特別講演

皆さん、いよいよ今年も終わりですね。この一年間、熊本地震などいろいろありましたが、本当にご苦労様でした。よいお年をお迎えください。

さて、去る一二月一七日に、当院の佐伯悦子看護部長が学会長を務められ、第一四回国立病院看護研究学会学術集会が当院で開催されました。当日は、快晴に恵まれ、地域医療研修センターを第一会場、看護学校を第二、第三会場、さらに外来のアートストリートを示説会場として、八五〇人の看護師が全国より参加しました。地震のためとはいえ、ホテルや劇場などでなく、病院での学会の開催は初めてで、学会の準備をされた看護部の皆さんの不安、緊張はいかばかりかと思いました。しかし、看護部、看護学校、さらに病院あげての協力で、不安を吹き飛ばすような素晴らしい学会となりました。くまモンをあしらったデニムの布バック、マウスパッドなど引き出物にも、心のこもった準備が現れていました。

発表では、佐伯看護部長が「看護を熱く語る」の演題で当院の地域での役割と当院の取り組みを要領よくまとめ、当院の看護や看護体制をいかに向上させたかを紹介しながら看護を熱く語られました。また、特別講演では兵庫県立大学の筒井孝子教授の話にとても勉強させていただきました。演題は「地域包括システムにおける看護の役割」でした。この方は、前・厚生労働省国立保健医療科学院統括研究官で、看護必要度や介護の第一人者とされている方ですが、話の内容は、現在の我が国の医療全般について前半をさいて話されました。その中で、私が特に興味を覚えた内容をいくつか紹介します。「高齢化に伴い医療費が毎年一兆円増加していくが、その予算が追いつかない。その理由の一つ、税収が伸びない。消費税増税でカバーしようとしたが、延期された。そもそも消費が伸びていない。さらに消費が伸びない理由の一つ、新世帯が増えない。若年未婚者いわゆるパラサイトシングルが増え続けている。その原因は、未婚者の非正規雇用率が高いこと。このため低収入なのでなかなか結婚できない。一方、若年未婚者の七五%が親と同居している。食・住は心配ないため、低収入でも焦りがなくなっている。アベノミクスで強調されるのは消費の増加であるが、親同居未婚化が消費の足を引っ張り続ける。また、パートの主婦も増え続けているが、その収入はほとんど子供の教育費となっており、消費につながらない。日本の税金は、世帯に対して課せられるが、欧米は個人に課せられる。欧米の共稼ぎは、二人ともフルタイムが一般的。日本も安心感を与えるような社会保障制度が必要」との話でした。

その他、昼食後には、くまモンが来てくれて、I have a pen. ……などのパフォーマンスで、学会を盛り上げてくれました。

結果は大成功で、佐伯看護部長はじめ看護部の皆さん、副会長の荒川直子教育主事はじめ教員・看護学校の生徒さんお疲れ様でした。

平成二八年仕事始め式の挨拶：院長　退任を初めて公表

皆さん、明けましておめでとうございます。年末年始は、熊本県の救急医療のために多くの職員の皆さんが熱心に働いていただき、大過なく過ごすことができましたことを心より感謝申し上げます。大変ご苦労様でした。

さて、昨年は熊本大震災で大変な一年でした。しかし、職員の皆さんのおかげで、当院は震災に対して精一杯の救急医療を展開し、熊本県民のために大活躍を致しました。心より御礼申し上げます。

一方、皆さんも被災者で、ご自宅もそれぞれ大変な被害にあわれたと思います。私も、住んでいました家も実家も、もう相当古かったのですが、震災で傷みまして、それぞれ解体して今は更地になり、私はマンションの仮住まいとなっております。皆さんのご家庭も例外ではないと思います。

今年、熊本県は復興の年です。皆さん、どうぞ元気に今年をいい年にしようではありませんか。当院も、熊本県の復興のために病院を挙げて協力したいと思います。

さて、当院は、これから新外来棟建設をはじめ増築改修工事を本格化し、三年後の平成三一年八月にすべての工事が完成予定です。当院の文字通り新しい時代が始まります。

しかしながら、当院の使命は、基本理念にありますように、患者さんのために最新の知識・医療技術と礼節をもって良質で安全な医療を目指すことです。また、病院のモットーとしての、「三六五日、二四時間、全診療科で、救急医療を断らない」を実践していくことです。さらに、もう一つ、職員のＱＯＬの改善、ワークライフバランス、男女共同参画も進めていきます。当院は、以上の三点を重点項目として行なってきましたが、今年もこの三点を推進していきたいと思います。

最後に、私のことですが、今年三月末日を持って院長職を退任し、次の若い世代にバトンタッチをしたいと思います。あと残すところ三ヵ月ですが、私は最後まで全力で院長職を全うするつもりでおります。皆さんのご理解とご協力をお願いいたします。

本年もどうぞよろしくお願いいたします。

第二二回国立病院機構熊本医療センター医学会

皆さん、寒い日が続きますね。どうぞ風邪などひかないように注意して下さい。インフルエンザも、患者さんが少しずつ増えてきています。この分では二月がインフルエンザ蔓延のピークかなと思っています。

さて、一月一四日は、当院の院内学会、第二二回国立病院機構熊本医療センター医学会が開催されました。朝八時五〇分ぴったしに、私が開会の挨拶を行ないました。この学会は早いもので二二回を迎えます。私が臨床研究部長の時に、当時の宮﨑久義院長から命を受けて、はたしてできるかなと思いながら始めました。この学会の目的は三つあります。一つは当院の学術レベルを上げるために、二つ目は多くの職員の方に学会などでの発表を行なう練習もかねて、そして最後は自分の部署以外の各診療科や各部署でどんなことを行なっているのかを理解するためです。

当初は学会の運営を臨床研究部だけで行なっており、研修センターの二人の職員と、研修医及び薬剤科の数人の方に依頼していましたので、とても大変でした。しかも今と違って土曜、日曜と二日間行なっていましたので、演題数も多くとても疲れました。当時は、まだスライドの時代で、時間を大幅に延長する人や、スライドの枚数が異常に多かったり、スライドの字が小さすぎたり、内容にも問題があったり、発表形式もばらばらだったりしていました。しかし、毎年回を重ねるごとに発表も進歩し、現在のようなパワーポイントを用いた液晶プロジェクターでの発表になり、近年は格段に進歩しました。それに、私の後任の芳賀克夫臨床研究部長にはいつも立派なプログラム・抄録集を作成していただいています。

今年の発表で目に付きましたのは、片渕茂副院長の講評にもありましたように、症例発表のレベルの高いことでした。特に文献的考察が行き届いていて、すぐにも論文化できると思われる演題を多数見受けました。また、看護・事務・薬剤・栄養などの部門では、病院のサービス向上に向けた内容で成果が出ているものが多数あり、ぜひ機構のQC活動として応募してほしいと思いました。

発表いただいた中から、評価委員が論文推薦を決めますが、推薦された方は当院の国立病院機構熊本医療センター医学雑誌、または院外の雑誌にぜひ投稿をお願いします。論文を書くことにより、さらに考察が深まり、症例に対する理解も深まります。できれば論文執筆時、英語論文にも挑戦して下さい。当院の臨床研究部には、英語論文化への補助もありますし、なんといっても芳賀臨床研究部長は英文論文を毎年いくつも書かれており、英文論文を作成する上で素晴らしいアドバイスをいただけます。

私と熊本城・国立病院

今回は自分のことを少しお話いたします。私は、昭和二三年一一月三日に熊本市京町の裁判所横の母の実家で生まれました。そのとき両親は、熊本城二の丸にあった熊本医科大学微生物学教室の長屋のようなところに六反田藤吉教授ご一家、教室の皆さんと一緒に住んでいました。その当時、戦前の空襲で熊本大学医学部は病院、基礎校舎すべて焼けておりました。また、職員の皆さんも空襲で住居を失い困っていました。一方、幸いなことに、熊本城や国立病院は爆撃されませんでした。そのため熊本医科大学の事務部及び基礎医学教室は今の二の丸公園にあった旧陸軍兵舎に移転してきました。また、大学病院は国立病院藤崎台分院（今の藤崎台球場）を譲り受けて使っていました。私は、両親にとって初めての子供でしたので喜んで、父が六反田先生に「名前は何にしましょうか」と相談しましたところ、「文化の日に生まれたので文夫はどうか」と言われ、そのとおりに名付けられました。後年、六反田先生にお目にかかるとよくその話をされました。

その後、熊本市大江町九品寺の薬学部の近くに移り住みました。そのころは、まだ付近の人は薬学部を「薬専」と呼んでおりました。昭和二八年六月二六日に熊本大水害があり、白川が氾濫し、死者・行方不明者五三七人の大惨事でした。私の家は少し高台にありましたが、床下まで水が来たのは夕方でした。私の家の隣に薬局と金物屋さんがありましたが、天井まで水につかり、二軒の家族が私の家に避難され、数ヵ月間三家族が一つ屋根の下で共同生活を送りました。水害の夜、父は勤務先の国立熊本病院から帰宅しませんでした、というより帰れなかったようです。翌朝、パンやキャラメル、飴などを土産に帰ってきましたが、「もしかしたら家族は生きてはいないかもしれない」と思ったそうです。私は五歳でしたがこの水害のことをしっかり覚えています。

また、子供の頃、体が弱かったのか、何回か国立熊本病院に入院しています。その時、坂の廊下を走り回っていたのをうっすら覚えています。後年、父から、あとで出町に開業された小児科の井尻保子先生にお世話になったと聞きました。

小学校の時でしょうか、母の実家が坪井横町に転居し歯科医院を開業していましたので、遊びに行ったついでに熊本城の宇土櫓に上ったり、本丸にあった第六師団司令部跡の博物館に何回となく行きました。入場料などなく、いつでも宇土櫓に上れました。

その後、大学の夏休みに歯科治療で国立熊本病院歯科を受診し、二年前に当院でお亡くなりになりました歯科医長の吉川知彦先生にお世話になりました。その時は、旧病院本館が新築（昭和四二年三月）されたばかりで、すばらしい設備の巨大な病院だと思いました。そんなわけで、熊本城、国立病院は非常に身近に感じておりましたが、四〇歳になり、ここで自分が父と同じように職員として働くようになるとは夢にも思いませんでした。そして今年で満二七年在職したことになります。

漫画喫茶

皆さん、今日はかなり暖かくなるそうです。もうすぐ春ですね。ただ、明日からはまた冷え込むそうですのでご注意ください。また日曜日は熊本城マラソンがあります。マラソンに参加される方、救護班で参加される方、それぞれご苦労様です。頑張ってください。私も救護班で参加します。

さて、今回も私事の話で恐縮です。先週の日曜日は、家内が自分の用事があり、私は久しぶりにフリーとなりました。このような休日は滅多にないので、もしフリーと決まれば前の日からしっかり準備して映画館などに行くようにしています。早速ネットで上映中の映画をチェックしました。しかし、これといった映画がなかったので、以前から気になっていた漫画本のことを思い出しました。この漫画は「ピアノの森」という題名の本で、全部で二六巻あります。Amazonで一括して取り寄せようとも思ったのですが、これほどの冊数になりますと部屋に置けません。そんな時、漫画喫茶が熊本にもあることを調べ、名前と住所を手帳に書いていました。そして、今回は漫画喫茶にいくことにしました。当日は、いつものように午前中にサービス付住宅にいる母をたずね、一緒にスーパーで買い物をし、そのあと行きつけの床屋で散髪。そしてようやく町に出て、これも一度行きたかった最近福岡から進出した有名な博多ラーメンの店の外に並び、それほど待たずに呼び込まれ、ラーメンと半チャーハン、餃子を食べました。この店は従業員も多く、注文品ができあがるのが早く、サービスもてきぱきしてとても気持ちよくなりました。私の個人的な印象ですが、サービス面ではどの熊本ラーメンの店も博多ラーメンにはかないません。味はともかく、熊本ラーメンはもっとお客のことを考えないといけないと思います。病院もそうなんじゃないかとふと思いました。

さて、腹ごしらえも済んで、車のカーナビに件の漫画喫茶の電話番号を打ち込み、一路漫画喫茶を目指します。最短で見事にたどり着きました。すでに広い駐車場は一杯で、中には県外ナンバーもあります。かなり有名な店のようです。漫画喫茶は初めてでしたので、受付の女性に初めてであることを告げますと、丁寧に説明してくれました。まず、希望した禁煙席につれていかれ、長い机の空いている席に自分の席を確保します。水とメニューを持って注文を取りに来ます。五二〇円以上の注文で二時間滞在できます。五二〇円のドリンクバーを注文しました。そして、目的の「ピアノの森」の本棚の場所を聞きますと、なんと座席のすぐ後ろにありました。誰も借り出しておらずラッキーでした。私の左右にお客がいるのですが、一人はホットケーキセット、一人はサンドイッチセットを頼んで、とてもおいしそうでした。一冊読むのに約三〇分かかります。二時間はあっという間に過ぎます。二時間過ぎると店員が間髪入れずにやってきて二時間経過したことを知らせ、そのあとどうするかを聞きます。勿論延長です。今回は、止めとけばいいのに、となりの客のホットケーキセットがおいしそうだったので誘惑に負けて注文してしまいました。「糖尿病なのにこんなもん頼んでどうするんだ。おまけに蜂蜜がついとるじゃないか」と、もう後の祭りです。さて、読書は順調にはかどり、予想通りストーリーに没入していきます。次の二時間もあっという速さです。もう左右には誰もいません。時間は一八時三八分、調度夕食のメニューがあるのです。迷わずハンバーグとエビフライの和食を注文しました。結構いけます。でも、ここは我慢してご飯は三分の二は残しました。あとは全力で読書です。しかし、遂にタイムアップ、残念ながら一二巻九七話で終了しました。あと一五冊残り、時間にして七時間半、次はいつ来るのだろうと思いながら帰路に就いたのです。遂に新しい世界を見つけました。しかし、「ピアノの森」以外の漫画には今のところ全く興味もありません。あと二回はここに来ると思いますが以後は？です。

メディポリス国際陽子線治療センター

皆さん、朝夕はまだ寒いですが、お昼はだいぶん暖かくなってきました。また、夜が明けるのが早くなり、夕方も暗くなるのが遅くなりましたね。春がそこまで来ています。

さて、先週は、沢山勉強会がありました。その中で、特に心に残りましたメディポリス国際陽子線治療センターの荻野《おぎの》尚《ひさし》先生の講演を紹介します。

陽子線治療とは、放射線治療の一種です。放射線は大きく分けるとX線・ガンマ線に代表される電磁波と、陽子線・重粒子線などの粒子線があります。陽子線は水素原子から電子を取り除いて、陽子だけを粒子加速器（サイクロトロン、シンクロトロンなど）を用いてエネルギーを高めて治療に用います。

X線の場合、皮膚の表面近くで放射線量が一番高く、身体の奥へ向かうほど放射線量が低くなり、病巣を越えてX線がずっと奥まで突き抜けていきます。このため、どうしても腫瘍の奥側にある正常組織を傷つけてしまい、副作用が生じやすくなります。これに対し陽子線は、体のある深さにおいて放射線量がピークになる特性を持っており、病巣で放射線が強く、病巣の後ろで照射が止まります。このように陽子線は病巣に集中できるため、正常組織への影響を低く抑え、副作用がX線に比べ少なくなります。従って陽子線のメリットは、がん病巣に合せて〝ピンポイント〟ともいうべき精度で照射し、しかも照射した場所で多くの放射線量を与えるため、がん病巣のみを集中的に破壊することができます。このことから、陽子線療法は高齢の患者さんにもやさしい治療であり、また治療後の円滑な社会復帰も期待できます。

しかし、がんなら何でも効果があるというわけではなく、現在メディポリス国際陽子線治療センターで適応とされている疾患は、前立腺がん、肝臓がん、肺がん、すい臓がん、頭頸部腫瘍、骨軟部腫瘍などです。治療を行なうに当たっては、他の治療法との比較などを専門医に相談するセカンドオピニオンを実施したのち、治療の決定を行なうそうです。

陽子線療法は、高額費用が問題になります。本治療に要する費用は二、八八三、〇〇〇円です。本治療は厚生労働省より先進医療として認可されたもので、費用は保険適応外になります。つまり、本治療にかかる費用は患者自身の負担となります。なお、本治療以外の保険診療はすべて通常どおりに扱われます。保険診療の治療も含めると、総額で三〇〇万円くらいの治療費がかかります。

最近の民間のがん保険で、「先進特約」に加入していると、陽子線治療費は保険金でカバーされます。ですから、民間のがん保険に加入する時、できれば「先進特約」に加入しておきたいものです。

最後に、陽子線と似た粒子線に重粒子線というものがあります。陽子線治療は、九州では今回紹介した指宿市のメディポリス国際陽子線治療センターで実施されていますが、重粒子線治療は佐賀県鳥栖市の九州国際重粒子がん治療センターで行なっています。粒子線は、水素や炭素の原子核から電子を取り去ってできますが、一番軽い元素である水素を用いる場合は陽子線治療、それよりも重い炭素を用いる場合は重粒子線治療と呼ばれています。

この二つの粒子線は臨床上、治療効果に大きな差はないとされていますが、効果が期待できるがんの種類や治療期間、普及率などに違いがありますので、治療を選択する際は、しっかり専門家に相談する必要があります。

以上、簡単にまとめてみました。各疾患に対する陽子線療法の治療成績などにつきましては、各粒子療法センターのホームページなどをご参照下さい。

看護学校六八期生巣立つ

平成二九年三月三日午前一〇時、国立病院機構熊本医療センター附属看護学校六八期生三七名は卒業式を迎えました。学校長から卒業証書授与の後、成績優秀者、皆勤賞のそれぞれ一名が表彰されました。その後、院長式辞、来賓挨拶、今年は熊本県知事の励ましの言葉を熊本県健康福祉部健康局医療政策課課長補佐の岡順子様からいただき、つづいて熊本県看護協会の嶋田晶子会長から心のこもった激励のご挨拶がありました。その後、来賓紹介、今回も地元の新町、一新校区から六人のモニター委員の方に参加していただきました。卒業式に、地元の一般の方々がこんなに参加していただける学校があるでしょうか。卒業生は、三年間、地蔵祭り、精霊流しなど多くの地元の催しにボランティアとして参加し、地元の皆さんにどれほど喜ばれ、かわいがられたでしょうか。来賓は、その他院外講師の三人の先生も紹介しました。祝電披露の後、同窓会の増永勢津子会長と看護師長会から学生へ花束の贈呈が行なわれました。そして、在校生代表の贈る言葉、さらに卒業生の答辞と進みました。この答辞の挨拶で、卒業生代表が感極まり、言葉が出なくなり心配しました。しかし、何とか落ち着きを取り戻し、あとは立派に答辞を読み上げました。これを数十センチ離れ、真正面で受けておりました校長は、目に涙があふれるのをこらえるのに大変でした。そのあと、校歌斉唱、さらに最後に卒業生の別れの歌が続きます。ピアノ伴奏も卒業生です。素晴らしい演奏です。歌は、Kiroroの「未来へ」、元気はなかったけれど心を打ちました。そして、この歌が大好きで日頃からカラオケで歌っている内田正秋事務部長の声が後ろから聞こえていました。

最後は、卒業生の退場です。みんな泣いているのか笑っているのかわかりません。泣き笑いというのでしょうか。拍手の中で全員退場。今村班長の閉会の言葉で終了しました。

そして、午後七時からは謝恩会。その中で、地元・新町代表の〝むろ屋〟主人の荒井正俊様がご挨拶をされ、すばらしい言葉を送られました。それは渡辺和子さんの「置かれた場所で咲きなさい」でした。卒業生の前途に幸あれ!!

間抜けな失敗の数々一部公表

皆さん、三月に入り、少しずつですが暖かくなってきました。まさに早春という感じがします。そして、インフルエンザの患者さんも減少してきました。それでもまだ罹患する人はいますので注意してください。さて、この「院長室便り」もあと三回となりました。本日は、私の醜い貴重な失敗の中からほんのいくつかを紹介します。皆さんの中には、日常生活で、あわてんぼうで失敗ばかりしていますと自信を無くしている方もおられると思います。そんな方にぜひこの駄文を読んでもらいたいと思います。

まずは、自動車免許証を流したことです。医師になり三年目でした。ある日、警察の検問で呼び止められ、免許証を見せたところ、若い警察官が申し訳なさそうに、「この免許証は更新日を半年以上過ぎています。今すぐ誰かを呼んで車を運転してもらって帰って下さい」と言われました。なんというショック、頭の中が真っ暗になりました。結局、赴任先の天草の自動車学校に通って二回目の免許証を取りました。このことを父に話しますと、父が「その若い警察官は何と親切なんだ」といいます。そして「自分の時は無免許運転と言ってこってり絞られた」というのです。父も免許証を流しておりました。これくらいだとまだかわいい。

次は、国際学会がフランスで開催され、私は研究会を代表して発表するため、福岡空港のＪＡＬのカウンターでのことです。すぐにチケットとパスポートを提示しました。その時です。信じられないことが起こりました。受付の若い女性が、非常に困った顔つきとなり、「お客様、このパスポートはすでに失効しております」というのです。私は古いパスポートを保存しており、新しいパスポートを持ってくるはずがなんと古いほうを持ってきたのです。当然、その日は出発できません。なんとかＪＡＬに泣きついて翌日のパリ直行便のチケットを予約し、こっそり、誰にも見つからないように新しいパスポートを取りに病院に戻り、すぐに自宅に帰りました。学会発表は数日後でしたので何とかなったのです。まあ、こんな話は人にも家族にも話したくもありませんが、当然家族には話さざるを得なくて、同情よりもあきれられ、「またね」と言われてしまいます。こんなことを経験した人はあまりいないと思いますが、こういう貴重な経験を二度も起こした人は、ほとんどいないと思います。なんと私はもう一度経験したのです。

あれは、石橋薫看護部長さんたちとタイ・コンケン病院に当院のスタッフ七人で訪問するため福岡空港へ行った時のことです。悪夢がまた起こりました。この時は、病院事務の方に机の中のパスポートを福岡空港にもってきてもらい、時間をずらして八時間遅れの飛行機で、私一人でバンコックへ行きました。開会式に間に合うためにコンケンではなく隣の県のウドンタニの空港へ着陸し、迎えの車はフルスピードで国際シンポジウムの会場につきました。ちょうど石橋看護部長の挨拶が終わったところでした。あの時の看護部長さんの安堵というか懐かしいというか、あきれたというか複雑な表情が忘れられません。これくらいになりますとちょっと忘れられない恥多き思い出です。

パスポート事件につきましては少なくともあと二つくらい肝を冷やすことがありますが、長くなりますので省きます。

最近は、今までの人生でこんなことをいくつも経験しましたので、大抵のことではびっくりしなくなるという利点もあると自分で開き直っております。こんな時大事なことは、パニックにならず、次にどうしてこれをカバーしようかと冷静に判断し、実行することです。絶対に悔やまず、起こったことは仕方ないときっぱり諦め、次を楽しみます。皆さん、間抜けな方、上には上がありますので、ご安心あれ。

整理、整頓

皆さん、朝の日の出が早くなりましたね。毎朝六時二九分のバスに乗るのですが、以前は真っ暗でしたのが、今朝はすっかり明るくなっていました。今日が三月一七日、あと一〇日もすれば桜の開花宣言でしょうか。

さて、私は三月末で退任しますが、そろそろ院長室の整理もラストの第四コーナーに差し掛かりました。

整理で思い出しますのは、熊本地震で私の家も実家もそれぞれ被災し、そうでなくてもそろそろ建て替えの時期に来ておりましたので、二つの家を解体することにしました。ところが解体するには、まず家の中のたくさんの物を整理しなければなりません。特に実家は両親が五〇年以上住んでいましたので物にあふれ、その整理は家内や妹が自分たちの手で整理するのを早々にあきらめるほどでした。私の家も、巣立っていった子供たち四人の残した沢山のもの、私の書籍・衣類、その他は家内のこざこざで、あふれんばかり物、物でした。これをどうしたものかと思案して、「そうだ、近藤麻理恵という人が整理するという本で日本はおろかアメリカでもベストセラーになった」という話を知っておりましたので早速購入しました。これを読みますと、物の捨て方をしっかり書いてあります。たちまち近藤さんに洗脳され、物を手に取ってみて「心がときめくものがなければ捨てなさい」の言葉に従いましたところ、ほとんどのものを捨てることができました。時間もそれほどかかりませんでした。本は、ほとんど病院の図書コーナーに寄付させていただきました。今、図書コーナーに展示してありますのはその一部で、多くは段ボール箱に保存してあり、三年後の外来図書室完成時に展示されると思います。近藤さんは、現在も日本だけでなくアメリカでも講演されていまして、数日前もサンフランシスコに留学中の近藤さんのファンである私の娘が現地の講演会に出席し、英語での質問が集中する中、唯一日本語で質問したと報告してきました。

整理で思い出しますもう一つ感動したことがあります。それは友人の熊本大学学長原田信志先生の話です。この方の特集が雑誌に取り上げられ、その中で、この方の一日のスケジュールが書いてありました。その中で驚きましたのは、一日のスケジュールの中に、何回か整理の時間がとってあったことです。例えば午前中であれば、大学に八時に到着して一五分整理、寝る前の三〇分が整理という風な計画がなされていました。だからでしょう、特集の中で部屋の写真もありましたが、すごくすっきりしてきれいな部屋でした。ひるがえって、私の場合、整理・整頓などは時間のうちに入りません。というより整理などに時間を割くという観念がもともとありませんでしたので、この特集はある意味ショックでした。これからでしょうか、私も少し気持ちを入れ替え、まだ予定に整理の時間を入れてはいないのですが、いろんなことで整理・整頓に時間を惜しまないようになりました。例えば、家に帰れば、着ていたものをそこら中にぬぎっぱなしの習慣を改め、それぞれ所定のタンスにきっちりしまい、時にはファブリーズで匂い消しを行ないます。また、背広を着るときには、自分でブラシをかけるようになりました。今後は、スケジュールに整理の時間を持ちたいと思います。そうすることにより心に余裕ができると思うのです。皆さんはいかがでしょうか。

夢の治療は夢ではない

皆さん、遂に東京では桜の開花宣言がありました。もう春ですね。春は別れの季節、新しい門出の季節です。もうすぐ私もこの病院を卒業です。やっと懸案の仕事が終わり、少し寂しくなりました。

さて、今日は医療の進歩の話をします。私ごとで恐縮ですが、私は家系的に歯が弱く、こどもの時から虫歯だらけでした。このため歯医者さんにはどれだけお世話になったかわかりません。私の母も歯が弱いのですが、私と母は下あごの発達が悪く、このため下顎骨に歯の充分なスペースがありません。このため歯が下顎骨のスペースに比べて多すぎることになり、一部の歯が重なることで虫歯ができやすいのです。このため私の母は、六〇歳くらいで総入れ歯となりました。しかも歯茎が弱いため入れ歯が歯茎にあたり、硬いものが食べられず、おかゆばかり食べていました。ある時、余りに歯のことで悩み、偶然、国立病院近くの歯科医院に飛び込みました。ところが、その医院はインプラントを始めようとしていたのです。母はこの歯科医院のインプラント患者第一号になりました。ということは、熊本県のインプラント患者第一号でした。正確には、その前にその歯科医院の婦長さんが初めてのインプラント治療を受けていましたが、患者では母が第一号になります。相当な値段でしたが、そのあとの結果を見ればおつりが来ました。母は、それまで食べられなかったステーキ、果物、寿司など、食べられないものはないほどになったのです。現在九〇歳で、元気に暮らしています。

私は、ちょうど一〇数年前に、当院歯科の前医長の児玉先生から、「もう私の手には負えません。インプラントしかありません」と言われました。それで、紹介してくれる人がいて、私は母とは異なる歯科医院でインプラントを入れました。何せ、たくさん何本も入れましたので、安いベンツの新車が買えるくらいかかったと思います。それで、家内から車は中古のフィットで我慢するようにいわれて乗っております。私は、インプラントの時代に間に合った幸運に感謝しています。これほど快適なものはありません。それまで何度歯科医院に通い、痛い目にあったでしょう。

さて、もうひとつ、以前皆さんにも公表しましたように私は糖尿病でもあります。私は次の一〇年で糖尿病は治ると確信しています。それは、iPS細胞の登場があるからです。すでに二〇一五年春に、京都大学と東京大学は、ヒトのiPS細胞から安全性が高く高品質の「膵臓の細胞」を作る技術をそれぞれ開発しました。また、二〇一七年一月には、東京大学医科学研究所研究チームが、ラットの体内でマウスのiPS細胞から膵臓を作り、この膵臓の細胞を移植する「異種移植」を行ない、糖尿病のマウスを治療することに世界ではじめて成功しました。このように、試験管内や動物実験ではすでにiPS細胞を使って糖尿病の治療が実現しています。ご存じのように、今の科学技術の進歩は、予想以上です。あるときそれまで超えられなかった研究の難問があっという間に解決され、それ以後は予定を大幅に短縮して目標が達成されることが多くあります。ぜひ私は糖尿病が治る時代まで生き延びたいと思うのです。それが一〇年以内と予想しています。あの絶対治らないといわれていたC型ウイルス性肝炎が、きれいに治る時代です。皆さん、夢のような治療は夢ではなくなります。そんな時代です。

お世話になりました

私は、本日で院長を退任致します。従いまして「院長室便り」も今回が最後です。皆さんには私のつたない「院長室便り」を読んでいただきまして誠に有り難うございました。この「院長室便り」は、少しでも院長が何を考えているのかを知っていただきたいと始めたのですが、何とか休むことなく二〇一回を迎えました。ちゃらんぽらんな私がここまで続けられましたのは、「読んでますよ」とお声をかけていただきました皆さん方のお支えがあったからでした。

皆さんに心より感謝申し上げます。

私がこの病院に赴任しましたのは平成元年五月でした。この病院での二七年間に実に多くの皆さんとの出会いがございました。そして皆さんから多くのことを学ばせていただきました。お一人お一人に感謝の気持ちで一杯です。

今後、私は、四月一日付けで九州中央リハビリテーション学院の学院長に就任し、看護師、理学療法士、作業療法士、介護福祉士の教育に関わることになりました。また、当院にも自分の勉強のためにお世話になりますので、皆さんに院内でお会いすると思います。今後ともよろしくお願いします。

最後に、当院は、今までと変わることなく、「三六五日、二四時間どんな患者さんでも救急医療を断らない」をモットーとし、地域医療連携の一翼を担い、地域の皆様のお役に立つのが使命です。今後は新院長の高橋毅先生ご指導の下に、当院が益々発展していくことを祈念しています。

最後にもう一度、皆さんには大変お世話になりました。心より感謝申し上げます。

あとがき

私が、国立熊本病院に内科医長として赴任したのは平成元年五月一日で、国立病院機構熊本医療センターを退職したのが平成二八年三月三一日、ほぼ二七年間在職したことになります。最後の五年間を院長として勤務させていただきました。

私に課せられた院長の任務は、素晴らしい先輩院長の方々から受け継いだ〝三六五日、二四時間救急医療を断らない〟、〝患者さんのための安心安全な医療〟を軸に、多くのすばらしい財産を継続することでした。しかし、継続することほど難しいことはなく、ただ維持するだけだと後退するのです。したがって、私は、現状に満足するのではなく、更にこれらを発展させることにしました。患者さんのための安心で安全な医療が出来るためにはどうすればいいのか、患者さんやご家族への接遇の向上、さらに職員のＱＯＬ対策などについて幹部職員と一緒に考え、出来ることから直ちに実行することにしました。そして、その手段の一つが当時の石橋看護部長から指摘された職員への院長の思いを伝えることであり、〝院長室だより〟が誕生したのです。この試みは、毎週一度も欠けることもなく続けることが出来ました。それは職員スタッフの声援のおかげであり、毎回手応えを感じ、次の〝院長室だより〟作成の大きな励みとなりました。職員の皆さんに心から感謝する次第です。

現在は、どんな病院も、職員一人一人が医療のことだけでなく自分の病院の掲げる理念や目標を理解し、さらに経営状況を知り、職員全員で病院を運営していくことが必要とされています。そのためには委託の方を入れると一三〇〇人を超える当院職員の心を一つにすることが必須でした。〝院長室だより〟を書いたことで職員の皆さんに院長が今何を考えているのかをお伝えし、皆さんが安心して仕事に励むことができ、職員の心を一つにすることに少しでも役に立ったのではないかと思います。

この本を読まれた一般の方には、病院内のこと、院長のこと、日本の医療について理解する手立てになれば幸いです。

最後に、〝院長室だより〟を、毎週院内ランに掲示していただいた熊本医療センターシステムエンジニアの佐野文さん、資料の収集に協力いただいた吉野貴美子さん、そして編集及び出版で大変お世話になった熊本高校の同級生で熊本出版文化会館の廣島正君、その職員の中村茉奈美さんに心より感謝します。

平成三〇年　秋

河野　文夫

河野　文夫（かわの　ふみお）

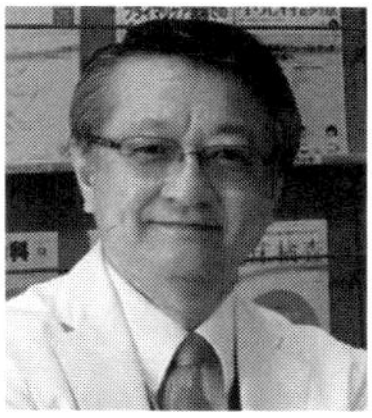

昭和 23 年生　熊本市出身
昭和 48 年　3 月　東京医科大学卒業
昭和 48 年　7 月　熊本大学医学部付属病院研修医
昭和 59 年　4 月　熊本大学医学部第 2 内科講師
昭和 61 年 10 月　米国ミネソタ大学臨床腫瘍学部門留学（C D Bloomfield 教授）
平成 元年　5 月　国立熊本病院内科医長
平成　5 年 10 月　同臨床研究部長
平成 16 年　4 月　国立病院機構熊本医療センター特命副院長（臨床研究部長併任）
平成 20 年　4 月　同副院長
平成 24 年　4 月　国立病院機構熊本医療センター　院長
平成 29 年　3 月　定年退職
平成 29 年　4 月　国立病院機構熊本医療センター　名誉院長
平成 29 年　4 月　学校法人立志学園　九州中央リハビリテーション学院学院長、現在に至る

専門分野：
血液内科、造血幹細胞移植、リウマチ・内科、国際医療協力

院長室だより　熊本地震にどう対応したか

2018 年 11 月 3 日　初版

著者　河野　文夫
発行　熊本出版文化会館
熊本市西区二本木 3 丁目 1-28
☎ 096（354）8201（代）
発売　創流出版株式会社
【販売委託】武久出版株式会社
東京都新宿区高田馬場 3-13-1
☎ 03（5937）1843　http://www.bukyu.net
印刷・製本／モリモト印刷株式会社
※落丁・乱丁はお取り換え致します。
ISBN978-4-906897-50-6　C0047

定価はカバーに表示してあります

熊本出版文化会館の本

水俣の経験と記憶—問いかける水俣病

丸山定巳・田口宏昭・田中雄次・慶田勝彦編

水俣病問題にそれぞれの立場から係わり、見つめてきた筆者たちの経験や思い・記憶をまとめた。

四六判上製三〇四頁　二〇〇〇円

水俣からの想像力—問いつづける水俣病

丸山定巳・田口宏昭・田中雄次編

それぞれ専門分野の異なる執筆者により、水俣病の問題に関心を持つことの可能性と関心の持ち方の多様性を示す。

四六判上製二四〇頁　二〇〇〇円

ハンナ・リデルと回春病院

猪飼隆明著

回春病院開設・運営に尽力した、ハンセン病者救済の母ハンナ・リデル。イギリスでの現地調査や数々の史料を駆使し、その実像に迫る。

四六判上製二七二頁　一五〇〇円

「性の隔離《セックス・セグリゲーション》」と隔離政策　ハンナ・リデルと日本の選択

猪飼隆明著

ハンナ・リデルの「性の隔離」の主張から国家による絶対隔離・ワゼクトミーを撃つ。回春病院創設一一〇周年記念出版。

四六判上製二八〇頁　一九〇〇円

「超」健康法　封殺されたもう一つの医学

丹後喬介著

常識を覆す革命的「超」健康法。現代医学・栄養学の理論常識を真向から批判し、人類の健康のために「新方式の医学」を訴える。

四六判上製二九六頁　一四〇〇円

※定価は税別の表示になっております。

※お近くの書店にない場合は小社までご連絡ください。　☎ 096（354）8201